Essential Medical Facts Every Clinician Should Know
To Prevent Medical Errors, Pass Board Examinations and Provide Informed Patient Care

Robert B. Taylor, MD
Department of Family Medicine
Oregon Health & Science University
Portland
Oregon
USA

テイラー先生のクリニカル・パール ②

医師ならば知っておくべき意外な事実

監訳

小泉 俊三
東光会 七条診療所（京都）所長 / 佐賀大学 名誉教授

吉村 学
宮崎大学医学部 地域医療・総合診療医学講座 教授

メディカル・サイエンス・インターナショナル

Translation from English language edition:
"Essential Medical Facts Every Clinician Should Know"
by Robert B. Taylor
Copyright © 2011 Springer New York
Springer New York is a part of Springer Science + Business Media
All Rights Reserved.

© First Japanese Edition 2015 by Medical Sciences International, Ltd., Tokyo

Printed and Bound in Japan

はっきりしない症候をじっくり考察し，
苦痛を癒すとともに，悩める健康人を安心させ，
治療経過を報告し，予想される事態を家族に説明し，
診断と治療にひそむ落し穴や思いもかけない不快な出来事を避け，
知っておくべき重要な事実について，知識を更新し，
そして，
最新の研究成果を説明と根拠にもとづく患者ケアに反映させながら，
あらゆる場所で働いている医師に本書を捧げる

他人の失敗から学ぶことができる，などと思うのは幻想かもしれないが，そうでないとすると，他人がしくじることはすべてわれわれもしくじることになる。

Stephens GG. A family doctor's rules for clinical conversations.
J Am Board of Fam Pract 1994; 7(2): 179-181.

人はときおり，偶然のように真実に出くわすが，たいていの人はわれに返ると，何事もなかったかのように急いで立ち去っていく。

Winston Churchill. Quoted in: Meyers MA. Happy Accidents.
New York: Arcade Books; 2007. Page 19.

...

よい医師になるためには，臨床能力，叡知，人としての思いやりが必要である。

重要な医学的事実を知っておけば，失敗は避けられる。

監訳者序

　今年5月に刊行された『診断にいたる道筋とその道しるべ』(Diagnostic Principles and Applications — Avoiding Medical Errors, Passing Board Exams, and Providing Informed Patient Care) に引き続いて，姉妹編の『医師ならば知っておくべき意外な事実』(Essential Medical Facts Every Clinician Should Know — To Prevent Medical Errors, Pass Board Examinations and Provide Informed Patient Care) を上梓する運びとなりました。

　同じく Robert B. Taylor 博士の名を冠した『テイラー10分間鑑別診断マニュアル』を併せると，これで，米国で評判の高い「テイラー本」が，計3冊邦訳されたことになります。『10分間鑑別診断マニュアル』は，忙しい初診外来担当の総合診療医にとって手許に置いておきたい鑑別診断の手引書，『診断にいたる道筋とその道しるべ』は，鑑別診断に欠かせない症状・臓器系統別の最新エビデンス集でしたが，本書は，まさに「パール（珠玉の名言）集」の名にふさわしい Taylor 博士からのメッセージ集となっています。

　その視野は，疫学，国際保健領域にも広がり，すべての臨床医に知っていてほしい，と Taylor 先生が厳選した括目すべき臨床研究の結果が計416項目にまとめられています。「パール」というと，熟達の臨床家の体験から直観的に生まれるフレーズととらえられがちですが，本書には直観とは相容れない「パール」についての章を含め，項目ごとに根拠文献とその概要についての解説が，臨床医の視点で加えられていて，まさしく EBM (evidence-based medicine) の理念が最良の形で活きているといえます。それに加えて本書を魅力的にしているのは，各パールの解説の下に加えられた Taylor 先生のコメントです。数十年にわたって米国家庭医療をリードしてきた Taylor 先生の面目躍如，健全な批判精神が脈々と伝わってきます。

　近年，「総合診療」が日本専門医機構の19番目の基本診療科として注目されていますが，高齢社会の到来とともに，医療提供の基本形も，単一疾患に対する医療資源集中型の急性期入院診療モデルから，高齢者の健康ニーズにもとづき地域コミュニティーで多職種の医療職チームによってシームレスに展開されるケア・サイクル型地域包括ケアモデルへと大きく転換しつつあります。私たちの日常診療においても，ついつい自分の得意領域だけに関心の的を絞りたくなりますが，臨床の現場では，いつ，どのような場で，どのような患者さんのどのような問題に遭遇するかわかりません。臓器ベースの専門診療を担う医師も，より広い視野に立って患者に向き合わないと有効な癒し手として機能することが叶わない時代に入っているのです。その意味で，すべての臨床医に日々の診療について振り返ることを呼び掛ける本書は，タイムリーな啓発書となっていますが，私たちが慣習的に行っている診療行為が，広い視野から見れば，必ずしも有用でないことを示す提言が数多く含まれているのも本書の特徴の1つです。

　高価な最新技術も，患者の臨床アウトカムに寄与しなければ低価値医療 (low value

medicine）とみなさざるを得ません．近年，過剰診断（over-diagnosis）についての国際カンファレンスや，米国で 2011 年に始まり，カナダ，欧州，アジア太平洋へと拡がり，わが国でも若手ジェネラリストを中心に急速に関心が高まっている "Choosing Wisely（賢明な選択）" キャンペーンなど，世界的に，私たちが提供する医療の「質」を問う真摯な動きが，良心的医療人の間で広がっています．私たちの診療行為が過剰に傾きがちな理由には，出来高払いの診療報酬支払制度，医療訴訟への危惧，コンサルトにあたって専門診療科から求められる，研修医時代からの刷り込みなど，いくつもありますが，高価な検査や最新の画像診断を受けたいという患者からのリクエストも大きく影響しています．また，私たち自身，いったん稀な疾患を想起してしまうと，つい，見逃しを避けたいという心理に押されて多くの検査を実施してしまいがちです．

本書には，このような過剰な医療を戒める「パール」も少なからず含まれています．まず，本書を一読していただき，そのうちのいくつかが皆さんの記憶に残り，皆さんが，時に過剰な患者さんの要求に直面した際に，医師としての原点に立ち返り，対話を通じて賢明な選択に至るための一助となれば幸いです．

翻訳については，文意が素直に伝わることを心がけ，監訳者の責任で文体や表現を統一しました．専門用語については，姉妹書と同様，『ハリソン内科学』日本語版やわが国の専門学会が採用している用語を基本としました．読者の皆さんでお気付きのことがあれば，遠慮なく監訳者までご連絡ください．

最後になりましたが，翻訳作業を担当された先生方と，制作にご尽力いただいたメディカル・サイエンス・インターナショナル編集部に深甚の謝意を表します．

2015 年 11 月

東光会 七条診療所（京都）所長 / 佐賀大学 名誉教授
小泉 俊三

序文

　一人前の医療を行うのに必要な知識のベースは，医学教科書，生涯教育プログラム，参考文献類から得られる．この本は，あなたがさらに一味違う医師になるために知っておかねばならないことを提供している．本書を読むことで，誤診と治療の失敗を防ぐうえで役立つ，基礎教育にまさる医学のちょっとした知識が得られる．結局のところ，疾患の型と患者管理の原則に習熟しなければよい医師にはなれない．しかし，それだけでは足りない．個々別々の医学的事実を集積した備蓄倉庫も必要なのだ．本書に収めた重要な医学的事実を知っていれば，薬物療法にひそむたくさんの地雷（例えばキノロン系抗菌薬投与後にたまに起こるアキレス腱炎や腱断裂など）のいくつかは回避できる．

　30年以上にわたって医学書を執筆し，編集をしてきたが，時間のほとんどを（重さで言うと1冊あたり10ポンドになろうかという）膨大な参考資料をまとめることに費やした．こんな編集方法はいまや時代錯誤である．今では疑問の答えは，オンライン上で時宜を得た情報が手に入るし，索引を引いて分厚く重い本のページをめくるよりそのほうがずっと早い．しかし，医学のウェブ情報源（有料サイトやPubMed）も，どのように検索したらよいかわからないと期待する答えに行き当たらないこともある．そんなときはこの本を開いてほしい．事実を集めた本書は，こまごまとした情報の抜粋からなり，その事実は読者の皆さんのメモリーバンクである宝庫に収めておくべきもので，医学文献のどこかに書かれてはいるが，見ようとしなければそこに隠されたままのものである．医学的な事実を発見して集めるために必要なのは，答えが書き込まれている本ではなく，役者にせりふを思い出させるように，それを得るきっかけを与えてくれる本だ．本書はまさにそのような興味ある話題を集めた，局所に効く"topical book"である．

　では，あなたにこの本は必要だろうか？　下の問いに答えてみてもらえれば，それがわかる．

- スマトリプタンなどの5-ヒドロキシトリプタミン受容体作動薬で治療してはならないのは，どんなタイプの片頭痛か？
- 長距離ランナーに貧血を認めたら，何を疑わなければならないか？
- INR（国際標準比）を低下させて，ワルファリンの抗凝固作用を阻害するハーブ療法は何か？
- 下肢の痛みの原因として，脊柱管狭窄による神経性の跛行と血管性の跛行を鑑別するのに役立つ手がかりは何か？
- 12歳未満の小児に鼻ポリープを認めたら，どんな疾患を疑わねばならないか？
- よく用いられる抗てんかん薬で，子宮内曝露があった場合に3歳の時点で認知機能障害のリスクが高まるのはどの薬物か？

- 眼部帯状疱疹を早期診断する手がかりは何か？

　7つの質問の大半に答えられなかったら，この本を読み終えるまでは，患者の診察は控えていただきたい。
　この本を必要とするのは誰だろうか？　専門が何であろうと，あなたはまず第一に医師であり，当然のことに幅広い知識と技能を身に付けているはずだ。われわれは誰しも，教育期間中のいつの時点でか，医学のなかで関心の的となるものを（それが外科，精神医学，消化器病学，老年医学，スポーツ医学その他，何であれ）それぞれが選択する。この本のもくろみは，現在の診療範囲が広かろうと狭かろうと，医療の基本的な統計学的確率と臨床（疾病）相関，根拠にもとづく診断と治療に役立つパール，そして，われわれの専門から外れた情報のように見えても時々は起こる処方薬の厄介な副作用について，誰もが知っている必要があることを思い出させることである。
　罹患している病気は1つだけで，好都合なことに障害されているのはたった1つの臓器か単一の組織系という患者は珍しい。そんな手ごわい医療の現実があるから，専門領域に限定されない幅広い知識が必要なのである。そして，あなたのお得意の臓器や組織系，習熟している領域ではないとしても，患者の「他の」病気を知ることは，首尾よく診断と治療を行ううえで欠かせない。
　多くの引用文献を載せたという点では，本書で述べた事実は証拠にもとづいている。取り上げた項目の多くは単一の臨床試験やメタ分析の結果であるが，なかには，総説であったり，意見の一致をみていないものや，警告情報によるものも少しはあることは承知している。しかし，そんなことは問題ではない。この本で述べたことを，ポストイット（付箋紙）のようにあなたの記憶に貼り付けてほしい。そうすれば，重要な臨床所見を見落しそうになったり，投薬ミスを起こしそうなときに，あなたに警告してくれるだろう。
　それぞれの事実とその根拠となった研究について述べるだけでなく，その下に私の編集コメントをつけてある。このように注釈を加えることで，報告された事実が理解しやすくなり，のちのちそんな場面に出会ったときに思い出せるようにした。また，医学書だからといって無味乾燥で退屈である必要はないので，場合によっては，紹介した事実にまつわるお気に入りの格言や歴史上の出来事についてコメントしている。守秘義務があるので，病歴中の名前や事実関係については念のために手を加えてある。
　本文の各章で述べるそれぞれの事実の収載順には，これといった原則はない。そこには2つの理由がある。まず，ほとんどの章で，データの並べ方に必然性があるとは考えられなかった。頭痛に関する事実を肥満の記事の前におくか後におくかに，あるいは，ある診断パールを別の診断パールの前におくのに，どんな必然性があるだろうか。第2に，疲労患者を診た後は腰痛患者，その次は皮疹の患者，というように，臨床的な問題を抱えた患者はランダムに現れるからである。
　この"topical book"は，どのように使ったらよいだろうか？　「スピードラーニング」の練習だと考えてほしい。よくある医学のリファレンス本とは違い，本書を最初から最後まで通して読まれることを私はお勧めする。そして，診療所や病院で，記憶を呼び起こさねばならなくなったら，先に述べたポストイットの譬えを思い出してほしい。本書

はリファレンス本としても使えるので，索引でトピックを探し，本文にあたることができる。引用文献からオンラインで元の論文を調べられるので，あなたの関心事の文献情報を更新できる。ちょっと検索するだけで深刻な医療過誤が避けられるとしたら，やってみる甲斐があるだろう。

　本書を手に取っていただいたことにお礼申し上げる。あなたが今後，知っておくべき意外な事実に出くわすことがあったら，私宛て（taylorr@ohsu.edu）に電子メールをくださるとありがたい。ついでに言っておくと，上に挙げた7つの問題の答えは本書の中にある。索引を引けばすぐに見つかるが，もちろん全章を通してお読みいただいてもよい。

　　オレゴン州ポートランドにて

Robert B. Taylor

謝辞

たくさんの人々に助けられてこの本はできた（なかには助けたことになど気づいていない人もいるかもしれない）。まずは家族に感謝したい。洞察に満ちた助言をくれた私の妻 Anita D. Taylor, MA Ed は，熟練の書き手であり，手痛いほどに率直な批評をしてくれた。子どもたち Diana と Sharon，そして4人の孫たち Francesca（Frankie），Elizabeth（Masha），Jack，Anna（Annie）。さらに，長年にわたって，友情と知識，それに臨床上の見識を共有してきた医者のうち何人かに謝意を表したい。順不同で大切な人々を挙げておこう。Robin Hull，Bob Bomengen，Ray Friedman，Tom Deutsch，John Saultz，Bill Toffler，Scott Fields，Eric Walsh，Rick Deyo，Peter Goodwin，Ben Jones，Joe Scherger，山田隆司，葛西龍樹，John Kendall。そして，20年以上にわたって私の執筆を助けてくれた Coelleda O'Neil には特別の謝意を表したい。Springer 社の編集者 Katharine Cacace の卓越した仕事にも感謝する。

訳者一覧 (五十音順)

井上　陽介　湯沢町保健医療センター 管理者（用語集）
太田　　浩　川崎市立多摩病院 小児科（4章）
加藤　徹男　茨城西南医療センター病院附属八千代診療所（10章）
木下　順二　東京ベイ・浦安市川医療センター 副管理者（2章）
佐藤　　誠　浜田市国民健康保険診療所連合体 あさひ診療所（13章）
佐藤　優子　浜田市国民健康保険診療所連合体 波佐診療所（13章）
鈴木　孝明　三重県立志摩病院 副管理者（12章）
玉井　杏奈　台東区立台東病院 総合診療科（11章）
南郷　栄秀　東京北医療センター 総合診療科 医長（3章）
西村　正大　市立奈良病院 総合診療科（7章）
野澤つばさ　奈良市立都祁診療所（9章）
野澤　広子　奈良市立都祁診療所（9章）
廣田　俊夫　関市国民健康保険 津保川診療所 管理者（5章）
船越　　樹　六ヶ所村地域家庭医療センター 副センター長（8章）
松岡　史彦　六ヶ所村地域家庭医療センター センター長（6章）
山口　恭一　市立奈良病院 総合診療科（14章）
山田　隆司　台東区立台東病院 管理者（1章）

目次

1章　医学の事実，過誤，そして本書 ... 3

医療過誤の問題 ... 4
知っておくべき医学的事実は医療の全領域（疫学，予防，診断，臨床検査，画像検査，あらゆるタイプの治療）にわたる。 ... 5
この本はわれわれ，最前線で実際に患者を診察している医師に向けて書かれたものである。 ... 5

2章　現代医療に残る誤解に物申す ... 9

001　分娩監視装置による持続モニタリングが，胎児死亡や脳性麻痺を減らすという証拠はない。 ... 11
002　保育室から退院する前の，視診による新生児高ビリルビン血症のスクリーニングはあてにならない。 ... 11
003　貧血の発見法として，手掌皮線の蒼白はあてにならない。 ... 12
004　胸痛の原因を探るうえで，Levine徴候は信頼できる指標とはならない。 ... 12
005　GIカクテルの投与後に痛みが軽減しても，消化管疾患とは限らない。 ... 13
006　言い伝えに反して，卵巣癌患者には，診断される何カ月も前にたいていは自覚症状がある。 ... 13
007　診断がつく前に，腹痛の軽減に麻薬を使用しても安全である。 ... 14
008　憩室性疾患の患者がナッツ，コーン，ポップコーンを食べても，結局のところ安全なようである。 ... 14
009　結局のところ，乳酸アシドーシスは，メトホルミン投与に関連した特別なリスクではないようだ。 ... 15
010　腰痛患者の夜間の痛みは，不吉な症状ではないかもしれない。 ... 16
011　精索上体炎と精索捻転との鑑別で，Prehn徴候はあてにならない。 ... 16
012　末梢神経障害の診断で，モノフィラメントテストはあてにならない。 ... 17
013　急性腰痛に，安静臥床はもはや推奨されていない。 ... 17
014　脊椎マニピュレーションは，乳児の夕暮れ泣きには効果がない。 ... 18
015　有効期限を1～2年すぎた処方薬でも，たいていは安全に使用できる。 ... 18
016　ペニシリンアレルギーの既往があっても，一部のセファロスポリンは使用できる。 ... 19
017　院外心停止例では，アドレナリンなどの静注薬は退院時生存率のオッズを改善しない。 ... 20
018　軽症～中等症のうつ病患者では，抗うつ薬は無効か，効果はあってもわずかである。 ... 20
019　小児の急性細気管支炎に，デキサメタゾン経口投与は有効ではない。 ... 21
020　気管支喘息で短期間投与したステロイドは，漸減する必要はなく，ただ中止すればよい。 ... 22
021　Guillain-Barré症候群は，インフルエンザワクチンよりもインフルエ

	ンザによって起こりやすい。	22
022	寒冷への曝露は，やはり上気道感染症に何らかの影響を及ぼしている。	23
023	イチョウ葉エキスは，高齢者の認知機能低下を予防しない。	24
024	解熱薬は，熱性痙攣の再発を予防しない。	25
025	ビタミンCとビタミンEのサプリメントには，心疾患の予防効果はない。	25
026	1日にグラス8杯の水を飲む必要はない。	26
027	低用量のビタミンKは，INRが上昇したワルファリン投与患者の出血を減らさない。	26
028	ビタミンB_{12}は注射で投与する必要はない。	27
029	肺炎の外来治療法は，経口抗菌薬がベストである。	27
030	小児期のワクチン接種は，自閉症の原因ではない。	28

3章　疫学が示す現実とアッと驚く事実　29

031	出生時の平均余命は，米国では現在77.7歳である。	31
032	米国における死因の筆頭は，心疾患と癌である。	31
033	1〜24歳の若者の死因の筆頭は，事故である。	32
034	通常の死亡診断書に記載されているデータとは違い，米国では，本当の死因の第1位は喫煙である。	32
035	ある報告によれば，米国における死因の第5位は医療過誤である。	33
036	米国で報告されている全中毒の半数近くが急性薬物中毒である。	34
037	週刊疾病率死亡率報告（MMWR）によれば，米国成人の障害の原因の第1位は関節炎である。	34
038	労働時間の損失につながる最も頻度の高い痛みは，頭痛である。	35
039	最も頻度の高い癌である皮膚癌を除けば，次に多い悪性腫瘍は肺癌である。	35
040	肺癌は，米国の癌による死亡原因のトップとして飛び抜けて多い。	36
041	米国の癌死の原因として最も多い肺癌の初期症状で最も多いのは咳である。	37
042	ほぼ半数の人が，1カ月以内に処方薬を使ったと報告している。	37
043	商業用の情報源によれば，市販されている一般用医薬品リストのトップはリピトール（アトルバスタチンの商品名）である。	38
044	米国人は市販の感冒薬に，毎年推計29億ドルを支払っている。	38
045	健康な乳幼児の死因の第1位は，乳幼児突然死症候群（SIDS）である。	39
046	ある大規模研究によると，ICUの全患者の半数は感染しているとみなされ，抗菌薬を投与されている。	39
047	いまや*Clostridium difficile*は，市中病院で起こる院内感染の原因の第1位である。	40
048	メチシリン耐性黄色ブドウ球菌は，もはや院内に限らず，地域の問題である。	40
049	診察室を訪れるティーンエイジャーに性交渉歴がある可能性は，ほぼ五分五分である。	41
050	強制的な性交は，考えられているよりも多い。	41
051	100万人を超える米国人が，HIVに感染している。	42
052	推計では2030年までに，米国の65歳以上の成人は7,100万人（2000年時点の同年齢層の倍）に達する。	42
053	ほとんどの米国の妊娠女性は，妊娠8〜12週で妊婦健診を受けはじ	

	める。	42
054	妊婦の4人に1人が妊娠のはじめの数週間に出血を報告し，そのうち半数は流産するだろう。	43
055	米国成人のほぼ1/3は肥満である。	44
056	米国では2008年に1,000万件を超える美容形成が行われた。	44
057	世界中の人々のおよそ1/3は，潜在的に結核菌に感染している。	45
058	ボランティアによる精子提供を介して遺伝性の心血管疾患がうつる可能性がある。	45
059	最もありふれていることが，最もよく起こる。	46

4章　疾患の予防とスクリーニング　47

060	毎年およそ100万人が帯状疱疹にかかる。	49
061	2020年までに米国の成人が全員禁煙し，正常体重になると，18歳での平均余命は生存年数で3.76年，質調整生存年数で5.16年延びると予測されている。	49
062	正常体重の人と比べると，肥満者の致死的心血管疾患の相対リスクは4倍である。	50
063	母乳で育てると小児の肥満予防に役立つかもしれない。	50
064	米国の女性の3%は，催奇形性のある薬を内服している。	51
065	乳児や歩きはじめたばかりの幼児は，ほかの点では健康に問題がなくても，血中ビタミンDが不足していることが多い。	52
066	小児へのビタミンD補充は，季節性インフルエンザAの予防に役立つかもしれない。	52
067	成人で，血中ビタミンDが足りていると骨折の予防に役立つ。	53
068	ビタミンDは，大腸腺腫や大腸癌，その他の腫瘍の予防に役立つ。	53
069	アスピリンは，大腸癌による死亡の予防に役立つ。	54
070	アスピリンは，閉塞性血管障害では多くの利点があるが，大出血のリスクを考えると，既往歴のない人への閉塞性心血管疾患の一次予防に利益があるかどうかはっきりしない。	54
071	免疫不全状態の人に濃厚な接触をする人にも安全に予防接種が行える。ただし，例外が2つある。経口ポリオワクチンと，状況によっては水痘ワクチンである。	55
072	免疫不全状態の患者が予防接種を受けるときは，追加の注意点がある。	56
073	サージカルマスクのインフルエンザ予防効果は，フィットテスト済みのN95マスクに匹敵する（劣ってはいない）。	56
074	ワルファリンの脳卒中再発予防効果は，アスピリンとたいして変わらず，プラセボと同等のようだ。	57
075	乳癌と前立腺癌で，米国のすべての癌の1/4を占めている。	57
076	USPSTFは，40〜49歳の女性の「標準」検査として，もはやマンモグラフィを推奨しておらず，50〜74歳の女性には毎年ではなく，2年に1回行うことを推奨している。	58
077	マンモグラフィによるスクリーニングに乳房の視触診を加えた場合の純益については論争がある。	58
078	75歳以下の男性への前立腺特異抗原による前立腺癌スクリーニングには，はっきりとしたコンセンサスはない。	59
079	心電図は，大学の運動選手の競技参加前のスクリーニングに役立つかもしれない。	60
080	肥満は，未診断の糖尿病のいちばんの予測因子である。	61

081	65〜75歳の喫煙歴のある男性は，腹部大動脈瘤のスクリーニングを受けるべきだ。	61
082	高齢者の未診断の難聴をうまく発見する便利な質問はこれである。「聴力に何か問題はありますか？」	62
083	妊娠前や出生前のスクリーニングに，患者の家系が重要になることがある。	63
084	男性の割礼は，単純ヘルペスウイルス2型（HSV-2）やヒトパピローマウイルス（HPV）のリスクを減らす。	63
085	ある疾患のスクリーニングができるというだけでは，全員にスクリーニングを行う理由にはならない。	64

5章　危険因子と疾病相関　　　　　　　　　　　　　　　　　　　65

086	β遮断薬を使用すると，重篤なアナフィラキシーのリスクが高まる。	67
087	太っていると感じていたり，実際に体重超過があると，青年の自殺企図のリスクが高まる。	67
088	親の肥満，幼児期からの過体重，テレビの見過ぎは，小児肥満の危険因子である。	68
089	子どもでも大人でも，アセトアミノフェンは喘息のリスクを高める。	68
090	乳癌診断後にアスピリンを使用すると，転移のリスクが減るかもしれない。	69
091	人工股関節や人工膝関節の置換術後には，静脈血栓塞栓症のリスクがきわめて高い。	69
092	思春期の肥満は，多発性硬化症発症のリスクを高める。	70
093	赤身肉（ウシやヒツジ）の食べすぎは，加齢黄斑変性の早期発症リスクを高める。	70
094	ビタミンDが不足すると，心筋梗塞のリスクが高まる。	70
095	チョコレートを食べると，心血管疾患のリスクが減るかもしれない。	71
096	以前の研究で期待されたにもかかわらず，セレンには前立腺癌のリスク軽減効果はないようだ。	71
097	総合ビタミン薬はもしかすると，進行前立腺癌や前立腺癌による死亡のリスクを高めるかもしれない。	72
098	Down症の患者は，甲状腺機能亢進症を発症しやすい。	73
099	Crohn病患者では，脳血栓塞栓症の発症率が高まる。	74
100	片頭痛患者は，卵円孔が開存している可能性が高い。	74
101	前兆のある片頭痛では，虚血性脳卒中のリスクが2倍に高まる。	75
102	頭痛患者の1/3には，うつ症状がある。	75
103	スタチンを事前投与しておくと，市中肺炎の予後を改善するかもしれない。	76
104	種類にもよるが，Parkinson病では癌が少ない。	76
105	大腸癌患者では，身体活動によって死亡リスクは低下する。	77
106	慢性閉塞性肺疾患の患者は，骨減少と骨粗鬆症の発症率が高い。	77
107	結婚している癌患者は長生きする。	77
108	子宮内膜症患者は，感染症，悪性黒色腫，卵巣癌になりやすい。	78
109	Alzheimer病と癌は逆相関するようだ。	78
110	血中レプチン濃度が高いと，Alzheimer病の発症率が低下する。	79
111	睡眠制限とAlzheimer病は相関するようだ。	79
112	心血管疾患と大腿骨近位部骨折は関連している。	80

113	冠動脈疾患と大うつ病とは関連している。	80
114	うつ病には，喫煙に匹敵する死亡リスクがある。	81
115	死亡リスクを高めるさまざまな臨床所見がある。	81

6章　現場で役立つクリニカル・パール　83

116	50％ブドウ糖を 50 mL 投与してみるまでは，脳卒中かどうかはわからない。	85
117	握手は診断のファーストステップである。	85
118	眼瞼下垂と「のぞき見徴候」があれば，重症筋無力症を示唆する。	86
119	乗物酔いのひどい子がいたら，将来の片頭痛に注意する。	86
120	くも膜下出血では，10 人に 3 人は初診時に誤診される。	87
121	長距離ランナーの貧血では，「走者の貧血」を考える。	87
122	若年の齲歯やひどい齲歯の患者は，Sjögren 症候群かもしれない。	88
123	Behçet 症候群は，重症の再発性のアフタ性口内炎で発症することがある。	88
124	心房細動は，甲状腺機能亢進症の最初の徴候かもしれない。	89
125	前屈すると和らぐ胸痛は，心膜炎かもしれない。	89
126	ホットタブ（温泉浴槽）の利用者が咳と呼吸困難を訴えたら，ホットタブ肺かもしれない。	89
127	急性虫垂炎の患者は，普通は食欲がない。	90
128	ジャンプ試験は，虫垂炎疑いの診断を確かめるのに役立つ。	90
129	胆嚢を触知できる無痛性黄疸の原因は，たぶん胆石ではない。	91
130	通常の治療に反応しないほてりは，カルチノイド症候群かもしれない。	91
131	サルコイドーシスは，子どもの関節症状の原因にはなりにくいが，皆無というわけではない。	92
132	脾臓は，3 倍の大きさにならなければ触診できない。	92
133	精索静脈瘤はたいていは左側にあるが，右側だけにできる場合は要注意である。	93
134	睾丸痛を訴える男性に正常な精巣挙筋反射があれば，診断は精巣捻転以外である。	93
135	糖尿病の末梢神経障害の検査としては，128 Hz の音叉がベストである。	94
136	前屈すると和らぐ背部痛では，脊柱管狭窄症を考える。	94
137	背部痛のある学童では，バックパックを疑え。	95
138	受傷後に肘を十分伸展できなければ，五分五分の確率で骨折している。	95
139	アスピリンで和らぐ夜間の骨痛は，類骨骨腫かもしれない。	96
140	足底筋膜炎は妊娠のようなもので，およそ 9 カ月で消えてしまう。	96
141	すべての人で足背動脈を触れるわけではない。	97
142	小字症は，Parkinson 病の最も初期の徴候かもしれない。	97
143	振戦ではじまる Parkinson 症候群は，固縮や寡動ではじまる場合よりゆっくり進む。	98
144	薬物性 Parkinson 症候群の患者は，振戦を起こしにくい。	98
145	幻聴の原因はたいてい精神病性であるが，幻視はさまざまな薬物など化学物質が引き起こしている可能性が高い。	99
146	認知症の患者がいきなり譫妄を併発したら，尿路感染症を疑う。	99
147	偶然の事故か児童虐待かを区別するには，打撲傷の特徴が手助けにな	

	る。	100
148	皮膚が灰色がかった青色で銀のように変色している患者は，銀皮症かもしれない。	100
149	若白髪の原因は，ビタミン B_{12} 欠乏症かもしれない。	101
150	「黒い斑点」のある皮膚病変では，基底細胞癌が第1候補である。	101
151	「醜いアヒルの子」徴候があれば，悪性黒色腫かもしれない。	102
152	いきなり簡単に禁煙できたら，肺癌かもしれない。	102
153	感染問題に医師が加担することもある。	103

7章　検査，心電図，画像診断　　105

154	医療政策は，診断的検査の意思決定に影響しかねない。	107
155	赤血球分布幅の上昇は，死亡リスク増加と関連している。	107
156	HbA1c は，糖尿病の有用なスクリーニング検査である。	108
157	LDL コレステロールを減らすのは心血管疾患リスクを下げるのに重要だが，単に HDL コレステロール値を上げてもそれほど役に立たなさそうだ。	109
158	HbA1c が 5.5％以上になると，糖尿病性網膜症のリスクが高まる。	109
159	脂質検査に絶食は必要ない。	110
160	C 反応性蛋白の高値は，糖尿病のリスク上昇と相関する。	110
161	血清尿酸の高値は，死亡率の上昇と相関する。	111
162	血清 TNF-α の高値は，Alzheimer 病患者の認知機能低下の進行と相関する。	112
163	フルオロキノロンを服用していると，尿中オピオイド検査で偽陽性となることがある。	112
164	三環系抗うつ薬は，褐色細胞腫の診断で偽陽性の原因となることがある。	113
165	ビタミン C を摂取していると，尿検査で尿中ヘモグロビンと尿糖が偽陰性を示すことがある。	113
166	直腸診で前立腺を触診すると PSA が上昇するが，それほど上がるわけではない。	114
167	髄液鼻漏の診断に，やはりブドウ糖テストは役立つかもしれない。	114
168	D ダイマーが正常でも，肺塞栓症を否定できるとは限らない。	115
169	心電図で陰性 P 波をみたら，まずは電極のつけ間違いを疑え。	116
170	1 度房室ブロックは，たまたま見つかった良性の偶発腫瘍とは違うのだ。	116
171	低線量 CT による肺癌検診では，偽陽性率が高い。	117
172	胸部 X 線が正常でも，寝たきり患者の肺炎は除外できない。	117
173	すべての CT 検査に多少なりとも発癌リスクはある。	117
174	X 線で判明した胸腹部石灰化は，心血管疾患と全死亡率の重要な予測因子である。	118
175	重大な基礎疾患の徴候がない限り，腰痛にルーチンの腰椎画像検査は必要ない。	118
176	重大な脳損傷のリスクがごく低い小児の頭部外傷では，最近推奨されている予測ルールを使うことで CT を減らすことができる。	119
177	小児の新規てんかん患者への画像検査は，症例を選べば有用かもしれない。	120
178	急性虫垂炎を疑う場合は，CT を行ったほうが無用な虫垂切除術を防	

xvii

	ぐことができる．特に若い女性なら，なおさらである．	120
179	妊娠中に虫垂炎を疑って，超音波検査で陽性と判定されたら，手術以外の追加検査は必要ない．	121
180	片頭痛患者は，MRI で検出可能な無症候性脳梗塞のリスクが高い．	121
181	金属が含まれる経皮製剤を貼っていると，MRI で火傷する可能性がある．	122
182	閉経後女性の骨粗鬆症にビスホスホネート製剤を開始したら，骨密度の評価は 3 年たつまで待つ．	123
183	検査値，波形記録，画像の誘惑力に負けないように．	123

8 章　警告症状と危険信号　125

184	よくみられる警告症状が 4 つある．直腸出血，血尿，嚥下障害，喀血である．	127
185	発熱，頭痛，求心性発疹はロッキー山紅斑熱を示唆する．	127
186	発熱その他の感染の証拠がある患者で，敗血症の早期徴候かもしれない症状が 3 つある．下肢痛，手足の冷感，皮膚の色の異常（斑点形成や蒼白）である．	128
187	中心の抜けた皮疹は遊走性紅斑かもしれない．ライム病の警告症状である．	128
188	曝露歴が疑われる人に知覚鈍麻を伴う皮膚病変があれば，Hansen 病の徴候かもしれない．	129
189	説明のつかない発熱が 5 日以上続く小児は，もしかしたら川崎病かもしれない．	129
190	穿通性外傷の病歴，創部痛の増強，軟部組織の捻髪音は，ガス壊疽の診断を強く示唆する．	130
191	血性下痢，嘔吐，腹痛は，溶血性尿毒症症候群の前駆症状かもしれない．	130
192	旅行帰りで，線状または集簇した咬み跡があれば，トコジラミかもしれない．	131
193	痛みのない腹部腫瘤や腹部膨満のある小児では，Wilms 腫瘍の可能性を考える．	131
194	紫斑，関節症状，腹痛のある小児は，Henoch-Schönlein 紫斑病かもしれない．	132
195	骨形成不全症の「危険信号」所見は多発骨折であり，難聴，青色強膜，摩耗しやすい歯もたぶんそうである．	132
196	発熱，易刺激性，骨過形成のある乳児は，Caffey 病（別名「乳児性骨皮質過形成」）かもしれない．	133
197	幼児がベッドから転落して骨折したら，児童虐待の危険信号である．	133
198	鼻尖部にかかる帯状疱疹は，視力を脅かす眼部帯状疱疹の前兆である．	134
199	痛みのある充血眼の患者に頭痛と悪心嘔吐があったら，急性閉塞隅角緑内障の可能性が高い．	134
200	突然，片眼に飛蚊症が生じたり，それが悪化したら，網膜剝離の前兆かもかもしれない．	135
201	α拮抗薬の内服中に白内障手術を行うと，虹彩緊張低下症候群のリスクがある．	135
202	クループ様の咳をしている子どもが，家庭療法（蒸気の立ちこめる浴室に座る）にすぐに反応しなければ，生命を脅かす病気にかかっている．	136

203	ほとんどの頭痛患者に画像検査は必要ないが，いつもそうとは限らない。	137
204	頭痛・動悸・発汗が組み合わさったら，褐色細胞腫かもしれない。	137
205	「非特異的な胸痛」と診断されたら，その後，5年間にわたって有意な死亡リスクをかかえることになる。	138
206	「引き裂かれる」または「切り裂かれる」と患者が表現する胸痛や腹痛が突然生じたら，大動脈解離の可能性を示唆する危険信号である。	138
207	介護施設の入所者が発熱と呼吸困難を突然起こしたら，そうでないとわかるまでは，誤嚥性肺炎である。	139
208	健康な人が努力性の呼吸促迫を突然起こしたら，肺塞栓症の警告症状かもしれない。	139
209	著しい肥満患者に睡眠時呼吸障害があれば，肥満低換気症候群（Pickwick症候群）かもしれない。	140
210	高齢者の新規発症の糖尿病は，のちの膵癌を予告しているかもしれない。	140
211	急性または慢性の下痢の患者に腹部膨満を認めたら，中毒性巨大結腸症の可能性を考える。	140
212	腰痛患者に膀胱か腸管の機能障害が加われば，外科的救急のシグナルである。	141
213	腰痛患者の骨折の評価では，考慮すべき3つの危険信号がある。ステロイド長期投与，70歳以上，有意の外傷である。	141
214	転落などで外傷を負った後に両側の上肢脱力を生じたら，脊髄中心症候群を示唆する警報である。	142
215	呼吸器感染や胃腸炎に続いて対称性の四肢の筋力低下が起きたら，Guillain-Barré症候群の典型的な発症スタイルである。	142
216	内診の際に苦痛を訴えるのは，性的暴行を受けていたシグナルかもしれない。	143
217	最終月経の6～8週後に妊娠可能年齢の女性が下腹部や骨盤の痛みを訴え，それが特に側腹部の「鋭い」痛みだったら，子宮外妊娠を考える。	143
218	女性化乳房は，精巣癌の早期の手がかりかもしれない。	144
219	感染症で抗菌薬治療を受けた小児や若年者が，約2週間後に皮疹に続いて発熱とインフルエンザ様症状を起こしたら，Stevens-Johnson症候群の危険信号である。	145
220	間欠的な腹痛のある患者が，立位で（ガラス容器内の）尿が赤くなったと話したら，急性間欠性ポルフィリン症かもしれない。	145
221	糖尿病でさらに色素沈着症の患者は，ヘモクロマトーシス（ブロンズ糖尿病）かもしれない。	146
222	妊婦健診の申請が遅れているのは，家庭内暴力を示唆する緊急警報かもしれない。	146
223	すべての疾患がそうだが，Dr. Trotterの言葉を借りると，とりわけ癌はさりげない挿話のように姿を現す。	147
224	「まもなく死にます」と言う患者は，たいていそのとおりになる。	147

9章　治療に役立つ洞察力　　149

225	ICUでの治療では，血糖の目標値は180 mg/dL以下のほうが81～108 mg/dLより死亡率が低い。	151
226	インスリンを使用すると死亡リスクが高まるかもしれない。	151

227	経口血糖降下薬のリスクはさまざまである。	152
228	中国では，抗精神病薬が原因の体重増加にメトホルミンが処方されている。	153
229	歯周病を治療すると，2型糖尿病の血糖コントロールが改善する。	154
230	大うつ病の急性期の治療には，セルトラリンがベストの選択である。	154
231	SSRIを服用していると，上部消化管出血を起こすかもしれない。	155
232	SSRIは，妊娠に悪い影響を及ぼすかもしれない。	155
233	閉経後の女性にSSRIを投与すると，出血性の脳卒中と致死的な脳卒中が増える。	156
234	抗うつ薬を内服中に自殺傾向を生じるリスクは，年齢によって変化する。	156
235	性腺機能の低下した閾値下うつ病の高齢男性は，テストステロン補充療法で抑うつ症状が改善する。	157
236	高齢の糖尿病患者に抗精神病薬を投与すると，高血糖による入院のリスクが高まる。	157
237	小児と思春期の患者の初期治療に第2世代の抗精神病薬を用いると，体重が増加する。	158
238	Alzheimer病患者が抗精神病薬を内服していると，死亡リスクが高まる。	158
239	長鎖ω-3脂肪酸は，精神疾患の発症予防に役立つ。	159
240	さまざまな降圧薬があるが，冠動脈疾患と脳卒中の予防効果についてはほとんど差がない。	159
241	高血圧治療の導入に，少量のサイアザイドはよい選択だろう。	160
242	高血圧の治療では，単剤を増量するよりも複数薬を併用したほうが降圧効果は大きい。	161
243	降圧目標値を標準（140～160/90～100 mmHg）より低くしても，死亡率や罹患率は下がらない。	161
244	重症の高血圧症でも無症候性であれば，降圧療法を急ぐ必要はないかもしれない。	162
245	β遮断薬を投与されている患者は，投与されていない患者と比べると手術による貧血に耐性がない。	163
246	心房細動と心不全を合併した患者では，リズムコントロールには心拍数のコントロールにまさる利点はない。	163
247	心房細動では，ゆるやかに心拍数をコントロールするほうが，厳格にコントロールするよりも効果的である。	164
248	急性の心原性脳梗塞では，抗凝固療法はベストな選択ではないかもしれない。	164
249	スタチンには，脂質降下作用以外にもさまざまな有益な効果がある。	165
250	スタチンを使用すると，いくつかの副作用が起こりうる。	166
251	トリプタン製剤は，複雑な片頭痛（片麻痺性や脳底動脈性）には使うべきではない。	167
252	群発頭痛には，高流量の酸素が効果的かもしれない。	168
253	バレニクリンは，危険な精神症状を引き起こす可能性がある。	169
254	妊娠中に抗てんかん薬による治療を受けると，子どもの認知機能が障害を受けるリスクがある。	170
255	アシクロビルの経口投与に，帯状疱疹後神経痛の予防効果はなさそうである。	170
256	Bell麻痺の治療にステロイドは役に立つ。抗ウイルス薬は効果的かもしれないし，そうではないかもしれない。	171

257	急性副鼻腔炎の治療では，抗菌薬も点鼻ステロイド薬も効果的ではない。	172
258	急性咽頭炎の補助的治療として，ステロイドは有効かもしれない。	172
259	気管支喘息に長時間作用型β作動薬を投与すると，喘息関連の挿管と死亡が増えるかもしれない。	173
260	SSRI は，早漏の治療に役立つかもしれない。	173
261	ホスホジエステラーゼ 5 阻害薬は，下部尿路症状の治療に効果があるかもしれない。	174
262	シルデナフィルは，低酸素状態での運動能力を増加させる。	174
263	フェニトインは，わずかに増量しただけでも血中濃度が大幅に上昇する。	175
264	よく処方する薬でも，競技大会で制限または禁止されているものがある。	175
265	症状のある単純性下部尿路感染症では，短期治療は長期治療と互角の効果がある。	176
266	下気道感染症に抗菌薬を使うかどうかは，プロカルシトニン検査が有効な指標になる。	177
267	下気道感染症や鼻副鼻腔炎では，C 反応性蛋白のポイント・オブ・ケア検査が抗菌薬の使用を判断するのに役立つかもしれない。	177
268	マラリア予防にプリマキンを処方する前に，G6PD 欠損症の可能性がないかを考える。	178
269	乳児のワクチン接種の順序は重要である。	178
270	小児の急性胃腸炎で軽度〜中等度の脱水があり，経口補液ができない場合は，オンダンセトロンが嘔吐コントロールに効果的である。	179
271	経口ビスホスホネート製剤が非定型大腿骨転子下骨折の原因になるとは，まだ証明されていない。	180
272	記憶障害がある高齢者に運動をさせると，認知機能が改善するかもしれない。	180
273	慢性緊張性頭痛には，ビタミン D 欠乏が関与しているかもしれない。	181
274	再発性アフタ性口内炎にビタミン B_{12} は試してみる価値がある。	181
275	抗酸化ビタミンを補充しても，心臓発作などの血管イベントや悪性腫瘍その他の主要なアウトカムのリスクは減らない。	182

10 章　薬物の特異的反応と予期せぬ効果 ... 183

276	β 遮断薬は，乾癬を起こしたり，悪化させたりする。	185
277	スピロノラクトンを投与すると，テストステロン / エストラジオールの分泌割合が変化する。これが一因となって女性化乳房が起こる。	185
278	アセタゾラミドには奇妙な副作用が 2 つある。指先がヒリヒリしたり，炭酸飲料がまずくなる。	185
279	ACE 阻害薬と ARB は，糖尿病の予防に役立つ。	186
280	バルサルタンによる高血圧治療は，心血管イベントを抑制するかもしれない。	186
281	ARB は，Alzheimer 病および認知症の発症と進行を抑制するかもしれない。	187
282	鎮痛薬を常用していると，難聴になるかもしれない。	187
283	NSAID はさまざまな皮疹を引き起こす。	188
284	サリチル酸には，きわめて強い毒性がある。	188
285	抗菌薬は，数々の神経毒性症状を引き起こす。	189

286	テトラサイクリンとその誘導体は，永久歯に色素沈着を起こすことがある。	190
287	フルオロキノロン系抗菌薬は，腱炎や腱断裂を起すことがある。	190
288	フルオロキノロンの一部（すべてではない）は，糖代謝バランスを乱し，深刻な低血糖や高血糖を起こすことがある。	191
289	フルオロキノロンを投与すると，複視が起こるかもしれない。	191
290	製剤によって差はあるものの，SSRI は男性の射精遅延を引き起こす。	192
291	トラゾドンは，持続勃起を起こすことがある。	192
292	非ベンゾジアゼピン系の催眠鎮静薬は，複雑な睡眠関連行動障害を引き起こす。	193
293	抗てんかん薬が処方されているてんかんその他の疾患では，自殺念慮や自殺行為のリスクが高まる。	193
294	トピラマートは，認知機能障害を引き起こす。	194
295	カルバマゼピン（テグレトール）は，音感を変化させる。	195
296	フェニトイン静注による紫手袋症候群は，まれとはいえ深刻な合併症である。	195
297	スマトリプタンなどのトリプタン製剤は，虚血性大腸炎を引き起こす。	196
298	スマトリプタンを大量摂取すると，スルフヘモグロビン血症を起こす。	196
299	ジギタリスは，少量でも黄視を引き起こす。	197
300	ことによったら制酸薬は，市中肺炎のリスクを高めるかもしれない。	197
301	遅発性ジスキネジアのような薬物誘発性運動異常症のいちばんの原因は，メトクロプラミドである。	198
302	エストロゲン＋プロゲステロンでホルモン補充療法を行っている閉経後女性は，肺癌になると死亡リスクが高い。	198
303	メトホルミンを長期投与すると，ビタミン B_{12} 欠乏症を起こすかもしれない。	199
304	キニーネは，出血症状を伴う血小板減少症を引き起こす。	199
305	メフロキンは，急性精神病を引き起こす。	200
306	経口ビスホスホネート製剤には，浸潤性乳管癌の抑制効果があるかもしれない。	201
307	ドパミン作動薬は，病的な賭博癖を引き起こす。	201
308	ホスホジエステラーゼ 5 阻害薬は，突発性の聴力障害を起こすことがある。	202
309	メチルフェニデートは，複雑な幻視を引き起こす。	202
310	特発性頭蓋内圧亢進（別名「偽性脳腫瘍」）は，リチウム治療と関連していた。	203
311	HIV 感染者では，HIV 治療薬や合併症治療薬そのものに対する重症の皮膚反応のリスクがかなり高い。	203
312	ガドリニウム造影剤は，腎性全身性線維症を引き起こす。	204

11 章　薬物の相互作用と多剤併用の冒険 205

313	患者たちは数多くの薬物や漢方薬・ハーブを服用しており，計り知れない薬物相互作用のリスクにさらされている。	207
314	治療域の狭い薬物は，薬物相互作用による有害反応のリスクがとりわけ高い。	207
315	薬物の組み合わせによっては，一方の薬の効果が低下する。	208
316	不適切な処方を減らせば，薬物相互作用の大半が予防可能である。	209

- 317　NSAIDは，アスピリンの心保護作用を鈍らせる。 210
- 318　NSAID（COX-2選択的阻害薬も含め）は，血中リチウム濃度を上昇させて中毒症を起こす可能性がある。 210
- 319　心血管疾患の予防でアスピリンとクロピドグレルを併用する場合，100 mg以上のアスピリンは有害「かもしれない」。 211
- 320　「心筋梗塞や脳梗塞のリスクのある患者で血栓予防にクロピドグレルを使用する場合，オメプラゾールを併用していると効果が減弱する」。たぶんそうであろう。 211
- 321　carisoprodolとオキシコドンは，中枢神経系を抑制する。 213
- 322　SSRI，特にパロキセチンは，ホルモン反応性乳癌の治療薬であるタモキシフェンの効果を減退させることがある。 213
- 323　アデロールXRとアルコールの組み合わせは，心筋梗塞の発症と関連している。 214
- 324　ACE阻害薬とARBを併用しても，一方を適量使用した場合と有効性は変わらず，むしろ有害事象が増える。 215
- 325　ST合剤とACE阻害薬またはARBの組み合わせは，高カリウム血症を引き起こす。 216
- 326　フィブラート系とスタチンを併用すると，横紋筋融解症のリスクが高まる。 216
- 327　ケトコナゾールは，メフロキンの血中濃度を上昇させる。 217
- 328　クラリスロマイシンとジギタリスを併用すると，ジギタリス中毒が起こる。 217
- 329　シルデナフィルは，抗うつ薬に起因する女性の性交障害に有効である。 218
- 330　ホスホジエステラーゼ5阻害薬とニトロ製剤を併用すると，危険な血圧低下を引き起こす。 218
- 331　禁煙すると，クロザピンの血中濃度が上昇する。 219
- 332　うつ病の治療は，2剤を組み合わせて開始すると有効かもしれない。 219
- 333　やたらとたくさんの薬が，ワルファリンの血中濃度に影響を与える。 220
- 334　漢方薬やハーブ，サプリメントも処方薬との相互作用を起こす。 221
- 335　プロバイオティクスは，抗菌薬に関連した下痢症を予防する。 222
- 336　グレープフルーツは，多くの薬のバイオアベイラビリティを高める。 223

12章　アルコール，ニコチン，カフェイン　225

- 337　致命的な自動車事故の原因としては，処方薬と不法薬物を差し置いてアルコールが第1位である。 227
- 338　週に7杯以上飲酒する乳癌患者は，対側にも乳癌ができるリスクが高まる。 227
- 339　受傷直前にアルコールを急激に飲んでいると創傷治癒が遅れる。 227
- 340　薬物関連の性的暴行の原因は，アルコールがいちばん多い。 228
- 341　アフリカ系米国人の男性は特に，アルコール関連高血圧症の傾向があるようだ。 228
- 342　食事を摂らずに飲酒すると，アルコール関連高血圧症のリスクが高まるかもしれない。 229
- 343　アルコール摂取と高血圧症の関連は，すべての研究で確認されているわけではない。 229
- 344　週に1回程度の飲酒なら，胆石の予防になるかもしれない。 230
- 345　女性がビールを飲むと骨量が増える，と報告された。 230

346	アルコールを摂取すると，前立腺肥大症のリスクが低下する。	231
347	本態性振戦の症状がアルコール摂取後に劇的に改善することが多いのは，小脳のシナプス過活動を抑制するからである。	231
348	少量から中等量の飲酒は，冠動脈疾患の予防に役立つようである。	232
349	妊娠中も，女性の11%はタバコを吸っている。	233
350	妊娠中に母親が喫煙していた新生児は，ニコチン離脱症候群などの神経毒性作用に見舞われる。	233
351	母親が喫煙していると，子どものADHDのリスクが高まる。	234
352	妊娠中の喫煙者がニコチンガムを使用すると，出生体重と在胎期間が増える。	234
353	タバコを吸うと，大腸癌のリスクが高まる。	235
354	無煙タバコは，心筋梗塞と脳卒中のリスクを高める。	235
355	電子タバコといえども，安全ではない。	236
356	禁煙カウンセリングを受けやすくする質問がある。「現在タバコを吸っていますか？」「やめる気はありますか？」の2つである。	236
357	喫煙は，2型糖尿病のリスクを高める。	237
358	タバコを吸ってもマリファナを吸っても，抗HIV薬アタザナビルの血中濃度は低下する。	238
359	喫煙は，活動性結核のリスクを倍増させるかもしれない。	238
360	喫煙とParkinson病とは，逆相関しているようだ。	239
361	ニコチンは，成人のADHDの症状をいくらか改善するようだ。	240
362	ニコチンは，認知機能を強化する。	241
363	米国食品医薬品局（FDA）には，いまやタバコを管理する権限がある。	242
364	薬物のなかで最も広く使われているのは，カフェインである。	242
365	ごくわずかな量でも，カフェインは認知機能を強化する。	242
366	カフェインを大量摂取しても，加齢による認識機能低下を防止する効果は期待できない。	243
367	飲酒による認知障害をリバースする効果は，カフェインには期待できない。	244
368	カフェインによって，運動能力が強化できるスポーツがある（かもしれない）。	244
369	コーヒーをたくさん飲むと，2型糖尿病のリスクが減る。	246

13章　思いもよらず，直観にも反するが，そうかもしれないこと 247

370	本態性振戦は，「良性」でないことが多い。	249
371	急性の片頭痛に，アスピリンはスマトリプタンに劣らぬ頭痛軽快効果がある。	249
372	片頭痛のトリガーサイトに対する外科的不活化術は，かなり効果があるかもしれない。	250
373	片頭痛のある女性は，乳癌のリスクが低いらしい。	251
374	急性中耳炎の小児にはじめからアモキシシリンで治療を行うと，プラセボと比べて再発しやすい。	251
375	急性中耳炎で抗菌薬の使用を控えると，急性乳突炎の発症が増える。	252
376	原発性乳癌にタモキシフェンによるアジュバント療法を行うと，対側のエストロゲン受容体陰性の乳癌のリスクが高まるかもしれない。	252
377	男性に乳癌が発生したら，おそらくホルモン受容体陽性である。	253
378	肺炎球菌多糖体ワクチンを成人に接種しても，思ったほどの肺炎予防	

	効果はないかもしれない。	253
379	成人の HIV 感染者に肺炎球菌ワクチンを接種すると，肺炎球菌感染症の再発を予防する効果があるようだ。	254
380	スタチンは，慢性閉塞性肺疾患に有益かもしれない。	255
381	スタチンは，特に心血管疾患の患者で蛋白尿を減らし，腎機能低下を遅らせるかもしれない。	256
382	スタチンは，心不全が増悪している患者の左室駆出率を改善し，入院のリスクを減らすかもしれない。	256
383	若年時に虫垂炎と腸間膜リンパ節炎に罹患していると，成人になってから潰瘍性大腸炎になりにくい。	257
384	大腸癌の家族歴があるステージⅢの大腸癌患者は，再発や死亡のリスクが低いかもしれない。	257
385	大腸内視鏡検査によるスクリーニングは大腸癌の有病率を減らすが，減るのは主に左半結腸の大腸癌である。	258
386	原因不明の腹痛患者に限っていえば，栄えある直腸診が診断に有益か有害かは，どっこいどっこいである。	258
387	糖尿病の自己血糖測定は，血糖コントロールに役立たないばかりか，患者をうつ病のリスクにさらすかもしれない。	259
388	減量手術は体重を減らすだけでなく，2 型糖尿病の軽快にもつながる。	259
389	関節リウマチ患者の糖尿病の発症リスクは，ヒドロキシクロロキンを内服していると低下するようだ。	260
390	心不全と糖尿病を合併している場合，死亡リスクを減らす「スイートスポット」は適度な HbA1c 値である。	260
391	心血管イベントのリスクが高い 2 型糖尿病患者に，厳格な血圧管理をしても有益ではないだろう。	261
392	糖尿病性ニューロパチーの患者にビタミン B を大量投与すると，腎機能に悪影響を及ぼし，血管イベントのリスクを高める。	261
393	ある研究によると，プラセボ療法は前立腺肥大症の患者を助けもすれば，傷つけもする。	262
394	低侵襲根治的前立腺摘除術は，開腹恥骨後式根治的前立腺摘除術と比べて短期的には利点があるが，長期的な問題を起こすリスクが高い。	262
395	椎体形成術は，痛みのある骨粗鬆症性脊椎骨折の治療として「有益な効果はない」ようだ。	263
396	膝軟骨に対して，COX-2 阻害薬は薬効があるかもしれず，一方で NSAID は悪影響があるかもしれない。	264
397	むずむず脚症候群の男性は，勃起障害になるリスクが高い。	265
398	うつ病は一種の炎症状態であり，心疾患も引き起こす。	265
399	太りすぎの年長児や青年は，健康体重の同年齢者に比べてカロリー摂取量が少ない。	266
400	閉経後に寝汗をかくようになった女性は，その後 20 年間の死亡リスクが低下する。	267
401	マリファナは，頭頸部の扁平上皮癌のリスクを低下させるかもしれない。	267
402	1 日に 4 つ（2 つでも）卵黄を食べると，乾燥型加齢黄斑変性のリスクが低下する。	268
403	メトホルミンは試験管内で，子宮内膜癌の増殖を抑制する。	268
404	臓器移植のドナーからレシピエントに狂犬病ウイルスが感染した報告がある。	269
405	コーラの多飲は，低カリウム性ミオパチーを起こすことがある。	269

- 406 通常のマウスでも，Alzheimer病様の認知機能低下を起こすようにしたトランスジェニックマウスでも，電磁場への曝露は有益である。............ 269
- 407 研修医が疲労していると医療過誤が増える，ということを裏付ける証拠は見つからなかった。............ 270

14章　医療に関する不朽の真実　273

- 408 最良の医師は，事実にもとづきながら，直観に導かれて意思決定することが多い。............ 275
- 409 罹患している病気は1つだけ，という患者は珍しい。............ 277
- 410 作用は1つだけ，という薬はない。............ 278
- 411 医学雑誌に載ったからといって，真実とは限らない。............ 280
- 412 統計解析が人を惑わすこともある。............ 282
- 413 出版バイアスは，われわれが読むものに影響を与える。............ 283
- 414 たとえ有名な医学雑誌に掲載されていても，薬の広告には細心の注意が必要である。............ 284
- 415 今日のすばらしいアイデア，そしてわれわれが慈しむ「事実」のうちのいくつかは，間違っていたということになるのだろう。............ 286
- 416 結局のところ，最良の医師は，最良の将軍のように，最小限のミスしか起こさない。............ 288

医師のための統計用語集　291

索引　297

医師ならば知っておくべき意外な事実

注 意

本書の準備に携わった全員が，ここに示された情報が正確であり，確実に実臨床を反映したものとなるよう極力努力した。しかしながら，監訳者，訳者ならびに出版社は，本書の情報を用いた結果生じたいかなる不都合に対しても責任を負うものではない。本書の内容の特定な状況への適用に関しての責任は，医師各自のうちにある。

監訳者，訳者ならびに出版社は，本書に記載した薬物の選択，用量については，出版時の最新の推奨，および臨床状況に基づいていることを確認するよう努力を払っている。しかし，医学は日進月歩で進んでおり，政府の規制は変わり，薬物療法や薬物反応に関する情報は常に変化している。読者は，薬物の使用にあたっては個々の薬物の添付文書を参照し，適応，用量，付加された注意・警告に関する変化を常に確認することを怠ってはならない。これは，推奨された薬物が新しいものであったり，汎用されるものではない場合に，特に重要である。

薬物の表記は，わが国で発売されているものは一般名・商品名ともにカタカナに，発売されていないものは英語で記すよう努力した。

1章
医学の事実，過誤，そして本書

> 資格を得た後もさらに継続する学習，
> 医師の成長には，これが何といっても最も大切なのである。
>
> 米国の外科医にして司書である John Shaw Billings（1838〜1939）[1]

　この本では文字どおり数百の事実（公表された研究報告やメタ分析その他の情報源から得られた結論にもとづいた事実）を提供する。われわれ医師は「現在の事実」，すなわち診療の基本となる最新のエビデンスを知っておく責務がある。こうした事実のいくつかはすでに医学部教育で得ているかもしれないが，大半は私たちが学位をとった後に知ることになったものだ。例えば，われわれが今日使っている薬の大半〔プロトンポンプ阻害薬，アンジオテンシン変換酵素（ACE）阻害薬，スタチン，トリプタンなどなど〕は，私が医学博士号を取得して以降に紹介されたものだし，このような薬については大学の授業以外のところで学んでいる。つまり私にとって，また読者の皆さんにとっても，時代に合った，必要な事実を学ぶことは，Billings の言葉を借りれば「われわれの教育で最も大切なこと」なのである。

　次の事例は，最新の事実に常に追いついていることが，自分自身の専門領域でも，また日々の診療領域以外のところでも重要であるということを示している。

中西部の都市に住むマンモグラフィを専門とする放射線科の Kline 医師は，Lambertz らの 2008 年のレポートを興味深く読んだ。そのレポートは「4％リドカインゲルを前投与すると，マンモグラフィ検査の不快感がかなり軽減する」ことを伝えている。著者らは，マンモグラフィの痛みを軽減させれば，撮像への不安を軽くし，それが乳癌の発見の可能性を高めると推測している[2]。この前向きプラセボ対照二重盲検比較試験の結果にもとづいて，2008 年の秋に，Kline 医師はマンモグラフィの際にはこの方法を取り入れることを決めた。彼はそこに記載されている，鎖骨から肋骨下縁までと側方に中腋窩線まで 4％のリドカインゲルを看護師に塗ってもらい，その後そこをラップで覆うというプロトコルに従った。

　Kline 医師の患者はおおむねリドカインゲルの使用を受け入れた。多くは，マンモグラフィの際の不快感が軽減すると述べた。12 月のある朝，52 歳の女性がマンモグラフィの開始時に朦朧状態となり，不整脈をきたし，続いて痙攣大発作を起こした。救急搬送され入院したが，幸いにも彼女は完全に回復し，2 日後に退院した。

この放射線科医がたぶん知らなかった必須の医学的事実と思われるものを，米国食品医薬品局（FDA）のウェブサイトにある「2007年2月6日付け公衆衛生勧告：局所麻酔薬成分を含有するスキン商品の化粧への使用と生命を脅かす副作用」[3]から引いておこう。FDAのウェブサイトでは皮膚への大量の局所麻酔薬使用で生じる，不整脈，痙攣発作，死亡などのリスクについて論じている。レーザー脱毛の痛みを軽減させるために，22歳と25歳の2人の女性の下肢に局所麻酔薬を使用した例を挙げている。局所麻酔薬を使用したのち下肢をラップで覆ったが，この2人の女性は痙攣発作を起こし，昏睡状態となり，その後死亡した。

　美容外科領域の論文では以下のような警告が発せられたこともある。例えば2008年6月のKaweskiの報告では，美容整形手術の際の局所麻酔薬クリームの使用とリスク（深刻な中毒と死亡）について述べている[4]。もちろんマンモグラフィは美容整形ではないし，その報告に放射線科医が注意を払うには至らなかった。

　自分の患者が薬物の副作用を起こした後，Kline医師は，「最近の放射線医学領域の研究報告」に注目した2009年1月の局所麻酔薬製品の皮膚への不適切使用に関するFDAの公衆衛生勧告を読んだようである。この勧告では局所麻酔薬の皮膚への不適切な使用が，不整脈，痙攣発作，呼吸困難，昏睡，死亡を引き起こすと述べていた[5]。このときまでにすべての放射線科医は，すでに使用している薬（リドカイン）の副作用の可能性に気づいておくべきであった。

文　献

1. Billings JS. Educating the physician. Boston Med Surg. 1894; 131:140.
2. Lambertz CK, Johnson CJ, Montgomery PG, Maxwell JR. Premedication to reduce discomfort during screening mammography. Radiology. 2008; 248(3):765-772.
3. Topical anesthetics. U.S. Food and Drug Administration. Available at: http://www.fda.gov/Drugs/DrugSafety/DrugSafetyPodcasts/ucm079047.htm/. Accessed June 8, 2010.
4. Kaweski S. Plastic Surgery Educational Foundation Technology Assessment Committee. Topical anesthetic creams. Plast Reconstr Surg. 2008; 121(6):2161-2165.
5. Improper use of skin numbing products can be deadly. U.S. Food and Drug Administration. Available at: http://www.fda.gov/ForConsumers/ConsumerUpdates/ucm095147.htm. Accessed August 27, 2009.

医療過誤の問題

　医療過誤を最小限にする本書の取り組みを始めるにあたって，この問題の及ぼす規模について少し考えてみたい。ここにいくつかのデータがある。医療の有害事象は毎年米国で10万人もの患者の死亡を引き起こし，全入院患者のおよそ5〜10％に影響を及ぼしている[1]。正しい診断をして治療すれば患者の命を救ったであろうと思われる診断ミスが，検死解剖で5％も検出されている[2]。しかも診断ミスだけにはおさまらない。薬物の副作用によって毎年およそ400万もの人が余儀なく救急医療を必要とするのである。そして，これらの人が救急室や診療所にかかることで40億ドルもの医療費が費やされている[3]。医師やその家族でさえ医療過誤からは免れない。Blendonらは831人の現役の医師を調査して，そのうち35％が自分自身あるいは家族が受けた治療の際の

ミスを報告した[4]。

> これらの過誤の多くは防ぎうるものである。特に Kuehn が指摘しているように，薬物による有害事象は医師が処方する際に最新の知見を得ていなかったことで発生していると思われる[3]。またその他の原因としては，疲労，うっかり，不注意，そして小児では特に危険で生命を脅かしかねない一桁違いの計算ミスなどがあげられる[5]。しかし，急いでいても，疲れていても，気持ちが動転していても，知っておくべき最新の医学的事実に追いついている医師はミスを犯しにくい。

文献

1. West CP, Huschka MM, Novotny PJ, et al. Association of perceived medical errors with resident distress and empathy. JAMA. 2006; 296(9):1071-1078.
2. Newman-Toker DE, Pronovost PJ. Diagnostic errors – the next frontier for patient safety. JAMA. 2009; 301(10):1060.
3. Kuehn BM. FDA initiative aims to reduce medication-related errors. JAMA. 2009; 302(21):2304.
4. Blendon RJ, DesRoches CM, Brodie M, et al. Views of practicing physicians and the public on medical errors. N Engl J Med. 2002; 347(24):1933-1940.
5. Kozer E, Scolnik D, Jarvis AD, Koren G. The effect of detection approaches on the reported incidence of tenfold errors. Drug Saf. 2006; 29(2):169-174.

知っておくべき医学的事実は，医療の全領域（疫学，予防，診断，臨床検査，画像検査，あらゆるタイプの治療）にわたる。

ここで次章以降の予告をしておく。2 章では，5 つの病院の研究結果で，解熱薬は熱性痙攣の再発予防に効果がなかったことを述べる。また，入院患者で尿酸値が高いと死亡の独立予測因子となるという奇妙な結果について 7 章で議論する。9 章では，再発性アフタ性口内炎にはビタミン B_{12} の舌下投与が有効であるという研究をお目にかけるとともに，心電図上の 1 度房室ブロック所見の重要性についても述べる。そして 13 章ではいくつかの予期外の発見，例えば急性片頭痛の治療に，1,000 mg のアスピリンは 50 または 100 mg のスマトリプタンと効果は同等であるという報告についても紹介する。

研究結果のなかには，すぐにも臨床で使えるものがあるかもしれない。再発性アフタをビタミン B_{12} で治療したからといって，いったいどれほど悪影響があるものだろうか。また，米国での Hansen 病はアルマジロ（アリクイ目の動物）との接触に関係しているかもしれないと疑われているが，これはそのうち疫学的に証明されるかもしれないし，されないかもしれない（8 章参照）。

この本はわれわれ，最前線で実際に患者を診察している医師に向けて書かれたものである。

これは臨床向けの本であるから，いくつかの編集方針を私は採用した。

- 事実を紹介し検討する各項目は，短く完結しており，いちいち章末ページを開いて引用文献を探す必要がないようにした。
- それぞれの事実の言い回しには気を配るよう心がけた。そのため曖昧な言葉をいくつか使う必要があった。例えば「と関連づけられるかもしれない」「の原因でありうる」，または単に「かもしれない」など。結局のところ，この本に書いてあることの大半は最新の知見や明らかになりつつあるデータであって，知っておくべきではあるが，いずれ変わることもある，ということである。
- この本を読みやすいサイズにするため，紹介する研究報告はすべて切り詰めてある。したがって，ここで読めるのは，医師が知っておく必要があると私が確信する大切な事実の概略である。あなたの診療に直接関係すると思われる論文があれば，文献欄を利用して全文を読んでほしい。
- 多くの研究の出所を述べておいた。例えば，フィンランド，日本，または Harvard 大学，California 大学，あるいは Twin Oaks Institute for Health Awareness で行われた試験である，というように。どこで行われた研究かがわかれば，発表された報告の信憑性がいくらか高まるかもしれない。Twin Oaks Institute の信憑性についてはどうかといわれれば，これは実在していない。
- 各論文に載せられた統計データをすべてを紹介しているわけではない。そんなことをすれば，サマリーの多くは煩瑣になってとても読めなくなってしまう。しかし「統計学的に有意な statistically significant」というフレーズがあれば，それは論文の著者によって使われているということである。
- また，例えば「感度分析」とか「非劣性」といった専門用語や遠回しな表現はできるだけ避け，くだいて説明するようにした。本書の巻末には付録として「統計用語集」を載せてある。研究報告を読んで何か疑問が生じたら，この用語集が役立つとよいのだが。
- たいていの場合，論文の文章をそのまま引用した。というのは，論文の多くがきわめて専門的であり，私がその結果や結論を説明しようとして言い換えてしまうと，その意味するところに変化を加えてしまう恐れがあるからである。引用箇所やその出所ははっきりわかるようにしておいた。
- この本で紹介した事実のなかには，とりわけ自分に関わってくるものもあるであろう。プライマリ・ケア医として私の意見を言わせてもらえば，なかには今度そのような状況に遭遇したときの行動を変えさせる力をもつ事実もある。本書ではこのような事実を「診療を変えるもの practice changer」と呼んでいる。
- 最後に，私の本の読者の皆さんはご存知だろうが，私は医学の歴史，裏話，冗談を医学書にさしはさむのが好きである。例えば，歴史上では毒殺とされているケースのいくつかは本当は急性虫垂炎であったと推測されるとか（6章参照），私の好きな Oslerism では，「診断に窮したときの隠れ蓑は腹部癒着である」とか（これも6章参照）。知っておくべき医学の事実を忘れないように，私はこのように引用，格言，実例などを用いているのである。

これで，本書がどのようなものか読者の皆さんにはおわかりいただけたであろう。で

は，これまでずっと信じてきたことを，報告されたエビデンスのプリズムを通して見つめながら，因習を打破する章（現代医療に残る誤解に物申す）からはじめる。さあ，くつろいで楽しみながら学んでいこう。

2章
現代医療に残る誤解に物申す

学習を重ねることは難しくない。
難しいのは誤りに気づいたときにそれを捨て去ることだ。

米国の科学者 Martin H. Fischer（1879～1962）[1]

医学はわれわれに知識の宝典をもたらし，やがてその知識の多くが時を経て実証されていく。しかし，まがいものの「事実」が，参考書の目に付きにくいところに収まっていたり，教授や生涯教育（CME）の講師たちのめったに更新されないパワーポイントのスライドに隠れていたりする。

コンピュータショップの店長である56歳のCharles H. が，4時間前から持続する漠然とした胸部不快感を主訴に，地元の救急外来を受診した。心血管疾患の既往歴がなく，心血管に関する診察と心電図でも異常を認めず，ニトログリセリン舌下投与でも何ら症状の改善を認めなかったことから，胸壁の痛みと診断され帰宅した。
　その6時間後，彼は広範心筋梗塞を起こして救急外来を再受診した。

　実際は，心疾患の既往がなく，心臓の診察や心電図が正常所見であっても，冠動脈閉塞の可能性は決して否定できない。このケースで厄介なのは，明らかにニトログリセリン舌下投与への反応に頼り切っていた点である。この数年来のいくつかの研究が，ニトログリセリンによる胸痛の軽減は信頼できる検査ではなく，心臓由来の胸痛とそれ以外の胸痛とを鑑別するのに役立たないことを示してきた[2～4]。例えばSteelらの研究では，胸痛の診断テストとして260人の患者がニトログリセリンの舌下投与を受け，66％の患者で胸痛が軽減した。心臓由来の胸痛を鑑別する目的としては，ニトログリセリン舌下投与検査の感度は72％で特異度は37％であった。「胸痛が軽減した場合に，冠動脈疾患の可能性を示す陽性尤度比は1.1（0.96～1.34）だった」[2]とあるが，これはあまりよい結果とはいえまい。

　世代を問わず，医師は皆，先人が築いた基盤に立脚しているが，しばしば先駆者のあいまいな考えのぬかるみにはまり，そこからの脱出を渋ったり，脱出不能に陥ったりする。Porterが「ローマ時代の医学の巨像」と称したClaudius Galenus（129～200）は，

その後 1,000 年間も廃れなかった誤解をわれわれに残している[5]。Galenus の教えのなかで誤っていたものとしては，心臓には 2 腔しかない，肝臓は 5 葉からなる，中空の神経が脳から筋肉に「生気 vital spirit」を運んでいる，などがある[6]。もう少し最近の事例では，18 世紀のボストンの内科医が，"griping in the guts（疝痛）"の患者に鉛の弾丸を飲み込むよう助言している。

歯や扁桃周囲の有害な感染ポケットが病気の原因となっている，という説は Hippocrates の時代からある。米国の医師であり政治家でもあった Benjamin Rush は，1808 年に，関節炎を改善するために感染した歯を抜くことを提唱した。健康改善目的の抜歯について，Lambert は 1978 年にこう述べている。「1910 年から 1950 年にかけて，ほとんどの医師がこの説に影響されていた。今でも専門家はこの影響から完全には抜け出せていない。今の医学教科書にはこの説を強く批判する記載しかないにもかかわらずである」[7]。個人的な話だが，私が医学生だった 1960 年頃，とある地域の高齢の医師が，すべての歯を抜くことで関節炎の患者をどれほど救ってきたことか，と語っていたのを覚えている。

さらに最近でも，われわれは流産や早産を予防するためにジエチルスチルベストロールを使用してきた。出産時にはルーチンに会陰切開術を行っていたし，重症の高血圧の治療に腰部交感神経切除を行っていた。すべてが有効で安全であると考えてのものであった。それほど前の話ではないが，進行した心不全治療の一環としてルーチンに Swan-Ganz カテーテルを肺動脈内に「浮かせて」いた[8]。

忠実な「しもべ」であることをやめた後も，われわれにはこうした時代遅れの観念がまだまだ染みついている。この章ではこうした「プラスチック（えせ）・パール」を明らかにする。これから述べる個々の事実は，これまで臨床で信じられてきた誤解に物申すものである。

文 献

1. Fabing HJ, Marr R, editors: Fischerisms, being a sheaf of sundry and divers utterances culled from the lectures of Martin H. Fischer, professor of Physiology in the University of Cincinnati. Springfield, Illinois: Charles C. Thomas, 1937.
2. Steele R, McNaughton T, McChonahy M, Lam J. Chest pain in emergency department patients: if the pain is relieved by nitroglycerin, is it more likely to be cardiac chest pain? CJEM. 2006; 8(3): 164-169.
3. Henrikson CA, Howell EE, Bush DE. Chest pain relief by nitroglycerin does not predict active coronary artery disease. Ann Intern Med. 2003; 139(12): 979-986.
4. Dierks DB, Boghos E, Guzman H, Amsterdam EA, Kirk JD. Changes in the numeric descriptive scale for pain after sublingual nitroglycerin do not predict cardiac etiology of chest pain. Ann Emerg Med. 2005; 45(6): 581-585.
5. Porter R. The greatest benefit to mankind: a medical history of humanity. New York: Norton, 1997, page 71.
6. Inglis B. A history of medicine. New York: World Publishers, 1965, page 39.
7. Lambert EC. Modern medical mistakes. Bloomington, Indiana: Indiana University Press, 1978, page 27.
8. Shure D. Pulmonary artery catheters-peace at last? N Engl J Med. 2006; 354(21): 2273-2274.

分娩監視装置による持続モニタリングが，胎児死亡や脳性麻痺を減らすという証拠はない。

001

分娩監視装置 electronic fetal monitor は，全米の出産の 85％で使用されており，身体の正常な機能である陣痛と分娩に安心感を与えるテクノロジーとみなされている[1]。しかし実は，持続的分娩監視は帝王切開や補助経腟分娩のリスク増大につながっている[2,3]。証明されている効果は，新生児発作（痙攣）の頻度の減少のみである[2]。

問題をはっきりさせ，疑問を呈するつもりで書いた私の編集コメントは，以下のとおりである。
　分娩監視はこの 30 年来，ルーチンの出産ケアとして行われてきたが，出産時の不安を増加させ，産婦の活動を制限し，弁護士を裕福にし，腹壁に不要な帝王切開痕を残した。明らかに合併症がないと思われる産婦の場合には，持続的分娩監視を行う利点と欠点について議論する時期に来ているのではないか。分娩中に必要になればいつでも利用できるのだから。

文献
1. Martin JA, Hamilton BE, Sutton PD, Ventura SJ, Menacker F, Munson ML. Births: final data for 2002. Natl Vital Stat Rep. 2003; 52(10): 1-113.
2. Bailey RE. Intrapartum fetal monitoring. Am Fam Phys. 2009; 80(12): 1388-1396.
3. Alfirevic Z, Devane D, Gyte GM. Continuous cardiotocography (CTG) as a form of electronic fetal monitoring (EFM) for fetal assessment during labor. Cochrane Database Syst Rev. 2006; Jul 19(3): CD006066.

保育室から退院する前の，視診による新生児高ビリルビン血症のスクリーニングはあてにならない。

002

われわれ臨床家は，自らを鋭い観察者であると思い込みがちである。これが本当かどうか検証するため，Riskin らは，1,129 人の新生児について，血清総ビリルビン計測値と，新生児専門医 5 人および看護師 17 人による目視評価とを比較検討した[1]。目視による推定結果には観察者により大きなばらつきがあった。また，高リスクの血清総ビリルビン値を示した 109 人の新生児のうち 61.5％で，視診による評価に問題があることがわかった。

ここで言いたいのは，もちろん，高リスクレベルのビリルビン値を過小評価するとマネジメント不良につながるということである。また，この研究に参加した医師と看護師は熟練した専門家であった。新生児を母子ユニットから早期に退院させ，自宅に帰した後は，高ビリルビン血症の発見を経験不足の両親にゆだねることになる点をよく考えねばならない。

文献
1. Riskin A, Tamir A, Kugelman A, Hemo M, Bader D. Is visual assessment of jaundice reliable as a screening tool to detect significant neonatal hyperbilirubinemia? J Pediatr. 2008; 152(6): 782-787.

貧血の発見法として，手掌皮線の蒼白はあてにならない。

003

　これは言い伝えや教科書によって大切に伝えられてきたが，これまで検証されていなかった tips の 1 つである。私は，Ricer による "Wisdom of the Ageds（ベテラン医師の知恵袋）：Clinical Pearls" というオンラインブックでこの tips を見つけた。この本は彼の同僚らが投稿したクリニカル・パールを集めたモノグラフで，実は私はとても気に入っている。この本の中にベテランの 1 人からの次のような寄稿があった。「手を開いたときに手掌皮線が赤くなかったら（自分の手で試してごらん）貧血を考えよ」[1]。

　蒼白が有用かどうか，オレゴン州ポートランドの 3 人の内科医が，結膜，顔面，爪，手掌，手掌皮線について 103 人の患者で個別に評価した。ここでは手掌と手掌皮線が区別されている点に注目してほしい。さまざまな患者のさまざまな部位で，蒼白が認められなくても貧血は除外できず，特に爪床と手掌皮線はどちらも貧血の有無の評価には価値がないと結論づけた[2]。

> プラスの面としては，結膜，顔面，手掌の蒼白がそろえば，貧血を診断するうえで助けとなることもわかった[2]。

文　献

1. Ricer R. Wisdom of the ageds: Clinical pearls. Available at: http://www.familymedicine.uc.edu/ricer/ClinicalPearls.pdf.
2. Nardone DA, Roth KM, Mazur DJ, McAfee JH. Usefulness of physical examination in detecting the presence or absence of anemia. Arch Intern Med. 1990; 150(1): 201-204.

胸痛の原因を探るうえで，Levine 徴候は信頼できる指標とはならない。

004

　昔から医学生は身体診察のセミナーで，胸痛患者に Levine 徴候（胸に握りこぶしをおいて胸部不快感を表す）があったら特に注意するように教わってきた。このようなジェスチャーの有用性を調べるため，Marcus らは胸痛で来院した 202 人の患者に前向き研究を行い，ジェスチャーとトロポニン値，機能検査，冠血管造影との関連を調査した。

　202 人のうち，11％が Levine 徴候を示し，35％が手のひら徴候 palm sign（胸部に手掌をおく），16％が腕徴候 arm sign（左腕を触れる）を示した。

　4％は指差し徴候 pointing sign（1 本の指で疼痛部位を指す）を示した。どの徴候も感度は 38％を超えなかった。Levine 徴候と腕徴候の特異度は 78〜86％の間であったが，陽性適中率は 55％を超えなかった。著者らは，これらの徴候の検査特性は優れたものではないと述べている[1]。

人名を冠した身体診察徴候，すなわちこのLevine徴候はゆるぎないものと考えていた人もいるかもしれないが，そうではないことが判明した。実際のところ，これらの徴候のなかでは，指差し徴候が特異度98％で非虚血性の胸部不快感の指標としてベストであった[1]。

文 献

1. Marcus GM, Cohen J, Varosy PD. The utility of gestures in patients with chest discomfort. Am J Med. 2007; 120(1): 83-89.

GI カクテルの投与後に痛みが軽減しても，消化管疾患とは限らない。 005

「GI カクテル」（リドカインビスカス，液状制酸薬，抗コリン薬を混合したもの）によって軽減する胸痛は，消化管疾患によるもので，心筋虚血によるものではないと，これまで考えられてきた。残念なことに，冠動脈疾患患者の中にはこの崇拝されてきた GI カクテルを飲むと症状が軽減する人がいることが報告された。Wrenn らは，胸痛や腹痛を訴えた救急受診患者で，GI カクテルをさまざまな他剤と併用投与された患者について後ろ向きレビューを行った。著者らは GI カクテル（と実施された他の治療）に関する限り，「胸痛と腹痛の患者で同様の有効率を示した」[1]と結論づけた。

診療録を調査したこの研究では，麻薬，ニトログリセリン，制吐薬，H_2遮断薬などの併用が混在している。それでも，GI カクテルが有効かどうかに診断的価値をおきすぎてはならない，と著者らは力説している。

文 献

1. Wrenn K, Slovis CM, Gongaware J. Using the "GI cocktail": a descriptive study. Ann Emerg Med. 1995; 26: 687-690.

言い伝えに反して，卵巣癌患者には，診断される何カ月も前にたいていは自覚症状がある。 006

卵巣癌は，しばしば症状が進行してから発見される。卵巣は身体診察では触知困難で，実用的なスクリーニングテストもなく，高度に進行するまで自覚症状がないのが典型的と考えられてきた。しかし，40歳以上の卵巣癌患者212人を対象とした症例対照研究で，腹部膨満，閉経後出血，食欲低下，頻尿，腹痛，直腸出血，腹部膨隆の7つの自覚症状が卵巣癌と関連があることが判明した。卵巣癌患者の85％がプライマリ・ケア医にこれらの症状のうちの少なくとも1つを訴えていたのに対し，対照群では15％のみであった。著者らはさらに「診断前180日間に報告された自覚症状を除外しても，腹部膨満，

頻尿，腹痛は依然として独立して卵巣癌の診断と関連していた」[1] と報告している。

陽性適中率が最も高かった症状は腹部膨満で，2.5％であった。これは，この症状をもつ女性40人のうち1人が卵巣癌であることを意味する[1]。

文　献
1. Hamilton W, Peters TJ, Bankhead C, Sharp D. Risk of ovarian cancer in women with symptoms in primary care: population based case-control study. BMJ. 2009; 339: b2998.

007
診断がつく前に，腹痛の軽減に麻薬を使用しても安全である。

われわれの多くは，急性腹痛の患者に麻薬を投与すると診断の決定が難しくなる，と教わってきた。実は，強い腹痛のある一連の患者100人に麻薬性鎮痛薬または生理食塩液を投与した前向きランダム化プラセボ対照研究では，除痛が診断の妨げにならないばかりか，臨床徴候を軽減し，診断を容易にした可能性が示された[1]。

Attardらの研究は，さらに最近のCochraneレビューで確認され，次のように結論づけられた。「急性腹痛の患者に対する麻薬性鎮痛薬の投与は患者の安楽に寄与し治療の決定を遅延させない，という考えを支持するいくつかのエビデンスをレビューは提供している」[2]。

他の研究でLoVecchioらは，モルヒネ5 mgまたは10 mgか，プラセボを投与された48人の腹痛患者を対象にランダム化前向きプラセボ対照試験を行った。鎮痛薬投与の2群で身体所見の有意な変化が認められたが，プラセボ群では認められなかった。さらに鎮痛薬による身体所見の変化はまったく診断の遅延や副作用にはつながらなかったと述べている[3]。

文　献
1. Attard AR, Corlett MJ, Kidner NJ, Leslie AP, Fraser IA. Safety of early relief for acute abdominal pain. BMJ. 1992; 305: 554-556.
2. Manterola C, Astudillo P, Losada H, Pineda V, Sanhueza A, Vial M. Analgesia in patients with acute abdominal pain. Cochrane Database Syst Rev. 2007; Jul 18(3): CD005660.
3. LoVecchio F, Oster N, Sturmann K, Nelson LS, Flashner S, Finger R. The use of analgesics in patients with acute abdominal pain. J Emerg Med. 1997; 15(6): 775-779.

008
憩室性疾患の患者がナッツ，コーン，ポップコーンを食べても，結局のところ安全なようである。

長い間，憩室性疾患のある人はコーン，ポップコーン，ナッツや種子類を摂取すべきではないといわれてきた。穀粒が憩室にはまり込み，炎症や出血を起こすことを懸念し

てのことである。1986年から2004年まで行われたHealth Professional Follow-up Studyに参加した47,228人の成人男性を対象とした研究で，研究者らは食物摂取頻度に関する質問票と憩室炎や憩室出血の発症率とを比較した。コーンの摂取と憩室炎の間に関連は認められず，ナッツ，コーン，ポップコーンの摂取と憩室出血との間にも関連は認められなかった。私が最も興味を引かれたのは，ナッツ，ポップコーンの摂取と憩室炎のリスクには逆相関が認められたことである。

> それではナッツやポップコーンを摂取したら，実際に憩室性疾患の患者に利益があるのだろうか。そもそも，穀粒が残っている食物を避けるように，というわれわれが長年行ってきたアドバイスを変更しても本当に安全なのだろうか。60歳以上の米国人のおよそ1/3に憩室症があるので，この問いに対する答えは幅広く臨床に関係してくるはずだ。

文　献

1. Strate LL, Liu YL, Syngal S, Aldoori WH, Giovannucci E. Nut, corn and popcorn and the incidence of diverticular disease. JAMA. 2008; 300(8): 907-914.

結局のところ，乳酸アシドーシスは，メトホルミン投与に関連した特別なリスクではないようだ。

009

　メトホルミンは経口血糖降下薬として好んで使用されており，以降の章でも触れたように他にもいくつか有益な点がある。しかし投与に際しては，乳酸アシドーシス発症という「よく知られた」リスクという懸念がつきまとっていた。このためメトホルミンは，低酸素血症を起こす可能性がある心疾患・呼吸器疾患患者や，代謝異常を生じる可能性がある腎疾患の患者には，ときとして処方が回避されてきた。この懸念は，Salpeterらによる報告によって変わるかもしれない。彼らは，メトホルミンや他の経口糖尿病薬を含む347件の臨床試験からプールされたデータのレビューを行った。被検者は全体で125,941人であった。計算によると，メトホルミンによる乳酸アシドーシスの真の発症率の上限は，メトホルミン使用100,000人年あたり4.3例，他の薬物を使用した患者では5.4例であった。「観察コホート研究や前向きの比較研究によると，他の高血糖に対する治療と比較して，メトホルミンが乳酸アシドーシス増加のリスクと関連しているというエビデンスも，乳酸値を上昇させるというエビデンスも認められない」と結論づけている[1]。

> 私の記憶にある限りでは，特に高齢者や心疾患，呼吸器疾患，腎疾患の患者ではメトホルミンの使用には少しリスクがあると考えられてきた。実際に思いあたる症例がないとしても，死に至る可能性がある乳酸アシドーシス発症の責任を，誰がとりたいと思うだろうか。引用したCochraneレビューでは，メトホルミンによる乳酸アシドーシスのリスクとメトホルミン以外の治療によるリスクを同等としており，誤った臨床的言い伝えに脚光を浴びせるものである。

文 献
1. Salpeter SR, Greyber E, Pasternak GA, et al. Risk of fatal and nonfatal lactic acidosis with metformin use in type 2 diabetes mellitus. Cochrane Database Syst Rev. 2010; Jan 20(1): CD002967.

腰痛患者の夜間の痛みは，不吉な症状ではないかもしれない。
010

　夜間の痛みは危険信号だから特に注意せよ，とわれわれは教えられてきた。この説を検証するため Harding らは，腰痛トリアージ外来を受診した一連の患者482人を調査した。213人に夜間の腰痛があり，うち90人は夜ごとの痛みを訴えていた。夜間に痛みを訴えた患者のうち誰一人として重篤な病因は発見されなかった。著者らは特異度の点から，腰痛患者の夜間の痛みを重篤な疾患の指標とすることに疑問を呈している[1]。

　腰痛患者の重篤な病因の指標として夜間の痛みには特異性がない，というこの研究を受けて，私は他の疼痛性の疾患にもこれがあてはまるのだろうかと考えさせられた。私は片頭痛，胸痛，腹痛，骨盤痛について，夜間の痛みを調べた研究がないだろうかと PubMed で検索したが，何も見つけられなかった。この臨床的疑問は間違いなく研究対象にできそうだ。

文 献
1. Harding IJ, Davies E, Buchanan E, Fairbank JT. The symptom of night pain in a back pain triage clinic. Spine. 2005; 30(17): 1985-1988.

精索上体炎と精索捻転との鑑別で，Prehn 徴候はあてにならない。
011

　Prehn 徴候は痛みのある陰嚢内容を挙上する手技である。これによって痛みが軽減すれば精索上体炎の可能性が高く，痛みが軽減しなければ精索捻転を原因として考えよ，といわれている。

　男児，思春期男性，若年男性の陰嚢の急性疼痛に関するわれわれの知識は以下のとおりである。最も頻度が高い原因は精索上体炎である。精索捻転は外科的緊急処置を要するが，頻度はずっと低い[1]。その診断はまず臨床的に疑われ，Doppler 検査（精度88%）か，もし Doppler で不明瞭あるいは陰性でも臨床像に懸念があれば核医学検査（精度95%）によって確認される[2]。Prehn 徴候はしばしば偽陽性や偽陰性となるので，診断にあたってはあてにはできない[1,3]。

　覚えておいてほしいのは，若い男性や男児の精索上体炎の診断は十分に注意して行うことと，

急性の陰嚢痛の原因としては，急性精索上体炎のほうが頻度は高いが，精索捻転は「見逃しの許されない疾患」だということである．

文　献
1. Edelsberg JS, Surh YS. The acute scrotum. Emerg Med Clin North Am. 1988; 6(3): 521-546.
2. Haynes BE, Bessen HA, Haynes VE. The diagnosis of testicular torsion. JAMA. 1983; 249(18): 2522-2527.
3. Petrack EM, Hafeez W. Testicular torsion versus epididymitis: a diagnostic challenge. Pediatr Emerg Care. 1992; 8(6): 347-350.

012 末梢神経障害の診断で，モノフィラメントテストはあてにならない．

　末梢神経障害の診断手段としてのモノフィラメントテストの利用について述べた過去の研究をレビューして，Dros らは，この方法の感度は 41～93％で特異度は 68～100％であると報告した．「モノフィラメントテストはよく利用されているにもかかわらず，顕在的な潰瘍がない足の神経障害を発見する検査として，その精度について言及できることは少ない」[1]と結論づけている

　糖尿病患者の半数近くが合併症として末梢神経障害を起こし，そのうち約半数は自覚症状がない．だから，合併症を発見する安価で安全な診断手技があれば有益である．われわれ医師は，かつて使われていた白衣の襟につけてめったに消毒もしない安全ピンよりも，モノフィラメントテストのほうがずっとエレガントだと思ってきた．
　幸いなことに，末梢神経障害を発見するのにもっといい方法がある．それは音叉だ．6 章を参照してほしい．

文　献
1. Dros J, Wewerinke A, Bindels PJ, van Weert HC. Accuracy of monofilament testing to diagnose peripheral neuropathy: a systemic review. Ann Fam Med. 2009; 7(6): 555-558.

013 急性腰痛に，安静臥床はもはや推奨されていない．

　Waddell らによるシステマティック・レビューでは，急性腰痛の管理に関する 2 つの学説を比較している．臥床に関する 10 件の試験と，活動を維持するよう患者指導を行った 8 件の試験を調べた．すべての試験がプライマリ・ケアの設定で行われていた．日常の活動を維持するよう指導された患者は，臥床していた患者に比べて，職場復帰が早く，問題の再発が少なく，慢性期の障害も少ないことがわかった[1]．

1960年代，私が開業して間もないころ，腰痛患者は入院のうえBuck牽引で何日も治療された。この装置は，おもりを付けた紐を下肢にテーピングで固定し，ベッドの足板に固定した滑車を使って，仰向けになった患者の腰椎を牽引するものである。米国の外科医Gordon Buck（1807～1877）にちなんで名づけられたこの方法は，私のみるところでは，ベッド臥床を強制するのが主目的であった。なぜなら，どうみても両方の下肢に付けた5ポンドのおもりが，棘筋や椎骨を十分に牽引しているようには思えなかったからだ。患者がこのヘンテコな装置から抜け出して家に帰るにはどうすればよかったか。もちろん，腰痛がよくなったと報告するのだ。

文　献
1. Waddell G, Feder G, Lewis M. Systematic reviews of bed rest and advice to stay active for acute low back pain. Br J Gen Pract. 1997; 47(423): 647-652.

014 脊椎マニピュレーションは，乳児の夕暮れ泣きには効果がない。

　カイロプラクティックとアロパシー（標準的現代医学）の領域にはめったに接点がないので，読者はカイロプラクティック・マニピュレーションが夕暮れ泣きinfant colic（たそがれ泣き）をする乳児にときどき推奨されていることをご存じないかもしれない。Ernstは，この方法について研究した3つのランダム化臨床試験を調査し，「全体としてこのエビデンスは，この治療法の有効性を示せていない」[1]と報告した。

　この方法は乳児の夕暮れ泣きの治療として，役に立たないことがわかった。しかし，コインには裏面もある。有害となるリスクはどうだろうか。この介入に短期または長期の有害作用はあるだろうか。

文　献
1. Ernst E. Chiropractic spinal manipulation for infant colic: a systematic review of randomized clinical trials. Int J Clin Pract. 2009; 63(9): 1351-1353.

015 有効期限を1～2年すぎた処方薬でも，たいていは安全に使用できる。

　このアドバイスは，米国国防総省（DoD）のために米国食品医薬品局（FDA）が20年かけて行った研究にもとづいている。この研究の目的は，DoDの在庫薬の貯蔵期間をのばすことで経費を節減できないかを調べることにあった。研究者らは122種類の製剤の安定性を調査した。その結果「テストと安定性評価にもとづき，ロットの88％は少なくとも1年は本来の有効期限から延長可能であり，その延長期間の平均は66カ月，

しかし，有効期限経過後の安定期間にはばらつきが大きい」[1]ことがわかった。

医薬品の有効性は有効期限をすぎても維持されているようである。しかし，その安全性についてはどうだろうか。有効期限切れの医薬品が何らかの有害反応を起こす可能性はあるだろうか。The Medical Letterによると，現在の医薬製剤で有効期限切れ使用に関係した毒性の報告はない。参考情報として，劣化したテトラサイクリンによる腎尿細管障害の発生が以前あったが，この剤形はもはや製造されていない[2]。

> 少し注意が必要だ。第1に，一般のバスルームにある薬品キャビネットと比べると，DoDでは温度や湿度など保管環境がかなり良好なのではないか。第2に，上記の有効期限に関するアドバイスの例外は液体の抗菌薬である。これは一般に地域の薬局で粉末に水を加えて調剤され，使い切るか廃棄することが前提とされている。そして，健康に欠かせない薬や，用量を厳守する必要のある薬を内服するときは，私なら有効期限に厳重な注意を払うだろう。

文 献
1. Lyon RC, Taylor JS, Porter DA, Prasanna HR, Hussain AS. Stability profiles of drug products extended beyond their labeled expiration dates. J Pharm Sci. 2006; 95(7): 1549-1560.
2. Drugs past their expiration date. Med Lett. 2009; 51(1327-1328): 1-2.

ペニシリンアレルギーの既往があっても，一部のセファロスポリンは使用できる。

016

ペニシリンとすべてのセファロスポリンには10％の交差アレルギーリスクがある，という話は広く出回っている誤解である。最近の文献レビューによるとそうではない。いくつかのセファロスポリン（セファロチン，セファレキシン，cefadroxil，セファゾリン）には，ペニシリンとの有意な交差アレルギーのリスクがあるようだが，他のセファロスポリンでは認められない。ペニシリンアレルギーの既往がある場合にもっと安全に使えるのは，cefprozil，セフロキシム，セフポドキシム，セフタジジム，セフトリアキソンである[1]。

> 「ペニシリンアレルギー」といわれている患者は多い。しかし，それが正確であっても誤りであっても，いくつかのセファロスポリンが使用できるという知識は日常診療で役立つだろう。

文 献
1. Pichichero ME. Cephalosporins can be prescribed safely for penicillin-allergic patients. J Fam Pract. 2006; 55(2): 106-107.

017
院外心停止例では，アドレナリンなどの静注薬は退院時生存率のオッズを改善しない。

　ノルウェーで行われた研究で，非外傷性の院外心停止例でACLSガイドラインにもとづいたケアを受けた平均年齢64歳の成人851人を，静注薬の投与の有無についてランダムに割付けた。静注薬の使用はICU入室時の標準化生存率を改善したが，退院時生存率，1年生存率，良好な神経学的アウトカムについては静注なしの群と差を認めなかった[1]。

　それより以前のスウェーデンでの研究では，10,966例の院外心停止とアドレナリン投与・気管挿管の有無を調査している。研究者らは「全体でも，どのサブグループでも，この2つの治療的介入の有益な効果を示す結果をみいだせなかった」[2]と報告している。

　アドレナリンの好ましからぬ副作用（頻脈，腎血流量低下，心筋の被刺激性）の可能性を考慮するとしても，特定の心停止の事例に静注ライン確保とアドレナリン投与を推奨しないという説得力のあるエビデンスがあるのか，私にはわからない[3]。しかしこのスカンジナビアでの研究で，院外心停止例に対して私が臨床的な判断で静注昇圧薬が好ましくないと考えた場合にはそれを投与しない，という選択をすることにお墨付きをもらった，と私は考えている。

文　献
1. Olasveengen TM, Sunde K, Brunborg C, et al. Intravenous drug administration during out-of-hospital cardiac arrest: a randomized trial. JAMA. 2009; 302(20): 2222-2229.
2. Holmberg M, Holmberg S, Herlitz J. Low chance of survival among patients requiring adrenaline (epinephrine) or intubation after out-of-hospital cardiac arrest in Sweden. Resuscitation. 2002; 54(1): 37-45.
3. Tarazi RC. Sympathomimetic agents in the treatment of shock. Ann Intern Med. 1974; 81(3): 364-371.

018
軽症～中等症のうつ病患者では，抗うつ薬は無効か，効果はあってもわずかである。

　うつ病のデフォルトの治療はずっと抗うつ薬であった。少量投与で改善がなければ増量する。ある薬が無効であれば他の薬を試みる。こういう設定でFournierらは，重症ではないうつ病患者への抗うつ薬の薬理的効果についてプラセボと比較した。

　延べ718人の患者を対象とする6つの研究を解析し，研究者らは，プラセボと比較した抗うつ薬の治療反応性は治療前のうつ病の重症度と有意に相関すると指摘した。つまり，うつ病が重症であるほど抗うつ薬はプラセボよりも有効であった。重症ではないうつ病では，抗うつ薬の効果はプラセボと比較して無効か，効果はあってもわずかであった[1]。

　Ghaemiは「神経症性うつ病のコンセプトに立ち返ることで，抗うつ薬が著効しそう

にない，軽症〜中等症の慢性または挿間的な気分変調性障害と不安のある患者を同定できるだろう」[2]とも提案している。

> うつ病は精神疾患のなかでは心の風邪といえるほど，日々の診療で軽症，中等症，重症にかかわらずしばしば遭遇する疾患である。この報告を読んでから，うつ病に対する投薬について私の考えは少し変わった。軽症〜中等症のうつ病を抗うつ薬で克服することを目指す代わりに，たぶんカウンセリングや睡眠障害などの症状緩和にもっと焦点をあてるだろう。少量の抗うつ薬が軽症〜中等症の患者に有効でないと思ったときに，増量を勧めることは少なくなりそうだ。

文献

1. Fournier JC, DeRubeis RJ, Hollon SD, et al. Antidepressant drug effects and depression severity. JAMA. 2010; 303(1): 47-53.
2. Ghaemi SN. Why antidepressants are not antidepressants: STEP-BD, STAR*D, and the return of neurotic depression. Bipolar Disord. 2008; 10(8): 957-968.

小児の急性細気管支炎に，デキサメタゾン経口投与は有効ではない。

019

　小児の病的状態や入院の主な原因となる急性細気管支炎の治療には，多くの場面で副腎皮質ステロイドが使用されている。何といっても，細気管支炎の小児で抗炎症薬が気道の炎症を軽減するであろうことは腑に落ちる話に思える。これが本当か調べるために，Cornellらは20施設の救急部門を受診した600人の小児を対象として二重盲検ランダム化試験を行った。喘鳴を伴う細気管支炎に罹患したこの小児たちはデキサメタゾン単回経口投与群とプラセボ群に分けて治療された。入院率，4時間後の呼吸状態，後日の臨床アウトカムに有意差がなかったと報告された[1]。

　この臨床試験の結論は，2004年に13件の試験に登録された1,198人の小児を対象としたメタ分析の結論とも矛盾していない。急性ウイルス性細気管支炎の患者を対象に，グルココルチコイドの全身投与とプラセボ投与が比較され，入院期間や臨床スコアでは有効性を認めなかった[2]。

> この研究は，細気管支炎に慢性肺疾患や気管支喘息を合併している患児であってもグルココルチコイドの全身投与は有効ではない可能性がある，といっているわけではない。

文献

1. Corneli HM, Zorc JJ, Mahajan P, et al. A multicenter, randomized, controlled trial of dexamethasone for bronchiolitis. N Engl J Med. 2007; 357(4): 331-339.
2. Patel H, Platt R, Loranzo JM, Wang EE. Glucocorticoids for acute viral bronchiolitis in infants and young children. Cochrane Database Syst Rev. 2004; (3): CD004878.

気管支喘息で短期間投与したステロイドは，漸減する必要はなく，ただ中止すればよい。

020

　気管支喘息の治療でステロイドを短期間使用したら漸減中止する，というのが長い間の臨床的慣習であった．いくつかの研究でこの慣習が正しくないことが判明した．以下に 2 つの研究を示す．

　英国の医師たちが喘息で入院した患者 35 人を対象に，プレドニゾロン腸溶剤 40 mg の 10 日間投与に引き続き，ステロイドを漸減した群とプラセボ錠に替えて漸減した群に分けて調査した．7 日間の漸減期間とその後の 10 日間で，両群の平均最大呼気速度に有意差はなかった[1]．

　オハイオ州クリーブランドで行われた研究では，急性気管支喘息患者をプレドニゾロン（40 mg/ 日）8 日間投与群と 8 日間の漸減投与群で比較したが，予測 1 秒率，再発率，副腎抑制の発生率に関して 2 群間で有意差を認めなかった[2]．

> このトピックを見直している際に見つけた上記その他の研究結果によると，急性気管支喘息を短期間のプレドニゾロンで治療しても，もはや漸減中止する必要はないようだ．医師の 1 人として明言できるが，これで私の生活も患者の生活も少しシンプルになる．臨床上，投与量漸減の処方箋を書くのはいつも少し面倒なのだ．そして患者も日々変わる投与量を間違えないようにしなくてはならない．私は今，重症のウルシ皮膚炎などの短期間ステロイド使用例でも漸減は必要ないだろうと考えている．

文　献
1. O'Driscoll BR, Kalra S, Wilson M, Pickering CA, Carroll KB, Woodcock AA. Double-blind trial of steroid tapering in acute asthma. Lancet. 1993; 341(8841): 324-327.
2. Cydulka RK, Emerman CL. A pilot study of steroid therapy after emergency department treatment of acute asthma: is a taper needed? J Emerg Med. 1998; 16(1): 15-19.

Guillain-Barré 症候群は，インフルエンザワクチンよりもインフルエンザによって起こりやすい。

021

　インフルエンザワクチン接種よりも，インフルエンザのほうが Guillain-Barré 症候群の前駆疾患となる可能性が高い．その理由はインフルエンザ感染症のほうがより多いということにほかならない．確かに，Guillain-Barré 症候群はどちらにとってもまれな合併症であり，ウイルス感染症との関連はとりわけ定量化が難しい．この点も配慮し，Sivadon-Tardy らは 405 人の Guillain-Barré 症候群の患者を調査して次のように結論づけた．「インフルエンザウイルスは Guillain-Barré 症候群の誘因としては頻度が高くないが，インフルエンザが大流行したときには重要な役割を果たす」[1]．

　インフルエンザワクチンのリスクの評価はもっと簡単である．Juurlink らはインフル

エンザワクチンを「Guillain-Barré 症候群による入院の，小さいが有意なリスクとして関連している」[2]と述べた。1992〜93 年と 1993〜94 年のインフルエンザ/インフルエンザワクチンシーズン中の Guillain-Barré 症候群患者の調査で，Lasky らはインフルエンザが「標準化相対リスク 1.7，すなわちインフルエンザワクチンを接種した 100 万人あたりに対して Guillain-Barré 症候群の症例が 1＋少々増加する」[3]と計算した。

> 1983 年に人気俳優の Andy Griffith がこの病気に悩まされたことから，Guillain-Barré 症候群は悪名を得た。また第 32 代大統領 Franklin Delano Roosevelt を苦しめた麻痺の原因は，ポリオではなく Guillain-Barré 症候群であるという説を唱える医学史家もいる。1976 年に豚インフルエンザが流行した際に，この病気とインフルエンザワクチンとの関連が取りざたされるようになった。医師は Guillain-Barré 症候群が多くの感染症に続発することを心にとどめておかねばならない。Hahn によると，最もよくある前駆病因は，胃腸炎の原因として頻度が高い *Campylobacter jejuni* である[4]。

文 献

1. Sivadon-Tardy V, Orlikowski D, Porcher R, et al. Guillain-Barré syndrome and influenza virus infection. Clin Infect Dis. 2009; 48(1): 48-56.
2. Juurlilnk DN, Stukel TA, Kwong J, et al. Guillain-Barré syndrome after influenza vaccination in adults: a population-based study. Arch Intern Med. 2006; 166(20): 2217-2221.
3. Lasky, Terracciano GJ, Magder L, et al. The Guillain-Barré syndrome and the 1992-1993 and 1993-1994 influenza vaccines. N Engl J Med. 1998; 339(25): 1797-1802.
4. Hahn AF. Guillain-Barré syndrome. Lancet. 1998; 352(9128): 635-641.

寒冷への曝露は，やはり上気道感染症に何らかの影響を及ぼしている。 022

　科学的な基盤に立つ医師は，寒冷環境への曝露，例えば冷たい空気を吸ったり，体を冷やすといったことは感冒の原因にはならない，と明言する傾向にある。しかし，やっかいなことに感冒とそれに関連する呼吸器感染症は冬季に増加するのである。2002 年，ウェールズの都市カーディフにある普通感冒センターの Eccles は「現在の科学的見地から，急速な体表の冷却と普通感冒の間に因果関係は認められない」と断言した。しかし彼は，続けて次のような仮説を提唱している。「急速な体表の冷却は鼻腔と上気道で反射的な血管収縮を引き起こし，この血管収縮反応が呼吸器の防御機能を抑制し，無症候で臨床的問題とならないウイルス感染を有症候性で臨床的に問題となる感染症へと転換させるきっかけとなりうる」[1]。これは興味深い説である。

　その後，2005 年に同センターの Johnson と Eccles は足の急速な冷却を受けた患者の感冒症状を研究した。「患者のおよそ 10％で足の急速な冷却が感冒症状がはじまる原因となった」[2]と述べている。

　このトピックに関して私が検索できた最新の論文は，ギリシャの Mourtzoukou と Falagas によるものである。参照可能なデータをレビューし，「すべての研究が合致して

いるわけではないが，臨床検査と臨床研究から入手可能なほとんどのエビデンスによると，冷気の吸入，体表の冷却，深部体温の低下によって引き起こされる寒冷ストレスが，気道粘膜の血管収縮などの病態生理学的な反応を引き起こし，免疫応答を抑制し，感染症にかかりやすくなる原因となることを示唆している」[3]と述べた。

それはそうと，Cardiff 大学のバイオサイエンス学部に普通感冒センターというのが実在するのである。そればかりかそこで得られた知見は，寒い日には暖かい服装をして足を乾かしておくように，という私の母親の忠告を裏づけているようだ。

これに関連した話だが，普通感冒の文献を検索している間に，私は Cohen らの研究にいきあたった。153 人の健康な成人ボランティアの研究で，睡眠の効率や持続時間と感冒症状発症との間には関連性があったとしている。論文の結論では「ライノウイルス曝露前数週間の非効率な睡眠と短い睡眠時間は，病気への抵抗性の低下と関連していた」[4]と書かれている。

文献

1. Eccles R. Acute cooling of the body surface and the common cold. Rhinology. 2002; 40: 109-114.
2. Johnson C, Eccles R. Acute cooling of the feet and the onset of common cold symptoms. Fam Pract. 2005; 22(6): 608-613.
3. Mourtzoukou EG, Falagas ME. Exposure to cold and respiratory tract infections. Int J Tuberc Lung Dis. 2007; 11(9): 938-943.
4. Cohen S, Doyle WJ, Alper CM, et al. Sleep habits and susceptibility to the common cold. Arch Intern Med. 2009; 169(1): 62-67.

023
イチョウ葉エキスは，高齢者の認知機能低下を予防しない。

Ginkgo Evaluation of Memory (GEM) study は，72 歳以上の地域住民 3,069 人を対象とし，イチョウ葉エキス 120 mg 1 日 2 回摂取群とプラセボ群とを比較したランダム化二重盲検プラセボ対照試験であった。参加者は平均 6.1 年間にわたり，さまざまな神経心理学的機能検査を受けた。最終的にプラセボとの比較で，上記した使用量のイチョウ葉エキスは「正常から軽度の認知機能障害のある高齢者で認知機能低下の減少につながらなかった」[1]と報告している。

とは言うものの，イチョウ葉エキスで加齢や Alzheimer 病による認知機能低下が予防できる，という宣伝文句をどういうわけか今後も見続けることになるのでは，と私は思っている。

文献

1. Snitz BE, O'Meara ES, Carlson MD, et al. *Ginkgo biloba* for prevention of cognitive decline in older adults: a randomized trial. JAMA. 2009; 302(24): 2662-2670.

解熱薬は，熱性痙攣の再発を予防しない。 024

　熱性痙攣の既往がある小児では，続発する痙攣発作の予防を意図して，患児の両親も医師も「かかったかなと思ったら」真っ先に解熱薬を投与するよう長い間努めてきた。フィンランドで 231 人の初回熱性痙攣の患児を対象に研究が行われた。急性期の治療に引き続き，経口イブプロフェン，アセトアミノフェン，プラセボによる治療が行われた。熱性痙攣の再発率に 3 群間で有意差は認められなかった。発作例の体温は無発作例よりも高かった。そして「この現象は投与された薬物とは関連がなかった」。

　著者らの結論によると「解熱薬は熱性痙攣の再発予防に無効であった。そして熱性痙攣再発につながる発熱エピソードのある患者の体温低下にも無効であった」[1]のである。

　私にとってこの研究は思考のパラダイムシフトを促した。熱性痙攣（特に初回発作）は両親にとって恐怖の出来事で，医師にとってもやっかいなものであると，家庭医として痛烈に感じている。おびえた両親から深夜に往診依頼を受けたことを私は思い出した。このような場面では，発作が収束した後の一般的な治療は解熱薬により解熱をはかることであった。さて，熱性痙攣の再発予防における解熱薬の有用性に異議を唱える研究がでてきたわけだが，他に何か手段があるだろうか。考え方は変わったとして，実臨床ではどうだろうか。私は，この研究結果にもかかわらず，両親も医師も熱性痙攣の既往のある小児が発熱したら今後も解熱薬を使用するのではないかと思っている。これは単に痙攣の予防に真に有効な手段がないからである。

　それから，読者の皆さんはお気づきになられただろうか。発作再発の予防に焦点をあてたこの研究では，われわれが小児に好んで使う解熱薬，イブプロフェンとアセトアミノフェンが体温の低下に効果がないようにみえるのだが。

文　献
1. Strengell T, Uhari M, Tarkka R, et al. Antipyretic agents for preventing recurrences of febrile seizures: randomized controlled trial. Arch Pediatr Adolesc Med. 2009; 163(9): 799–804.

ビタミン C とビタミン E のサプリメントには，心疾患の予防効果はない。 025

　1997 年から 2007 年まで活動していた Physicians' Heart Study は，重大な心血管イベント（非致死的心筋梗塞，非致死的脳卒中，心血管疾患による死亡）に関する，ビタミン C と E のランダム化二重盲検プラセボ対照研究であった。対象は 14,641 人の 50 歳以上の男性医師であった。最終結論としては，プラセボとの比較でどのビタミンにも心血管イベントの発生に有意な効果は認められなかった[1]。

　この議論の絶えない問題に決着をつける研究になるだろうか。たぶん，少なくとも男性に関してはそうだろう。

文献
1. Sesso HD, Buring JE, Christen WG, et al. Vitamins E and C in the prevention of cardiovascular disease in men: the Physicians' Health Study II randomized controlled trial. JAMA. 2008; 300(18): 2123-2133.

026 1日にグラス8杯の水を飲む必要はない。

　成人は1日に8オンス（約237mL）の水をグラス8杯飲むべきだ（「8×8」とも呼ばれる）と一般に信じられている。VreemanとCarrollは，成人には1日2.5Lの水が必要であるという1945年の推奨がこの誤解の根源ではないかとしており，さらにそこには「さまざまな人にとっての一般的な基準は食物1カロリーあたり1mLである。この分量のほとんどは調理された食物に含まれている」とある。著者らは，もし2番目の文章が無視されて食物に含まれる水をカウントしなかったら，8×8説に引っ張られてしまうことも理解できるだろうと指摘した[1]。

　2002年にValtinは，毎日8オンスグラスで水を8杯飲むべきだというアドバイスは正確な証拠を欠いていると主張し，さらに，暑い気候の中での激しい運動などでは，1日に8オンスグラス8杯以上の水が必要になることがあると指摘している[2]。

> 極端な水の摂取は，まれに低ナトリウム血症，水中毒，心不全の悪化などを起こす。医師ならば心にとどめておこう。

文献
1. Vreeman RC, Carroll AE. Medical myths. BMJ. 2007; 335(7633): 1288-1289.
2. Valtin H. "Drink at least eight glasses of water a day." Really? Is there scientific evidence for "8 × 8"? Am J Physiol Regul Integr Comp Physiol. 2002; 283(5): R993-R1004.

027 低用量のビタミンKは，INRが上昇したワルファリン投与患者の出血を減らさない。

　抗凝固療法を行っているクリニック14施設の研究で，INR 4.5以上の抗凝固薬過剰状態の患者が，1.25 mgの経口ビタミンK（$n=347$）とプラセボ（$n=365$）で治療を受けた。活動性出血のある患者は除外された。この研究は「低用量の経口ビタミンKは，INR 4.5〜10.0のワルファリン内服患者の出血を減らさなかった」[1]と結論づけた。

> この研究に対する補足説明は以下のとおり。「ビタミンKまたはプラセボを投与された翌日，前者はINRが2.8低下したのに対して，後者では1.4だった。低用量ビタミンKは実際にINRを低下させたが，しかし（大きな「しかし」），実際の出血イベントを減らさなかった」[1]。

文献

1. Crowther MA, Ageno W, Garcia D, et al. Oral vitamin K versus placebo to correct excessive anticoagulation in patients receiving warfarin: a randomized trial. Ann Intern Med. 2009; 150(5): 293-300.

ビタミン B_{12} は注射で投与する必要はない。　028

　古い医学教科書には，内因子が欠乏している患者では吸収障害があるのでビタミン B_{12} の補充には筋肉注射が必要である，と書かれている。38人の新規に診断されたコバラミン欠乏患者を，シアノコバラミン筋注または経口投与に割付けた研究によれば，少なくとも短期的にはビタミン B_{12} 大量経口投与で十分な補充が可能で，実は筋注に優っている可能性があった[1]。

> 安全に経口投与できるにもかかわらず，もっぱら注射されていた薬物はビタミン B_{12} にとどまらない。次に示すとおりである。

文献

1. Kuzminski AM, Del Giacco EJ, Allen RH, Stabler SP, Lindenbaum J. Effective treatment of cobalamin deficiency with oral cobalamin. Blood. 1998; 92(4): 1191-1198.

肺炎の外来治療法は，経口抗菌薬がベストである。　029

　これは米国胸部疾患学会と米国感染症学会の推奨である[1]。Shatskyによる注意深い文献レビューでも，急性副鼻腔炎や重症の尿路感染症の治療で，経静脈的療法は経口療法に対して優位性を示せなかった[2]。

> 注射は多くの人によってゴールドスタンダードと考えられていた。たぶんこれは1940年代のペニシリンの黎明期にさかのぼる。実際，以前は経口ペニシリンは注射薬よりも高価だった。そのため，残酷に聞こえると思うが，1961年に私が米国公衆衛生局（USPHS）病院の初期研修医だったとき，溶血レンサ球菌による咽頭炎と確定診断を受けた小児は，毎日病院に通院させられ10日間のペニシリン注射を受けていた。このコスト削減ありきの臨床は，USPHSと政府の命令によるものであった。医療に対する連邦政府の管理の強化が予想されるので，これは酔いが覚めるような思い出である。

文献

1. Mandell LA, Wunderink RG, Anzuto A, et al. Infectious Diseases Society of America/American Thoracic Society consensus guidelines on the management of community-acquired pneumonia in adults. Clin Infect Dis. 2007; 44(suppl 2): S27-S72.

2. Shatsky M. Evidence for the use of intramuscular injections in outpatient practice. Am Fam Phys. 2009; 79(4): 297-300.

小児期のワクチン接種は，自閉症の原因ではない。

1998年にWakefieldらは，正常な発達歴に引き続いて，言語を含む技能習得能力を喪失し，下痢と腹痛を伴って小児消化器科外来に紹介された3～10歳の患児12人に関する研究についての論文を発表した。12人中8人の患児で，神経行動症状はMMR（麻疹・ムンプス・風疹）のワクチン接種に続発していた[1]。この研究では対照群が含まれていなかった。

その後2010年に唖然とする進展があり，1998年のこの論文を掲載したLancet誌は次のように述べてこの論文を撤回した。「特に原論文の，患児らが「連続して紹介された」という点と，この調査が地域の倫理委員会で「承認された」という点が虚偽であることが判明した」[2]。

この話題については，Wall Street Journal Health Blogで少し詳しく触れられている。患児の血液は誕生日パーティーの際に採取され，家族には少額の現金が支払われたようだ。またWakefieldは，患児らの両親の代理人をつとめる弁護士から巨額の研究奨励金を受け取っていたが，この資金提供を利益相反の可能性がある事項として開示していなかった[3]。

Lancetが論文を撤回したのは，"Age of Autism-the Daily Web Newspaper of the Autism Epidemic"（自閉症の時代―自閉症流行に関する日刊ウェブ新聞）がWakefield博士を第1回のガリレオ賞として表彰してから6カ月後であった[4]。イタリアの天文学者にして数学者でもある，かの高名なるガリレオが今日も生きていたとしたら，自分の名前にちなんだこの賞をどう感じるだろうか。

私がこの「小児期のワクチン接種は自閉症の原因ではない」という事実を紹介したわけは，ここで取り上げたような活動家グループや出版物のおかげで，ワクチンが自閉症の原因だという神話が今後もまだまだ続きそうだからである。

文献

1. Wakefield AJ, Murch SH, Anthony A, et al. Ileal-lymphoid-nodular hyperplasia, non-specific colitis, and pervasive developmental disorder in children. The Lancet. 1998; 351(9103): 637-641.
2. The editors of Lancet. Retraction-Ileal-lymphoid-nodular hyperplasia, non-specific colitis, and pervasive developmental disorder in children. Early Online Publication, 2 February 2010. Available at: http://www.thelancet.com/journals/lancet/article/PIIS0140-6736(10)60175-7/full-text?_eventId=logout/. Accessed February 20, 2010.
3. The end of a paper that linked autism to a vaccine. WSJ (Wall Street Journal) Health Blog. Available at: http://blog.wsj.com/health/2010/02/the-end-of-a-paper-that-linked-autism-to-a-vaccine/.
4. Age of Autism Galileo Award to Doctor Andrew Wakefield. Available at: http://www.ageofautism.com/2009/08/dr-andrew-wakefield-on-dateline-nbc-more-stories-at-age-of-autism/. Accessed February 20, 2010.

3章
疫学が示す現実とアッと驚く事実

蹄の音が聞こえたら，シマウマではなく馬を思い浮かべよ。

メリーランド州ボルチモア市，Maryland 大学病院の
Theodore E. Woodward, MD（1914〜2005）の言葉 [1]

　私もそうだが，読者のほとんどは，まれで管理の難しい疾患の患者が集まりがちな大学医療センターで専門教育を受けただろう。そこで学んでいると，進行した全身性エリテマトーデス，橋本病，ヘモクロマトーシス，脊髄中心症候群に頻繁に遭遇するので，こうした疾患を日常的な健康問題だと考えるようになってしまう。ここで学んだのちに免許をもった医療専門職になるが，ほとんどの人は地域の現場ではじめて，普通の健康問題を抱えた普通の人々をみるようになる。

Jane P. は 20 歳の大学生だが，9月下旬に次のような2つの問題を抱えて大学の学生保健センターを訪れた。2〜3日前から軽度の全身痛と微熱を伴う鼻閉があり，1週間前から，胸と背中にサーモン色をした楕円形の皮膚病変がいくつかあるのに気がついていた。学生保健センターの医師は，症状に関心をもって診断をつける任務に取りかかると，彼女の訴えをつなぎあわせて，ライム病，ロッキー山紅斑熱，あるいは第2期梅毒と診断した。もしこの医師が立ち止まって，1年のうち秋と春に若い女性にいちばん起こりやすい出来事を考えたならば，ウイルス性上気道感染症と，それとは無関係に起きたバラ色粃糠疹という正しい2つの診断をつけられただろう。

　ノーベル賞候補者だった Theodore Woodward ならば，おそらくその保健センターの医師に，患者に気をもませないことはもちろんだが，よくある診断をまず考えることと，高価な精密検査を避けることが可能なアプローチをとるようにアドバイスしただろう。この若い大学生の場合，普通に考えられる診断はほぼ良性の疾患である。もちろん，肺癌，メチシリン耐性黄色ブドウ球菌（MRSA）感染症，乳幼児突然死症候群（SIDS）といったきわめて悪性の疾患がいちばん考えられそうな場合もある。そういった場合についてはこのあとすぐに述べるが，まずは最初に，なぜ私たちが，いくつかの基本的な疫学データ，最もよくある原因，その他のいくつかの興味深い事実を知っておかねばならないかについて考えてみたい。

William Osler 卿（1849〜1919）はかつて，「医学は不確実性の科学であり，確率のアートである」といった。何の可能性が高く，何の可能性が低く，何がまったくばかげているかを知ることは，あなたや私がよりよい診断医になる手助けとなる。私はこれらを，アッと驚く事実（Gee-Whiz Facts）と呼んでいる。このような事実は，研究論文の導入部や講演発表のはじめの数枚のスライドの中から見つかる。

　例を挙げよう。市場には 3 万種近くの漢方薬やサプリメントがあふれており，米国成人の半数はそうしたハーブ製剤や補助食品を 1 つ以上，定期的に摂っている[2]。これを知っていれば，診察する成人患者の 2 人に 1 人が，私が処方する薬と相互作用を起こす市販薬を飲んでいるかもしれないと用心しておくことができる（いくつかの相互作用については 11 章で述べておいた）。

　ここで私は，疫学的事実がいかに重要かを強調したい。何がよく起こり，何がそうではないのか，何が人々を死に追いやり，何がその可能性があるのか，患者がどの薬物やハーブを摂っている可能性があるのか，そしてわれわれが毎日直面している問題のいくつかを何が引き起こしているかを知ることによって，よりよい臨床家となることができる。これらの事実はまた，クリニカル・パール，特異的な薬物効果，予期せぬ臨床所見などをとり上げる次章以降の基礎を整えるものでもある。

　以上を踏まえて，平均余命，死亡，身体障害，薬物やさまざまな疾患をはじめとするいくつかのアッと驚く事実をみていこう。

文　献
1. Woodward TE. Quoted in: Taylor RB. White coat tales: medicine's heroes, heritage, and misadventures. New York: Springer, 2008; page 128.
2. Primary Care Case Reports. 2009; 15(6): 58.

出生時の平均余命は，米国では現在 77.7 歳である。   031

この数値は 2006 年の最終データにもとづいている[1]。新生児は平均でおよそ 50 歳まで生きると予測されていた 1900 年代初頭に比べると，平均余命 77.7 歳とは大きく変化したものだ。また，米国の現在の死亡率は標準人口 10 万人あたり 776 だが，1908 年には 10 万人あたり 1,500 で，全死亡の 1/4 以上が 5 歳未満の子どもで起きていた[2]。

> 平均余命の延びのほとんどは予防的な健康対策によって達成された，といってよいだろう。安全な水や食料の供給の確保，多くの伝染性疾患に対する予防接種，個人のライフスタイルの選択（運動や脂肪摂取量を減らした食事，禁煙）への配慮，などである。

文 献
1. National Vital Statistics Reports. 2009; 57(14): 1.
2. JAMA. 1909; 53(19): 1567-1568. Reprinted in JAMA 100 Years Ago section in JAMA. 2009; 302(17): 1915.

米国における死因の筆頭は，心疾患と癌である。   032

不思議なことに，この 2 大死因の数字はそれほど大きく離れてはいない。全米保健統計センター（NCHS）によれば，米国における主な死因の最新集計は以下のとおりである[1]。

死因	死亡数（2006 年）
1 心疾患	631,636
2 癌	559,888
3 脳卒中	137,119
4 慢性下気道疾患	124,583
5 事故	121,599
6 糖尿病	72,449
7 Alzheimer 病	72,432
8 インフルエンザおよび肺炎	56,326
9 腎臓病	45,344
10 敗血症	34,234

> 臨床上ここから学べることは，心疾患または癌の疑いのある患者はすべて，命取りになる可能性があることにいっそうの注意を要する，ということである。

文 献
1. Leading causes of death in America. Available at: http://www.cde.gov/nchs/FASTAST/lcod.htm. Accessed January 17, 2010.

1～24歳の若者の死因の筆頭は，事故である。 033

　そして15～24歳では死因の第2位は殺人であり，生産的な人生になったであろうまさしくその数千年分が毎年失われていることに考えを巡らせると，ハッとさせられる数字である[1]。

> 予防は常に治療よりも優れており，費用対効果もよい。そして，臨床家がいちばん効果的に介入できるのは，傷害が起こったあとではなく，事が起こる前だろう。それには，リスクを買ってでたり自己破壊的となる行動に的をしぼり，若者と，できるなら両親にも助言を与えておくのである。

文　献

1. http://www.nlm.nih.gov/medlineplus/encl/article/001915.htm. Accessed December 9, 2009.

通常の死亡診断書に記載されているデータとは違い，米国では，本当の死因の第1位は喫煙である。 034

　本当の死因という概念には，致死的な疾患につながる行動選択も含まれる。Mokdadらによれば，喫煙は，米国の死亡の18％を占める435,000件の死亡を引き起こしている[1]。このリストは，MEDLINEデータベースでリスクの高い行動と死亡とを関連づけて検索して得たものである。そのほか，本当の死因のリストには，貧しい食事と運動不足（400,000件），アルコールの乱用（85,000件），自動車事故（43,000件），銃器による事件（29,000件），性行動（20,000件），違法薬物の使用（17,000件）も載っている。

> こうした事実の1つか2つを若い患者と共有できれば，1人の命が救えるかもしれない。譬え話を使って，喫煙による死亡について考えてみよう。計算してみると，タバコを吸うことで毎日千人以上の人が死亡するのである。これは，ボーイング747ジェット旅客機が毎日3機ずつ墜落し，全員死亡するのに等しい。このように想像すればインパクトがあるだろう。もちろん医師であるあなたは，誰かの命がその日タバコを吸わないことで救われたと実感することはないだろうが，これも予防医学を実践しているという現実の1つなのである。

文　献

1. Mokdad AH, Marks JS, Stroup DF, Gerberding JL. Actual causes of death in the United States, 2000. JAMA. 2004; 291: 1238-1245.

ある報告によれば，
米国における死因の第5位は医療過誤である。

　Mokdadらは，喫煙やアルコール摂取などといったリスク行動を調べて，本当の死因のリストをまとめた[1]。しかしこのような方法では，医療過誤の報告は捕捉できない。別の方法に目を向けると，医療技術市場情報の国際的権威といわれるMillennium Research Group（MRG）がデータを解析しており，医療過誤は毎年最大98,000件の死亡の原因であり，臨床現場での過誤が米国のおもな死因の1つになっていることを示唆している[2]。その死亡集計によると，過誤は「本当の死因」の順位でアルコール乱用のすぐ上に位置していた。MRGの上級アナリストであるDavid Plowは，「一般的にいって医療過誤は，複雑なワークフロー様式をもつ過密で人員不足の診療現場と，臨床現場間の不完全・非効率なコミュニケーションが原因となって引き起こされる」とコメントしている[2]。

　医療過誤による死亡の例として，Bedellらは大学病院で起きた203例の心停止例を調べた。そのうちの28例（14％）は医原性の合併症に引き続いて起きていた。この28人のうち17人の患者が死亡した。心停止を防げた可能性のある最もよくある原因は，投薬過誤と薬物の中毒作用だった。著者は，28例中18例で心停止は「病歴，身体診察の所見，検査データをもっと注意深くみていたら防げたかもしれない」と結論づけている[3]。

> 　MRGの研究は急性期ケアに焦点をあてたものらしく，そのためそれ以外の領域で起こっている数多くの過誤を見逃している可能性があるが，そうだとしたら年間の総医療過誤件数をさらに増やすことになるだけである。また，少し古いがHarvard Medical Schoolの内科で行われたBedellらの研究は，医療過誤と心停止の関連について研究者が再考するきっかけとなることを示している。
>
> 　ちなみに，本書を熟読してくださっている読者のために，医療過誤によって毎年98,000人が死亡する事実を，31ページに載せた米国の主な死因リストに照らし合わせてみると，医療過誤は第5位ではなく第6位になる。しかし，別個の方法を用いた2つの研究に順位の違いが1つあったからといって，それを議論するのはよしておこう。大事なのは，医療過誤は注目に値する死因だということである。

文　献

1. Mokdad AH, Marks JS, Stroup DF, Gerberding JL. Actual causes of death in the United States, 2000. JAMA. 2004; 291: 1238-1245.
2. Medical error is the fifth-leading cause of death in the U. S. Available at: http://www.medicalnewstoday.com/articles/75042.php. Accessed January 17, 2010.
3. Bedell SE, Deitz DC, Leeman D, Delbanco TL. Incidence and characteristics of preventable cardiac arrests. JAMA. 1991; 65(21): 2815-2820.

米国で報告されている全中毒の半数近くが 急性薬物中毒である。

036

　毎年 240 万件以上の中毒が報告されている。ということは，毎年 120 万人ほどが急性薬物中毒を起こしていることになる[1]。大人でも子どもでも，急性中毒のいちばんの原因は鎮痛薬である。ほとんどは院外で治療され，死に至ることはめったにない[2]。

> 家族や医師は，精神状態の突然の変化がヒントとなって気づくことが多い。

文　献
1. Bronstein AC, Spyker DA, Catilena LR, Green JF, Romack BH, Heard SE. The 2006 annual report of the American Association of Poison Control Center' National Poison Data System. Clin Toxicol. 2007; 45(8): 815-817.
2. Frithsen IL, Simpson WM Jr. Recognition and management of acute medication poisoning. Am Fam Physician. 2010; 81(3): 316-323.

週刊疾病率死亡率報告（MMWR）によれば，米国成人の障害の原因の第 1 位は関節炎である。

037

　米国疾病管理センター（CDC）の報告によると，背部・脊椎疾患が僅差で第 2 位となっている。表は，米国国勢調査局に報告された 4,510 万人の障害のトップテンのリストである。これは 2005 年のデータにもとづいており，2009 年 5 月 1 日に発表された[1]。

障害の原因	推定患者数（人）	障害患者の割合（％）
関節炎/リウマチ	8,552,000	19.0
背部/脊椎疾患	7,589,000	16.8
心疾患	2,988,000	6.6
肺/呼吸器疾患	2,224,000	4.9
精神疾患，気分障害	2,203,000	4.9
糖尿病	2,012,000	4.5
聾，聴力障害	1,908,000	4.2
硬直/四肢の変形	1,627,000	3.6
失明，視力障害	1,460,000	3.2
脳卒中	1,076,000	2.4

> リストには障害の原因のトップテンしか載せていないが，さらにその下をみると，第 11 位に癌がある。癌は死に至るか治るかであり，障害の原因となることは少ない。そして，私にとってはちょっとした驚きだったが，老衰/認知症/Alzheimer 病が 15 位になっており，546,000 人（障害の報告の 1.2％）だった。この数値に何か意味があるだろうか。ひょっとしたら米国の

国勢調査に報告バイアスがあり，このカテゴリーに含まれる人々の全員がカウントされていない，などということがありはしないだろうか。

また，すべての報告が週刊疾病率死亡率報告 Morbidity and Mortality Weekly Report（MMWR）と一致しているわけではない。米国心臓協会（AHA）統計委員会および脳卒中統計小委員会は，米国での障害のおもな原因は脳卒中と考えているが，この結論は調査対象の集団に影響されただけかもしれない[2]。

Sabat は，世界規模でみると慢性障害の主な原因は認知症であり，心血管疾患や筋骨格系疾患を上回っていると考えている[3]。

文 献

1. Centers for Disease Control and Prevention(CDC). Prevalence and most common causes of disability among adults-United States, 2005. MMWR Morb Mortal Wkly Rep. 2009; 58(16): 421-426. Accessed January 17, 2010.
2. Lloyd-Jones D, Adams R. Carnethon M, et al. American Heart Association Statistics Committee and Stroke Statistics Subcommittee. Heart disease and stroke statistics-2009 update: a report from the American Heart Association Statistics Committee and Stroke Statistics Subcommittee. 2009; 119: 480-486.
3. Sabat SR. Dementia in developing countries: a tidal wave on the horizon. Lancet. 2009; 374(9704): 1805-1806.

労働時間の損失につながる最も頻度の高い痛みは，頭痛である。

038

米国成人労働者 28,902 人を対象としたある研究では，2 週間のうちに痛みのために労働時間が失われたと報告した人は 13% であった。頭痛は最も頻度の高い原因（5.4%）であり，背部痛（3.2%），関節痛（2.0%），その他の筋骨格系の痛み（2.0%）と続いた[1]。

この研究によると，頭痛患者が週あたり平均 3.5 生産時間を失っている一方で，背部痛または関節炎では週あたり 5.2 時間を失っていた[1]。

文 献

1. Stewart WF, Ricci JA, Chee E, Morganstein D, Lipton R. Lost time and cost due to common pain conditions in the U. S. workforce. JAMA. 2003; 290(18): 2443-2454.

最も頻度の高い癌である皮膚癌を除けば，次に多い悪性腫瘍は肺癌である。

039

これは，国立癌研究所の厚意による，米国癌学会のデータにもとづいた，最もよくある癌のリストである[1]。もちろん，ほとんどの乳癌はもっぱら女性にのみ起こるので全体では発生率が下がっているが，それでもなお米国の女性では（非黒色腫皮膚癌を除け

ば）最も多い癌である[2]。

癌のタイプ	推定新規症例数/年
皮膚（非黒色腫）	>1,000,000
肺（気管支を含む）	219,440
乳房（女性/男性）	193,370/1,910
前立腺	192,280
大腸	146,970
膀胱	70,980
悪性黒色腫	68,720
非 Hodgkin リンパ腫	65,980
腎臓（腎細胞）癌	49,096
白血病（すべてのタイプ）	44,790

| 上のリストは癌の発症を示すもので，癌による死亡は別の話として次に述べる。

文 献

1. National Cancer Institute. Common cancer types. Available at: http://www.cancer.gov/cancertopics/commoncancers/. Accessed December 10, 2009.
2. Jemal A, Siegel R, Ward I, Hao Y, Xu J, Thun MJ. Cancer statistics, 2009. CA Cancer J Clin. 2009; 59(4): 225–249.

肺癌は，米国の癌による死亡原因のトップとして飛び抜けて多い。

040

　癌による死亡原因としては，大腸癌がかなり差をつけられての第 2 位である。再び国立癌研究所の厚意により，これは致死的な癌の rogues' gallery（警察の犯罪者写真台帳）である[1]。

癌のタイプ	推定死亡数/年
肺（気管支を含む）	159,390
大腸	49,920
乳房（女性/男性）	40,170/440
膵臓	35,240
前立腺	27,360
白血病（すべてのタイプ）	21,870
非 Hodgkin リンパ腫	19,500
膀胱	14,330
腎臓（腎細胞）癌	11,003
悪性黒色腫	8,650

参考までに，膵癌は癌による死亡リストの第4位にランクしているが，癌発症のトップテンのリストには入っていない（リストが長ければ第11位に入っていただろう）。これは，いったんこの癌が発症したら予後が厳しいものになりがちだということを示している。正反対なのが，悪性腫瘍としての頻度の高さでは乳癌と互角の前立腺癌で，癌による死亡原因では第5位にとどまっている。

文　献
1. National Cancer Institute. Common cancer types. Available at: http://www.cancer.gov/cancertopics/commoncancers/. Accessed December 10, 2009.

041
米国の癌死の原因として最も多い肺癌の初期症状で最も多いのは咳である。

　米国では癌死の原因として最も頻度の高いのは肺癌であり，5年生存率はわずか15％である[1]。ちなみに，喫煙は肺癌の主な危険因子であり，咳が最も頻度の高い初期症状である[2]。

　こういうわけだから，分別のある医師ならば，「タバコの吸いすぎによる咳だ」という患者の自己診断を精査もせずに認めるわけにはいかない。

文　献
1. Collins LG, Haines C, Perkel R, Enck RE. Lung cancer: diagnosis and management. Am Fam Physician. 2007; 75(1): 56-63.
2. Barro JA, Valladares G, Faria AR. Early diagnosis of lung cancer. Epidemiological variables, clinical variables, staging and treatment. J Bras Pneumol. 2006; 32(3): 221-227.

042
ほぼ半数の人が，1カ月以内に処方薬を使ったと報告している。

　そして，内科を受診した患者の71％に薬物療法が行われ，その分，薬物消費が促進されることになる。処方頻度の高い薬物は，鎮痛薬，抗高脂血症薬，抗うつ薬である[1]。

　患者をケアする人ならば，きっとWilliam Osler卿（1849～1919）の言葉を思い出すだろう。「医師の最も大事な務めの1つは，薬を飲まないように大衆を教育することである」。

文　献
1. Centers for Disease Control and Prevention. Therapeutic drug use. Available at: http://www.cdc.gov/nchs/FASTASTS/drugs.htm. Accessed December 10, 2009.

商業用の情報源によれば，市販されている一般用医薬品リストのトップはリピトール（アトルバスタチンの商品名）である。

043

　情報源は Drugs.com と呼ばれるサイトであり，「最も人気のある包括的かつ最新のオンライン薬物情報源」を自称している[1]。この情報源によると，商品名別に，売上高でランキングした処方薬のトップテンは以下のとおりである。

1. Lipitor（リピトール）
2. Nexium（ネキシウム）
3. Plavix（プラビックス）
4. Advair Diskus（アドエア）
5. Prevacid（タケプロン）
6. Seroquel（セロクエル）
7. Singulair（シングレア）
8. Effexor XR（venlafaxine）
9. OxyContin（オキシコンチン）
10. Actos（アクトス）

　このレポートによると，リピトールの売上は年間 50 億ドルを超えている。そう，億である。さらに米国人は，年間約 2.5 億ドル分のオキシコンチンを消費しているのである。

文　献

1. Top 200 drugs for 2008 by sales. Available at: http://www.drugs.com/top200/html. Accessed December 10, 2009.

米国人は市販の感冒薬に，毎年推計 29 億ドルを支払っている。

044

　感冒（またの名を上気道感染）は頻度が高く，高血圧，小児の健診に次いで，診療所で下される診断リストの第 3 位である[1]。受診することで，患者は，このどこにでもあるウイルス感染の治療には必要のない抗菌薬を約 11 億ドル相当分も受け取っている[2]。

　さまざまな市販薬は，症状をいくぶんか軽減し，不適切な抗菌薬使用を減らすかもしれない。しかしご承知のとおり，風邪をひいた人はあいにく診療室が忙しい日にやって来ることが多く，薬が必要ないことを説明するよりも，処方箋を渡すほうが簡単で早いのである。

文 献

1. Cherry DK, Woodwell DA, Rechsteiner EA. National Ambulatory Medical Care Survey: 2005 summary. Adv Data. 2007; 387; 1-39.
2. Fendrick AM, Monto AS, Nightingale B, Sarnes M. The economic burden of respiratory track infection in the United States. Arch Intern Med. 2003; 163: 487-494.

045
健康な乳幼児の死因の第 1 位は，乳幼児突然死症候群（SIDS）である。

　乳幼児突然死症候群 sudden infant death syndrome（SIDS）は，米国の健康な乳幼児の死因の第 1 位であり，毎年 2,200 人以上が死亡している。危険因子は，Apgar スコア低値，低出生体重，男児，先行するウイルス感染，家庭の社会経済状態の低さである。うつぶせ寝が危険因子となりうるので，診察室でカウンセリングを行うべきである[1]。

　ここに挙げた危険因子のほとんどは，親がコントロールできるようなものではない。しかし，せめて若い両親には乳幼児をうつぶせ寝させないように働きかけるべきである。呪文は，「Back to sleep（もう一眠り，でも，眠りは背中をつけて）」である。

文 献

1. Adams SM, Good MW, Defranco GM. Sudden infant death syndrome. Am Fam Physician. 2009; 79(10): 870-874.

046
ある大規模研究によると，ICU の全患者の半数は感染しているとみなされ，抗菌薬を投与されている。

　この報告は，ある 1 日の ICU 患者 13,796 人の解析である。そのうち 7,087 人（51％）で感染症が認められ，9,084 人（71％）が抗菌薬を投与されていた。報告によると，感染部位として最も多いのは気道だった[1]。

　さらに注目すべき点を私は 2 つ見つけた。1 つは，抗菌薬を投与されていた患者の数（$n=9,084$）が感染症であると判断された患者（$n=7,087$）を優に超えていたことである。1,997 人の患者は予防的に抗菌薬が投与されていたのだろうか。2 つ目は，感染のリスクは ICU 在室期間とともに増大していた，という著者の見解である[1]。

文 献

1. Vincent JL, Rello J, Marshall J, et al. International study of the prevalence and outcomes of infection in intensive care units. JAMA. 2009; 302(21): 2323-2329.

いまや *Clostridium difficile* は，市中病院で起こる院内感染の原因の第 1 位である。

047

　この結論は Duke 大学の報告によるもので，関連病院 39 施設からの 300 万人日を超えるデータにもとづいている[1]。

> この研究の意義は，*C. difficile* 感染が院内発症の医療機関関連感染症の原因の第 1 位としてメチシリン耐性黄色ブドウ球菌（MRSA）感染を上回ったことであり，同報告では *C. difficile* 感染は MRSA 感染よりも 25％多かった[1]。

文　献
1. Miller BA. *Clostridium difficile* surpasses MRSA as the leading cause of nosocomial infections in community hospitals. Paper presented at the Fifth Decennial Conference on Healthcare-Associated Infections 2010: Abstract 386, presented March 20, 2010.

メチシリン耐性黄色ブドウ球菌は，もはや院内に限らず，地域の問題である。

048

　市中感染型メチシリン耐性黄色ブドウ球菌（MRSA）がはじめて報告されたのはつい 1981 年のことだが，米国の救急部門では皮膚軟部組織感染の主因となっている。2005 年には，MRSA の標準化死亡指数は人口 10 万人あたり 6.3 だった。比較のために，前述した現在の米国の全死亡率が標準人口 10 万人あたり 776 だったことを思い出してほしい。特にリスクがあるのは，スポーツチームのメンバー，刑務所の受刑者，保育士である[1]。

> テネシー州ディクソン郡のある医師が，MRSA の拡散を抑える方法を提案している。長い爪を切るのだ。爪下のスペースは細菌が潜むのに好都合な場所となり，そこから小さな擦過傷や鼻粘膜に移行するのである[2]。

文　献
1. Klevens RM, Morrison MA, Nadle J, et al. Invasive methicillin-resistant *Staphylococcus aureus* infections in the United States. JAMA. 2007; 298(15): 1763-1771.
2. Jabr F. Practical pointers: short cut to preventing MRSA. Consultant, July 2009, page 437.

診察室を訪れるティーンエイジャーに性交渉歴がある可能性は，ほぼ五分五分である。

049

　米国疾病管理センター（CDC）によれば，中学3年生～高校3年生の47.8％に性交経験がある。この報告で特に憂慮されているのは，性感染症のリスクを考えると，性交渉歴のあるこの年代のティーンエイジャーの実に38.5％が，直近の性交時にコンドームを使用していなかったという事実である。さらに，7.1％の子どもが13歳未満で性交したことがあると報告されている[1]。

> 医師はこれまで以上に，進んでティーンエイジャーの性行為の問題に取り組むべきだ。さもなければ，望まない妊娠や無用な感染症が生じることになるだろう。

文献
1. Eaton DK, Kann L, Kinchen S, et al and the CDC. Youth risk behavior surveillance-United States, 2007. MMWR Morb Mortal Wkly Rep. 2008; 57(SS4): 1-136.

強制的な性交は，考えられているよりも多い。

050

　およそ15人に1人の米国成人が強制的な性交の犠牲者になっているが，この数値は過小報告のせいで，おそらく実際よりも低くなっていると思われる[1]。さらに，幼児期に性的虐待を経験した成人は女性が25％，男性は16％と，驚くほど多いようである[2]。

> 強制的な性交やその他の性的虐待の既往がないかをたずねることで，慢性骨盤痛や腹部不快感，その他の持続する原因不明の症状の原因の手がかりが得られるかもしれない。もう1つ覚えておいてほしいのは，女性の心的外傷後ストレス障害 post-traumatic stress disorder（PTSD）の主な原因はレイプであり，性的暴行の既往のある女性の25～50％に起こっている[3]，という事実である。

文献
1. Basile KC, Chen J, Black MC, Saltzman LE. Prevalence and characteristics of sexual violence victimization among US adults, 2001-2003. Violence Vict. 2007; 22(4): 437-448.
2. Dube SR, Anda RF, Whitfield CL, et al. Long-term consequences of childhood sexual abuse by gender of victim. Am J Prev Med. 2005; 28(5): 430-438.
3. Kessler RC. Posttraumatic stress disorder: the burden to the individual and to society. J Clin Psychiatry. 2000; 61(suppl 5): 4-12.

100万人を超える米国人が，HIVに感染している。　　　　　　　　051

　米国の人口が3億人前後とすると，およそ300人に1人がヒト免疫不全ウイルス（HIV）に感染している。さらに，感染者の5人に1人は感染していることに気づいていない[1]。

> そのうえ，これは13章で思いがけない発見として紹介する事実だが，米国の特定地域でのHIV感染率は，その温床となっているアフリカのいくつかの国々に匹敵するほど高い。例えばEl-Sadrらによると，ワシントンDCに住む成人の30人に1人がHIVに感染しており，これはエチオピア，ナイジェリア，ルワンダの感染率を上回っている[1]。

文　献
1. El-Sadr WM, Mayer KH, Hodder SL. AIDS in America-forgotten but not gone. N Engl J Med. 2010; 362(11): 967-968.

推計では2030年までに，米国の65歳以上の成人は7,100万人（2000年時点の同年齢層の倍）に達する。　　　　　　　　052

　米国疾病管理センター（CDC）と米国国勢調査局によるこの報告は，高齢者の数が増えていって「高齢者に対する公衆衛生サービスと国の保健医療システムに対するこれまでに前例のない需要」が生じる点を強調している[1]。

> 5人に1人が65歳以上になる米国の将来を考えると，人口の高齢化は，若い医師の専門分野の選択にも影響を与える。例えば今から20年後には，高齢者への包括的ケアが提供できるようにトレーニングされた医師，つまり家庭医や総合診療医がいまよりもっと多く必要となり，たぶん小児科医はずっと減るはずだ。

文　献
1. Centers for Disease Control and Prevention(CDC). Prevalence and most common causes of disability among adults-United States, 2005. MMWR Morb Mortal Wkly Rep. 2009; 58(16): 421-426.

ほとんどの米国の妊娠女性は，妊娠8～12週で妊婦健診を受けはじめる。　　　　　　　　053

　Mayerの報告によるこの数字が重要なのは，多くの（ほとんどかもしれない）妊婦が器官形成期（受精後4～10週）をすぎてはじめて医師の診察を受けており，したがって，

薬物使用やコーヒー・アルコール摂取に関する出生前カウンセリングの絶好の機会を逃してしまっているからだ[1]。妊婦健診の開始の遅れは，現在の米国の12％という早産率に影響しているだろう[2]。

適切なビタミン補給の開始，必須のスクリーニング検査，生活習慣の見直しなど，出生前の初回の受診で話し合うことはたくさんあり，早ければ早いほどいい。例えば，カフェイン摂取を毎日 200 mg 未満に制限すれば流産のリスクは減るだろう。実際に，妊婦が知っておくべきことはたいへん多く，特に受胎前に知っておくべきであり，将来の妊娠計画のために受胎前カウンセリングを受けるのが理想である。Carl と Hill は，妊娠可能年齢の女性には毎年の健診の一環として受胎前カウンセリングを行うことを提唱している[3]。

文 献

1. Mayer JP. Unintended childbearing, maternal beliefs, and delay of prenatal care. Birth. 1997; 24: 247–252.
2. Proceedings of the Preconception Health and Health Care Clinical, Public Health and Consumer Workgroup Meetings, Atlanta, GA: Centers for Disease Control and Prevention, National Center on Birth Defects and Developmental Disabilities, 2006. Available at: http://www.cdc.gov/ncbddd/preconception/documents/Workgroup%20Proceedings%20June06.pdf. Accessed July 13, 2010.
3. Carl J, Hill A. Preconception counseling: make it part of the annual exam. J Fam Pract. 2009; 58(6): 307–313.

妊婦の4人に1人が妊娠のはじめの数週間に出血を報告し，そのうち半数は流産するだろう。　054

したがって，妊娠 20 週以前の出血は，定義上は切迫流産である[1]。

ここで私が妊娠早期の出血に関する数値を取り上げたのは，このような出血を軽んじないことを思い起こさせるためである。Deutchman らは，もし（この「もし」というのが重要なのだが）胎児心音が聞かれたならば，もし患者が医学的に安定しているならば，そして，もし付属器の腫瘤や腹腔内出血の臨床徴候がないならば，安心させて経過観察を推奨している[2]。

文 献

1. Paspulati RM, Bhatt S, Nour SG. Sonographic evaluation of first-trimester bleeding. Radiol Clin N Am. 2004; 42(2): 297–314.
2. Deutchman M, Tubay AT, Turok DK. First trimester bleeding. Am Fam Physician. 2009; 79(11): 985–992, 993–994.

米国成人のほぼ 1/3 は肥満である。　　　055

　2009 年のある総説によれば，成人の 32.3％と青少年の 17.1％が肥満である[1]。人々の本当の死因について調べてみると，Manson らは米国の毎年の死亡の 5〜15％が肥満によるものだと推定している[2]。米国では喫煙率は低下しているのに，肥満率は上昇しているのは興味深いことである。

> これほど広くはびこっている肥満の報告を検証するのに統計は必要ない。ショッピングモールのベンチに座って何人かを観察するだけでいい。地元の新聞も，ショッピングモールのサンタの平均体重が 256 ポンド（約 116 kg）であると教えてくれる[3]。私はこの結論を導いたデータを認めたくはないが，直観的にはこの推定値を支持するしかない。肥満は，心血管疾患，糖尿病，関節炎などの原因となり，したがって米国にとって健康上の負担と経済的な負担になるので，これはたいへん重要である。

文　献
1. Pi-Sunyer X. The medical risks of obesity. Postgrad Med. 2009; 121(6): 21-33.
2. Manson JE, Bussuk SS, Hu FB, Stampfer MJ, Colditz GA, Willett WC. Estimating the number of deaths due to obesity: can the divergent findings be reconciled? J Women's Health. 2007; 16: 168-176.
3. The Oregonian, Friday, December 11, 2009.

米国では 2008 年に
1,000 万件を超える美容形成が行われた。　　　056

　1,020 万件の治療のうち，80％は侵襲度がごく低い手術だった。オナボツリヌス毒素 A（ボトックス）注入や皮膚充填剤，レーザー脱毛，レーザー皮膚リサーフェシング，インテンス・パルス・ライト（IPL）フォトリジュビネーション，マイクロダーマブレイジョンなどである。米国美容形成外科学会は，この 10 年で手術件数は 5 倍に増えたと報告している[1]。

> 1,000 万件の美容形成というのは，私に言わせると 1 年間で行われるにしては数が多いが，主に加齢に関連した正常な顔面の変化に対処するために行われている。さらには，外見をよくする治療を施す（あるいはそれを手伝う）ことで高い報酬が得られるので，プライマリ・ケア医の中には，病気の予防や治療から，美容形成の酔いしれる世界に誘い込まれる者もいる。ある人の家庭医についての言葉を引用すると，「患者と医師の満足度の高さがそれら（美容形成治療）の需要を高め，プライマリ・ケアの現場でもできるようになった」[2]。医師も患者も医療資源には限りがあることを知っているはずで，私はこれが米国の最善の道であるかどうか疑問に思わずにいられない。

文　献
1. The American Society for Aesthetic Plastic Surgery. Cosmetic Surgery National Data Bank 2008 Statistics. New York, NY: The American Society for Aesthetic Plastic Surgery; 2008. Available at: http://www.surgery.org/media/statistics/. Accessed December 13, 2009.

2. Small R. Aesthetic procedures in office practice. Am Fam Physician. 2009; 80(11): 1231-1237.

057 世界中の人々のおよそ 1/3 は，潜在的に結核菌に感染している。

　IngeとWilsonによると，ここには米国の1,100万人も含まれているが，ほとんどは結核菌が流行している外国で生まれた人である[1]。全世界では，毎年およそ800万人の新規発症と200万人の結核関連死が起こっている。

> 結核（またの名を肺結核 white plague）は，いまだにわれわれとともにある。Puccini の La Bohème（ラ・ボエーム）のオペラを観る度にでてくる Mimi の死因である。これまでもこの病気は，John Keats, Paul Gauguin, Washington Irving, Edgar Allen Poe, Ulysses S. Grant, Sarah Bernhardt, Nelson Mandela, Eleanor Roosevelt などの有名人を苦しめた。ファースト・レディであった Eleanor Roosevelt は，当時最良で最も聡明な医師にみてもらっており，結核の症状に対して副腎皮質ステロイドによる治療を受けていた[2]。今日われわれは，多剤耐性結核菌という脅威に直面しているが，この妖怪のせいで，咳，発熱，体重減少の症状があり，特に流行地域から米国に来た患者では結核を考えるのが当然のことになっている。

文献
1. Inge LD, Wilson JW. Update on the treatment of tuberculosis. Am Fam Physician. 2008; 78(4): 457-465.
2. Taylor RB. White coat tales: medicines' heroes, heritage, and misadventures. New York: Springer, 2008; page 218.

058 ボランティアによる精子提供を介して遺伝性の心血管疾患がうつる可能性がある。

　Maronらは，心疾患があることを知らぬまま米国精子バンクと契約して，1990年代初期に2年にわたって精子を提供した23歳の男性の伝説的症例を報告した。精子バンクはこのドナーの精子を盛んに使ったようである。このドナーの子孫とわかっている24人（うち2人は当人の妻が身ごもった）のうち，9人が肥大型心筋症であることがわかった[1]。

> 私は，この悲しくも真実であるアッと驚く物語を知って，医学では常に予期せぬことが起こりうることを再認識した。

文献
1. Maron BJ, Lesser JR, Schiller NB, Harris KM, Brown C, Rehm HL. Implications of hypertrophic cardiomyopathy transmitted by sperm donation. JAMA. 2009; 302(15): 1681-1684.

最もありふれていることが，最もよく起こる。　　　059

　われわれは日常のほとんどを「シマウマ」ではなく「馬」を相手にすごしているのだから，すべての医師は最もありふれた原因（馬）に精通しているべきである。以下に挙げたのはその一部である。特に明記しない限り，これら最もありふれた原因（馬）は，すべて米国での発症率と有病率にもとづいている。

- 最もありふれたタイプの皮膚癌は基底細胞癌である。実際にすべての癌のなかでも最もありふれている。
- 小児で最もありふれた癌は白血病である。
- 若い男性の最もありふれた癌は，精巣癌とリンパ腫である。
- 若い女性の最もありふれた癌は，甲状腺癌とリンパ腫である。
- 全世界で最もありふれた癌は，肺癌である。
- 前縦隔の最もありふれた腫瘍は，胸腺腫である。
- 虫垂の最もありふれた新生物は，カルチノイド腫瘍である。
- 最もありふれた性感染症は，クラミジアである。
- 高齢者で最もありふれた視力低下の原因は，加齢黄斑変性である。
- 仕事に関連した最もありふれた障害は，腰痛である。
- 最もありふれた腹部の緊急手術は急性虫垂炎であり，妊娠中の最もありふれた外科的緊急症でもある。
- 下部消化管出血の最もありふれた原因は，憩室出血である。
- 貧血の最もありふれた原因は鉄欠乏性貧血であり，摂取不足，吸収障害，失血によるものである。
- Alzheimer 病は最もありふれた神経疾患である。
- 20〜74 歳の失明の最もありふれた原因は，糖尿病性網膜症である。
- 健康な乳幼児と子どもに起こる急性弛緩性麻痺の最もありふれた原因は，Guillain-Barré 症候群である。
- 事故死の最もありふれた原因は，自動車事故である。

> まだまだたくさんの「最もありふれた原因」がある。もし遭遇したら積極的に「馬」のリストに加えておくことをお勧めする。

4章
疾患の予防とスクリーニング

> みてごらん！　光り輝く星たちの中に，
> 私たちが大切にしなければならない栄誉ある真実がある。
> 治療よりも予防がまさる——槍よりも盾のほうが貴い。
>
> Oliver Wendell Holmes, Sr.（1809～1894）
> Songs in Many Keys,
> 1860年の National Sanitary Association の学術集会のために [1)]

John L. は72歳の退職した製鉄工である。彼は先週，われわれの診療所を受診し，はじめて研修医の診察を受けた。複数の慢性疾患があったが，急性の問題が1つあり，予約をとったのだ。3日前から右側腹部に痛みのある水疱ができていた。これまでに2度同様の経験をしていて，最後は6年前だった。そう，患者は帯状疱疹だった。どうやら彼はメディアの推奨や，たぶん前にかかった医師のアドバイスも聞き入れなかったのだろう。研修医は症状の期間を短くしようとして，抗ウイルス薬で治療した。

　米国の医師であり，詩人でもあった Oliver Wendell Holmes, Sr. の言葉を冒頭で引用した。Sherlock Holmes の "Holmes" は，彼の名に由来するといわれている。彼は予防に優れた医師だった。医師がよい治療法をまったく提案できないときに，Holmes（Sherlock ではなく，Oliver Wendell, Sr. のほう）はかつて皮肉をいった。その日飲む薬を海に投げ捨てたとしたら，人にとってはすばらしいことだが，しかし魚にとっては，いっそう悪いこととなる。Holmes は1843年に New England Quarterly Journal of Medicine and Surgery に論文を発表した。産褥敗血症は，医師の接触により感染する可能性を彼は論文で説明した。もし本当なら，産褥敗血症は，手洗いという簡単なことで予防できるかもしれない [2)]。その考えは，医師は紳士であり，その手は簡単には汚れないという当時の通念に異議を唱えるものであった。この Holmes の報告が，ウィーンで Ignaz Semmelweis（1818～1865）が1847年に発見するよりも4年早かったことを医学史の研究家は認めるだろう。
　この章では，疾患予防やスクリーニングに関する事実を示そうと思うが，ここでは，

行った医療または行わなかった医療に起因する過誤を避け，患者が最新の知識にもとづく保健医療を受けられるように，という観点から事実を選んだ。

文　献

1. Strauss MB. Familiar medical quotations. Boston: Little, Brown; 1968; page 450.
2. Small MR. Oliver Wendell Homes. Twayne's United States authors series, 29. New York: Twayne Publishers; 1962.

毎年およそ100万人が帯状疱疹にかかる。 060

　まず予防に関する話題からはじめよう。本章の冒頭に症例を載せておいたように，帯状疱疹は最初の話題にふさわしい。米国疾病管理センター（CDC）の報告では，帯状疱疹は，毎年100万人という高い罹患率である。CDCは帯状疱疹を「高齢者の災難」と表現していて，なぜ適応となるすべての米国の高齢者がそでをまくりワクチン接種を受けないのか，と呼びかけている[1]。米国の高齢者の大部分がワクチンを受ければ，帯状疱疹の罹患率はすぐにも下がるはずである。

　私にとって帯状疱疹とは，「病気を克服しようとするなら，治療法ではなく，予防法を考える」というLouis Pasteur（1822〜1895）の言葉を象徴する病気である[2]。私が医師になってからほとんどずっと，帯状疱疹は，痛みによる激しい苦痛を生じる病気であり，多くは明らかな原因なしに発症し，ときに帯状疱疹後神経痛となり，患者と医師を悩ませてきた。治療が無力であった数十年を経て，今日，私たちは効果的な予防法を手に入れた。
　私は視覚的イメージを働かせて数を考えるのが好きである。100万人の人々を考えてみよう。大晦日にTimes Squareに集まる人の数が100万人で，おおよそ米国人の300人に1人である。この数を患者と共有すれば，ワクチンを受けない場合の統計学的リスクを実感してもらえて，接種を渋る人に帯状疱疹ワクチンを勧めるのに役立つかもしれない。

文　献
1. CDC seeks to protect older adults with shingles vaccine message. http://www.cdc.gov/vaccines/vpd-vac/shingles/dis-faqs.htm. Accessed January 2, 2010.
2. Pasteur L. Address to the Fraternal Association of Former Students of the École Central des Artes et Manufactures, Paris, May 15, 1884. Quoted in Strauss MB. Familiar Medical Quotations. Boston: Little, Brown; 1968; page 451.

2020年までに米国の成人が全員禁煙し，正常体重になると，18歳での平均余命は生存年数で3.76年，質調整生存年数で5.16年延びると予測されている。 061

　著者の言葉を正しく伝えるために，文章をそのまま引用した[1]。Stewartらの論文では，肥満が増加傾向にあること，つまりbody mass index（BMI）が増加していることを特に強調している。また，この肥満の増加と，喫煙者が少しずつ減ってきていることによって私たちが恩恵を受けている健康上の利益とを関係づけている。印象に残る別の一節をこの論文から引用しておく。「これまでの肥満の増加傾向が改善されなければ，米国民の健康に対する悪影響は，喫煙率の低下で得られるよい影響をますます上回っていくこととなるだろう」。

　希望はある！　1世代前の学童たちは，喫煙の危険を学び，両親にタバコをやめるよう頼み，

それがうまくいくことも多かった。そして今，私の孫娘は，ファーストフードレストランには足を踏み入れない。学校で行った実験をとおして，彼女はそうすることにしたらしい。授業でファーストフードのハンバーガーを購入し，バラバラにつぶして，含まれている脂肪の量を計測したのだ。公立学校の学習内容の1つとして採用すべきである。

文献
1. Stewart ST, Cutler DM, Rosen AB. Forecasting the effects of obesity and smoking on U.S. life expectancy. N Engl J Med. 2009;361;2252-2260.

正常体重の人と比べると，肥満者の致死的心血管疾患の相対リスクは4倍である。 *062*

この結論のもととなった報告では，肥満によって非致死的心筋梗塞のリスクも2倍になっていた[1]。オランダの男女20,000人を対象としたこの研究によると，体重が多い人や肥満の人では，致死的心血管イベントの半数，そして非致死的心血管疾患の1/4が体重超過や肥満のせいで起きている可能性がある，という結果であった。

> もし肥満傾向がこのまま続き，喫煙率がさらに下がれば，まもなく肥満は，本当の死因の首位の座にある喫煙に取って代わるかもしれない。

文献
1. Van Dis I, Kromhout D, Geleijnse JM, Boer JM, Verschuren WM. Body mass index and waist circumference predict both 10-year nonfatal and fatal cardiovascular disease risk: study conducted in 20,000 Dutch men and women aged 20-65 years. Eur J Cardiovasc Prev Rehabil. 2009;16(6):729-734.

母乳で育てると，小児の肥満予防に役立つかもしれない。 *063*

小児期に肥満であると成人後にも肥満になりやすい。そして母乳栄養は，小児期の肥満のリスクを減らすかもしれない。American Academy of Pediatricsが示したこの結論は，可能であれば乳児に母乳栄養を行うべきである，とするもう1つの理由である[1]。

乳児にどれくらいの期間，母乳栄養を行うかも重要である。918人の小児を誕生から6歳まで追跡した研究では，人工栄養を早期に開始すると「のちにリバウンドが起こり，その後の人生で肥満が起きやすくなる」という結果であった[2]。

文献
1. Gartner LM, Morton J, Lawrence RA, et al. for the American Academy of Pediatrics Section on Breastfeeding. Breastfeeding and the use of human milk. Pediatrics. 2005;115:496-506.
2. Bergmann KE, Bergmann RL, Von Kries R, et al. Early determinants of childhood overweight and adiposity in a birth cohort study: role of breastfeeding. Int J Obes Relat Metab Disord. 2003;27(2):162-172.

米国の女性の3%は，催奇形性のある薬を内服している。

064

受診してくる患者が飲んでいるかもしれない薬をいくつか挙げる。これらはすべて，胎児危険度分類カテゴリーXである。カテゴリーXとは，動物や妊婦の研究で胎児の奇形の証拠やリスクが認められている薬物である[1]。

薬物	可能性のある胎児への害
isotretinoin	小頭症，水頭症，肢の異常
メトトレキサート	胎児奇形
HMG-CoA レダクターゼ阻害薬（スタチン）	口唇裂，内反足，多指症
ワルファリン	子宮内発育遅延，神経系・骨格の異常

そのうえ，2/3の女性が葉酸のサプリメントを飲んでいない[2]。注意してほしいのは，この数は「女性」全体を表しているので，彼女たちは妊娠しているとは限らない。妊娠の第1三半期に妊婦の食事に葉酸を加えるだけで，二分脊椎や無脳症のような神経管奇形の発症率を70%も減らすことができる[3]。

これらの事実からわかるように，出産可能な年齢のすべての女性に事前指導することが重要である。つまり，妊娠可能年齢で，現在性的に活発なすべての女性は来月妊娠しているかもしないし，来月は誰が性的に活発になるかどうかも判断が難しい。だから，そのような女性のすべてに妊娠時に害となる可能性のある薬を飲んでいないか聞くべきだ。先ほど挙げたカテゴリーXの薬に加え，ベンゾジアゼピン系薬，選択的セロトニン再取り込み阻害薬（SSRI），テトラサイクリン系薬，抗てんかん薬，リチウムも考慮したほうがいい。うつに対するSSRI，片頭痛に対するバルプロ酸を内服しているすべての若い女性についても妊娠と害の可能性を考えたほうがいい[4]。そして葉酸のサプリメント，あるいは少なくとも毎日飲む葉酸を含むマルチビタミンを勧めることを忘れてはならない。

文献

1. Physicians' Desk Reference. Montvale, NJ: Thomson Reuters; 2010.
2. Carl J, Hill A. Preconceptional counseling: make it part of the annual exam. J Fam Pract. 2009;58(6):307–309.
3. Lumley J, Watson L, Watson M, et al. Periconceptional supplementation with folate and/or multivitamins for prevention of neural tube defects. Cochrane Database Syst Rev. 2001;(3):CD1056.
4. Pedersan LH, Henriksen TB, Vestergaard M, Olsen J, Bech BH. Selective serotonin reuptake inhibitors in pregnancy and congenital malformations: population based cohort study. BMJ. 2009;339:b3569.

065
乳児や歩きはじめたばかりの幼児は，ほかの点では健康に問題がなくても，血中ビタミンDが不足していることが多い。

　ビタミンの話題を続けよう。血中ビタミンが足りているといくつかの病気を予防できる。Gordonらは，ボストンのプライマリ・ケア診療所を受診した380人の乳児と歩きはじめたばかりの幼児を調査した。12.1％の乳幼児が血中ビタミンD欠乏（20 ng/mL以下）であり，40％の乳幼児が正常ではあるが下限の値（30 ng/mL以下）という結果だった。ビタミンD欠乏の乳幼児のうち，7.5％には画像検査でくる病による変化を認め，32.5％で骨脱灰の所見があった[1]。血中ビタミンD低値とビタミンを補充しない母乳栄養が強く関係していることもわかった。

> 血中ビタミンDが正常下限の乳幼児の割合が高かったことに，私は少し驚いている。とりわけ，途上国でなく，ボストンで行われた研究であることに。もちろんボストンは，私の住むオレゴン州ポートランドのように，マイアミやサンディエゴほど晴れの日は多くない。しかし，これだけでは説明できない。皮膚の色素沈着が濃いことは1つの要因ではあるが，唯一の原因というわけではない。社会全体が，ビタミンやビタミンD添加ミルクを子どもに与えることにさほど熱心でなくなっているせいだと私は考えている。最近行ったフロリダ旅行でみた光景を例に挙げよう。子どもたちは朝食にコーラを飲み，昼食ではハンバーガーを砂糖が入ったアイスティーで胃袋に流し込んでいた。

文献
1. Gordon CM, Feldman HA, Sinclair L, et al. Prevalence of vitamin D deficiency among healthy infants and toddlers. Arch Pediatr Adolesc Med. 2008;162(6):505-512.

066
小児へのビタミンD補充は，季節性インフルエンザAの予防に役立つかもしれない。

　日本から報告されたランダム化二重盲検プラセボ対照研究で，学童に1,200 IUのビタミンD3またはプラセボを毎日内服させた。ビタミンD投与群（$n=167$）で18人（10.8％）がインフルエンザにかかり，対照群（$n=167$）で31人（18.6％）がインフルエンザにかかった[1]。

> この研究では，それまでビタミンDのサプリメントを摂取したことがなかった小児でインフルエンザAの減少が特に大きかった[1]。

文献
1. Urashima M, Segawa T, Okazaki M, Kurihara M, Wada Y, Ida H. Randomized trial of vitamin D supplementation to prevent seasonal influenza A in schoolchildren. Am J Clin Nutr. 2010;91(5):1255-1260.

成人で，血中ビタミンDが足りていると骨折の予防に役立つ。 067

　成人でも小児でも血中ビタミンDが正常下限値であることは珍しくない。ビタミンD欠乏は臨床的に重要である。なぜなら，補充によって血中ビタミンDが足りていると，大腿骨近位部骨折が26％減り，すべての骨折が23％減った[1]。骨折予防だけでなく，ビタミンDは慢性の背部痛の改善に役立つ[2]。Stechschulteらによると，ビタミンDは，自己免疫性疾患，心疾患，癌，認知機能にもよい影響を与える[1]。

　私が働いている大学病院のクリニックでは，血中ビタミンDへの関心がこれまで以上に高まっている。私も，自分の認知機能を高める見込みがちょっとでもあるなら，血中濃度を測定し，必要なサプリメントを飲んでみようかと思う。「血中ビタミンDの測定が定期健診の一部として推奨されるようになるだろうか？」と私たちは自問してみる必要がある。
　ビタミンDと骨折の話題であるが，地域社会に住む高齢女性の転倒や骨折が増えることが最近の研究でわかった。それは，コレカルシフェロールの年1回高用量（500,000 IU経口）処方という特殊なビタミンD補充法によるものであった。「年1回投与によるビタミンDや代謝産物の（一時的な）高い血清濃度と，それに続く血清濃度低下，またはその両方が原因かもしれない」と論文の著者は推測している[3]。

文　献
1. Stechschulte SA, Kirsner RS, Dederman DG. Vitamin D: bone and beyond, rationale and recommendations for supplementation. Am J Med. 2009;122(9):793-802.
2. Schwalfenerg G. Improvement of chronic back pain or failed back surgery with vitamin D repletion: a case series. J Am Board Fam Med. 2009;22(1):69-74.
3. Sanders KM, Stuart AL, Williamson EJ, et al. Annual high-dose oral vitamin D and falls and fractures in older women. JAMA. 2010;303(18):1815-1822.

ビタミンDは，大腸腺腫や大腸癌，その他の腫瘍の予防に役立つ。 068

　17件の疫学研究のメタ分析で，25-ヒドロキシビタミンD（25[OH]D）の血中濃度とビタミンD摂取は，大腸腺腫の発症率や腺腫の再発と逆相関していた[1]。実際，ビタミンDの血中濃度が高いと，乳癌，卵巣癌，腎臓癌，膵癌，進行前立腺癌の発症率が下がる[1]。Garlandらは，「1日2,000 IUのビタミンD摂取や，住民の血清25(OH)D濃度が40〜60 ng/mLであることに，不当に高いリスクはない。国民全体で協調した活動を行い，ビタミンDやカルシウムの摂取量をしっかり増やしていく時期にきている」と結論づけた[2]。

　ここまでに示してきたデータとGarlandらの提案は，「診療を変えるもの practice changer」だと私は考えている。
　これだけの情報をもちながら，大腸腺腫の既往や大腸癌の家族歴がある人にビタミンDを補うことを標準ケアと考えてはならないのだろうか。

実際，American Journal of Lifestyle Medicine に発表された総説で Lenz は報告している。「複数の観察研究と少数の前向きランダム化比較試験で，血中ビタミン D がたりていると乳癌，直腸癌，卵巣癌，前立腺癌，胃癌，膀胱癌，食道癌，腎臓癌，肺癌，膵癌，非 Hodgkin リンパ腫，多発性骨髄腫などの癌のリスクを下げ，生存率を改善する」[3]。

文 献

1. Wei MY, Garland CF, Gorham ED, Mohr SB, Giovannucci E. Vitamin D and prevention of colorectal adenoma: a meta-analysis. Cancer Epidemiol Biomarkers Prev. 2008;17(11):2958-2569.
2. Garland CF, Gorham ED, Mohr SB, Garland FC. Vitamin D for cancer prevention. Ann Epidemiol. 2009;19(7):468-483.
3. Lenz TL. Vitamin D supplementation and cancer prevention. Am J Lifestyle Med. 2009;3(5):365-368.

アスピリンは，大腸癌による死亡の予防に役立つ。　　069

アスピリンは，ビタミン D のように大腸癌の予防に役立つ。大腸癌と診断された患者，特にシクロオキシゲナーゼ 2（COX-2）の発現が多い腫瘍の場合，アスピリンは大腸癌による死亡や全死亡のリスクを下げる。この提言は，大腸癌と診断された 1,279 人の男女の研究にもとづいている。このアスピリンの保護的特徴は，COX-2 の発現がない，または少ない原発腫瘍にはあてはまらないことに注意が必要である[1]。

次の話題で述べるように，アスピリンを毎日内服すること自体がリスクであり，特に消化管出血のリスクである。そのため，患者にアスピリン内服を続けさせるかどうかを考えるときに，癌細胞に COX-2 が免疫組織化学的に発現しているかどうかは重要である。

文 献

1. Chan AT, Ogino S, Fuchs CS. Aspirin use and survival after diagnosis of colorectal cancer. JAMA. 2009;302(6):649-658.

アスピリンは閉塞性血管障害では多くの利点があるが，大出血のリスクを考えると，既往歴のない人への閉塞性心血管疾患の一次予防に利益があるかどうかはっきりしない。　　070

重大な血管イベント（心筋梗塞，脳卒中，血管死）のリスクが低い 95,000 人を対象とした 6 つの臨床試験のメタ分析で，Biagent らは，アスピリンを内服すると主に非致死的心筋梗塞などの重大な血管イベントが 12％減るが，脳卒中の発症率や血管疾患の死亡率に有意な変化はないことを明らかにした。しかし，これには重要な但し書きが必要で，アスピリンは大出血を起こすことがある。この研究のアスピリン内服による小さな利益と比べなくてはならないのは，消化管出血と頭蓋外出血の有意な増加である[1]。

Biagent と Antithrombotic Trialists'（ATT）Collaboration が，血管疾患の一次予防のためのアスピリンについて説明する際に「実質的な価値ははっきりしない」という表現をしたのは重要なことだ。新聞の日曜版特集で毎日のアスピリン内服について読んだ患者に質問されたら，私たちは ATT の医師のように，首をすくめ，足を組みかえながら，曖昧な返答をし続けるだろう。もちろんそれは，患者に大腸癌や未発見の大腸癌による転移のリスクがない場合である。

　Biagent/ATT の臨床試験の結論は，Fowkes らの 2010 年の報告によって支持されている。これは，平均追跡期間 8.2 年のランダム化比較試験に参加した 3,350 人の結果を示したもので，参加者はみな，足関節上腕血圧比 ankle brachial index（ABI）が低く，アテローム性動脈硬化が疑われ，心血管・脳血管イベントのリスクが高かった。患者は毎日 100 mg のアスピリンまたはプラセボを内服した。血管イベントの発症率や全死亡にアスピリン群とプラセボ群で有意差はなかった。入院を必要とする大出血はプラセボ群（1.5/1,000 人年）に比べてアスピリン群（2.5/1,000 人年）で多かった[2]。

文　献

1. Antithrombotic Trialists' Collaboration, Baigent C, Blackwell L, Collins R. Aspirin in the primary and secondary prevention of vascular disease: collaborative meta-analysis of individual participant data from randomized trials. Lancet. 2009;373(9678):1821-1822.
2. Fowkes FGR, Price JF, Stewart MCW, et al. Aspirin for prevention of cardiovascular events in a general population screened for a low ankle brachial index: a randomized controlled trial. JAMA. 2010;303(9):841-848.

免疫不全状態の人に濃厚な接触をする人にも安全に予防接種が行える。ただし，例外が 2 つある。経口ポリオワクチンと，状況によっては水痘ワクチンである。

071

　家族を含め，免疫不全状態の人と濃厚に接触する人に，年齢ごとに推奨されるスケジュールで予防接種をしても通常は安全である[1]。いちばんの例外は，経口生ポリオワクチンである。生ポリオワクチンは，接種後 4 週間も便から排泄される。免疫不全状態の人がいるのがわかっているときに水痘ワクチンを使用するのも要注意である。濃厚に接触する人にワクチンをうつことはできるが，ワクチンを受けた人に発疹ができたときは，発疹が消えるまで免疫不全状態の患者との接触は避けなければならない[2]。

　もちろん，理想をいえば，脾摘出術，放射線治療，化学療法，免疫抑制薬投与の前に，患者や患者に濃厚に接触する人には予防接種を行っておくのがよい。

文　献

1. Garvin M, Kraus C. What is the best way to manage immunizations in patients on immunosuppressive therapy? Evid Based Pract. 2009;12(9):13.
2. Kroger AT, Atkinson WL, Marcuse EK, Pickering LK, Advisory Committee on Immunization Practices (ACIP), Centers for Disease Control and Prevention. General recommendations on immunization. MMWR Recomm Rep. 2006;55(RR-15):1-48.

免疫不全状態の患者が予防接種を受けるときは, 追加の注意点がある。 　072

　もちろん免疫不全状態の患者には，経口生ポリオワクチンのような生ワクチンをうつことはできない。一方で，健康な人では適応にならないかもしれないが，免疫不全状態の人にはうったほうがいいワクチンがある。例えば米国疾病管理センター（CDC）は，成人への接種に適応があれば，脾臓を摘出した人は，以下の3つのワクチンを受けるべきだと推奨している。

- *Streptococcus pneumonia*：多価肺炎球菌ワクチン（ニューモバックス）
- インフルエンザ菌b型：Hibワクチン
- *Neisseria meningitidis*：髄膜炎菌ワクチンは種類によって接種できる年齢が異なる

> 私は数年前のある事例を振り返り，この話題をここに載せることにした。患者はアジア人男性で，数十年来米国に住んでいた。彼は母国を訪れることにした。旅にでる前に主治医を受診し，医学的に旅行に行ける状態か確認を求めた。既往歴に若いころ外傷後に脾摘出術を受けた記録があった。しかし，心配することはない。患者はすでにニューモバックスを受けていた。医師は一般的な旅行ワクチンを接種し，マラリア予防薬を処方した。医師はよい旅行になるよう願った。旅立って数週後，彼はインフルエンザ菌b型による肺炎にかかり，激しい経過をたどったのち，その土地の病院で亡くなった。

文　献
1. Post-splenectomy vaccine prophylaxis. http://www.surgicalcriticalcare.net/Guidelines/splenectomy_vaccines.pdf. Accessed January 3, 2010.

サージカルマスクのインフルエンザ予防効果は, フィットテスト済みのN95マスクに匹敵する（劣ってはいない）。 　073

　Loebらは，インフルエンザの流行期に，446人の看護師をサージカルマスク使用群とフィットテスト済みのN95マスク使用群に無作為に割付け，インフルエンザ予防効果を比較した。検査室で確認されたインフルエンザ感染は，サージカルマスク群で23.6％，N95マスク群で22.9％であり，あまり差はなかった。
　著者らは「検査室で確認したインフルエンザの感染率で，サージカルマスクはN95マスクに劣ってはいなかった」[1]と結論づけた。

> これは，私たちの日々の行動に影響する疑問を考察した優れた研究である。
> 　2つの方法にあまり差がなかったことから，予防目的のサージカルマスクは多くの状況で適切であることが立証された。これで保健医療システムの費用もかなり削減できる。自らを守るための手ごろな予防法として使用する医療従事者が増えるかもしれない。

文　献
1. Loeb M, Dafoe N, Mahoney J, et al. Surgical mask vs N95 respirator for preventing influenza among health care workers: a randomized trial. JAMA. 2009;302(17):1865-1871.

074 ワルファリンの脳卒中再発予防効果は，アスピリンとたいして変わらず，プラセボと同等のようだ。

　2つの研究をみてみよう。Warfarin-Aspirin Recurrent Stroke Study（WARRS）では，脳血管疾患の既往がある2,206人をワルファリン治療群とアスピリン治療群に無作為に割付けた。2年後，2つの群で脳卒中の再発率に差はなかった[1]。

　では，ワルファリンとプラセボではどうだろうか。一過性脳虚血発作 transient ischemic attack（TIA）や非心原性の脳梗塞の既往がある2,487人がワルファリン（または類似体）かプラセボを内服した11件のランダム化比較試験を，Cochrane のメタ分析でレビューが行われた。非致死的脳卒中，再発の虚血性脳卒中，心筋梗塞，死亡に統計学的有意差はなかった。しかし副作用の話になると，ワルファリンによる抗凝固療法では，致死的な頭蓋内出血や頭蓋外の大出血の発症率が高くなっていた[2]。

> 私がTIAになってしまったとしてもワルファリンは処方しないでほしい。この薬は，腐ったスウィートクローバーを食べたウシが出血した原因として知られる抗凝固薬 bishydroxycoumarin から合成された薬である[3]。

文　献
1. Mohr JP, Thompson JL, Lazar RM, et al. A comparison of warfarin and aspirin for the prevention of recurrent ischemic stroke. N Engl J Med. 2001;345(20):1444-1451.
2. Sandercock PAG, Mielke O, Liu M, Counsell C. Anticoagulants for preventing recurrence following presumed non-cardioembolic ischaemic stroke or transient ischaemic attack. Cochrane Database Syst Rev. 2003;(1):CD000248.
3. Haubrich WS. Medical meanings: a glossary of word origins. Philadelphia: American College of Physicians; 1997; page 247.

075 乳癌と前立腺癌で，米国のすべての癌の1/4を占めている。

　推定194,000件の乳癌，192,000件の前立腺癌が毎年新しく診断されていて，その発症数はかなり近い数字である（3章に載せた米国の癌の一覧をみてほしい）。そのうえ5年生存率にもあまり違いがない。乳癌が98%，前立腺癌は何と100%である[1]。私がここで高い発症率を取り上げたのは，この2つのよくみかける治療可能な癌を，たゆまず適切に発見する努力が必要であることを強調したかったからである。

ここからは本章の話題をスクリーニングに移す。スクリーニングにまつわる最近の主な論争は，乳癌と前立腺癌の早期発見にかかわるものである。実例を示しながらこの2つの問題をみてみよう。

文　献
1. Esserman L, Shieh Y, Thompson I. Rethinking screening for breast cancer and prostate cancer. JAMA. 2009;302(15):1685-1692.

076
USPSTFは，40～49歳の女性の「標準」検査として，もはやマンモグラフィを推奨しておらず，50～74歳の女性には毎年ではなく，2年に1回行うことを推奨している。

　2009年11月に，米国予防医学専門委員会 U.S. Preventive Service Task Force (USPSTF) から発表された推奨の改訂版は，入念な統計モデルを使って作成された[1]。改訂によって，貴重な保健医療費を削減できるだけでなく，不必要な検査と精神的ストレスにつながる偽陽性を減らすことができる。しかし，この変更に全員が同意したわけではない。乳癌患者や女性擁護団体の怒りを買っただけでなく，医学界や連邦政府でもこの変更に対して火花が散るような熱い論争が起こった[2]。騒動の一部は，推奨の言葉がやや不明瞭だったせいでもあった。「USPSTFは40～49歳の女性への定期のマンモグラフィによるスクリーニングを行わないことを推奨する。……スクリーニングを開始するかどうかは，明らかにされている利益と害に関する個人の価値観を含め，患者の背景を考慮して，個々に決めるべきだ」[1]。

　女性は生涯で10人に1人が乳癌にかかるといわれていて，50万人が毎年乳癌で死亡することを考えると論争は避けられないものであった。猛烈な批判に直面して，USPSTFは推奨について少し軽率な説明を行った。そして，臨床的文脈が個々の患者の決定を導かねばならないことをみんなに思い出させてくれた。

文　献
1. Preventive Services Task Force. Screening for breast cancer: U.S. Preventive Services Task Force recommendation statement. Ann Intern Med. 2009;151:716-726.
2. Partridge AH, Winer EP. On mammography - more agreement than disagreement. N Engl J Med. 2009;361(26):2499-2502.

077
マンモグラフィによるスクリーニングに乳房の視触診を加えた場合の純益については論争がある。

　マンモグラフィに乳房の視触診を加えると乳癌の検出率がわずかに上がることが，2つのよくデザインされた研究により示された。しかし，偽陽性が増え，追跡調査が必要

になるので，費用がかさむ[1,2]。Bancejらの研究によれば，「マンモグラフィのみ行った場合と比べ，乳房の視触診は小さな浸潤癌の検出率を平均で2～6％上げる。乳房の視触診を行わない場合，10,000人あたり3人の癌と100,000人あたり3～10人の小さな浸潤癌を見逃すだろう」[2]。

> この話題についての費用分析からは有用な情報が得られるが，多くのスクリーニングが直観や権利擁護の主張，訴訟の恐怖によって判断されていると私は疑っている。

文献

1. Chiarelli AM, Majpruz V, Brown P, Theriault M, Shumak R, Mai V. The contribution of clinical breast examination to the accuracy of breast screening. J Natl Cancer Inst. 2009;101(18):1223-1225.
2. Bancej C, Decker K, Chiarelli A, Harrison M, Turner D, Brisson J. Contribution of clinical breast examination to mammography screening in the early detection of breast cancer. J Med Screen. 2003;10(1):16-21.

078 75歳以下の男性への前立腺特異抗原による前立腺癌スクリーニングには，はっきりとしたコンセンサスはない。

76,693人の男性を対象に，半分には前立腺特異抗原 prostate specific antigen（PSA）含むスクリーニングを毎年行い，半分には通常のケアを行い，8年間追跡した研究についての2009年の報告では，前立腺癌の死亡率はとても低く，両群で有意差は認められなかった[1]。

結局，前立腺癌の高齢者のほとんどは別の原因で死ぬ（前立腺癌で死ぬのではなく，癌をもったまま死んでゆく）ということになり，小さな癌の過剰な発見や，早すぎた外科手術の害はいうまでもなく，早期診断は不要である。これはかなり明白なことだろう。50～74歳の男性182,000人が参加したヨーロッパの前立腺癌スクリーニングのランダム化試験の結果をみても同じことがいえる。「PSAによるスクリーニングは前立腺癌の死亡率を20％減らすが，過剰診断のリスクも高い」[2]とこの研究の著者らは結論づけた。前立腺の5年生存率がかなり高いことを思い出すまでは，20％の死亡率低下は私には注目すべきものに思えた。5年生存率がかなり高いので，少し死亡数が減るとパーセントでは大きな変化となるのだ[3]。「前立腺癌による1人の死亡を防ぐためには，1,410人をスクリーニングし，さらに48人の前立腺癌を治療する必要がある」[2]とヨーロッパの研究の著者らは推定した。

指針を示すために，米国予防医学専門委員会 U.S. Preventive Service Task Force（USPSTF）は批判を恐れずに次のように勧告した[4]。

- 75歳以下の男性に前立腺癌のスクリーニングを行う利益と害のバランスを評価するためには，現在のエビデンスは不十分であると結論づける。
- 75歳以上の男性の前立腺癌のスクリーニングは推奨しない（推奨度D：そのサービ

スは利益がなく，害が利益を上回るという中等度〜高度の確信がある）。

以上を，今日の医療がおかれている医事法学的状況の中で考えてみよう。ここに JAMA で報告された本当の話がある[5]。医師は3年次のレジデントであった。患者は高学歴の53歳の男性で，定期健診のために受診していた。前立腺癌スクリーニングの利益と害について話し合い，PSA スクリーニングをしないことになった。どういう経緯にしろ仕方のないことではあるが，患者はその後，別の医師を受診し，PSA スクリーニングを受けて前立腺癌と診断された。患者は訴えた。裁判では，前立腺癌の専門家の間での論争も含み，長く対立的な議論のすえ，陪審員は評決を下した。レジデントの医師の責任は問われなかったが，レジデンシープログラムに責任があるとされ，100万ドルの損害賠償が認められた。

文 献

1. Andriole GL, Crawford ED, Grubb RL, et al. Mortality results from a randomized prostate cancer screening trial. N Engl J Med. 2009;360(13):1310-1319.
2. Schroder FH, Hugosson J, Roobol MJ. Screening and prostate-cancer mortality in a randomized European study. N Engl J Med. 2009;360(13):1320-1328.
3. Esserman L, Shieh Y, Thompson I. Rethinking screening for breast cancer and prostate cancer. JAMA. 2009;302(15):1685-1692.
4. U.S. Preventive Services Task Force. Screening for prostate cancer: recommendation statement. http://www.ahrq.gov/clinic/uspstf08/prostate/prostaters.htm#clinical. Accessed January 5, 2010.
5. Merenstein D. Winners and losers. JAMA. 2004;291:15-16.

心電図は，大学の運動選手の競技参加前のスクリーニングに役立つかもしれない。 *079*

Baggish らはボストンで意義深い研究を行った。510人の大学の運動選手に，通常の病歴聴取，的を絞った身体診察，心電図検査を行った。また，競技の参加に影響するかもしれない心疾患を発見・除外するために経胸壁心エコー検査を行った。経胸壁心エコー検査で510人の運動選手中11人に心臓の異常が見つかった。病歴聴取と身体診察のスクリーニングではこの11人の異常のうち5人を見つけていた。心電図を追加するとさらに5人見つけることができた[1]。

1つよくないことがあった。心電図を追加すると偽陽性が増えた。病歴聴取と身体診察だけでは5.5％だったが，心電図を加えると16.9％になった[1]。

文 献

1. Baggish AL, Hutter AM, Wang F, et al. Cardiovascular screening in college athletes with and without electrocardiography: a cross-sectional study. Ann Intern Med. 2010;152(5):269-275.

肥満は，未診断の糖尿病のいちばんの予測因子である。　080

　21世紀に生まれた米国人は，生涯で3人に1人が糖尿病になる可能性がある[1]。糖尿病は米国の死因の6位であり，統計報告上の偶然の一致ではあるが，機能障害の原因の6位でもあることはすでに述べた（3章も参照）。有病率が高いことや早期診断によって合併症を避けるための機会が得られることを考えると，糖尿病のスクリーニングは理にかなっているだろう。

　Woolthuisらは，プライマリ・ケアの現場で，3,724人の高リスク患者と465人の低リスク患者をスクリーニングした。スクリーニングによって高リスク患者の2.2％と低リスク患者の0.4％に未診断の糖尿病が見つかった。考慮されたさまざまな危険因子の中で，肥満が未診断の糖尿病の最良の予測因子であった[2]。

　おそらく米国予防医学専門委員会 U.S. Preventive Service Task Force（USPSTF）は，糖尿病スクリーニングについての推奨を次回改訂するときに，肥満が糖尿病の予測因子になるというPrimary Prevention Working Group studyの結果を考慮するだろう。現在，USPSTFは135/80 mmHg以上の血圧（治療中でも未治療でも）が続いている無症状の成人にのみ，2型糖尿病のスクリーニングを推奨している。この勧告は推奨度Bである。推奨度Bとは，中等度の純益が得られる強い確信がある，または，中等度〜高度の純益が得られる中等度の確信があることを意味している[3]。

文　献

1. Williamson DF, Vinicor F, Boman BA, Center for Disease Control and Prevention Primary Prevention Primary Prevention Working Group. Primary prevention of type 2 diabetes mellitus by lifestyle intervention: implications for health policy. Ann Intern Med. 2004;140(11):951-957.
2. Woolthuis EP, de Grauw WJ, van Gerwen WH, et al. Yield of opportunistic targeted screening for type 2 diabetes in primary care: the diabscreen study. Ann Fam Med. 2009;7(5):422-430.
3. U.S. Preventive Services Task Force. Screening for type 2 diabetes mellitus in adults. Available at: http://www.ahrq.gov/CLINIC/uspstf/uspsdiab.htm. Accessed January 5, 2010.

65〜75歳の喫煙歴のある男性は，腹部大動脈瘤のスクリーニングを受けるべきだ。　081

　米国予防医学専門委員会 U.S. Preventive Service Task Force（USPSTF）は，スクリーニングが有益という結果がでた4つの研究にもとづき1回の超音波によるスクリーニングを推奨している。127,891人の男性，9,342人の女性を対象とした研究のCochraneデータベースのメタ分析によって，スクリーニングを受けた男性で腹部大動脈瘤の死亡率が有意に減少したが，女性では減少しなかったことが示された[1]。よいことはすぐに実行に移された。連邦議会は，喫煙歴のある男性と腹部大動脈瘤の家族歴のある男女にメディケアの給付で，無料のスクリーニングを1回行うことを決議した。

およそ100年前，William Osler 卿は「大動脈瘤ほど医師を謙虚な気持ちにさせる病気はない」といった[2]。65～79歳の男性の有病率は5～10％である。破裂し，緊急外科手術の適応になるまで（手術室につくまで生きていればであるが）動脈瘤は無症状である。Cosford は，病院につくまでの死亡率が80％，生きていても緊急外科手術を受けられる患者は50％であると報告した[1]。

　歴史的に興味深い記録だが，Albert Einstein は診断を受けていた腹部大動脈瘤で死んだ。彼の動脈瘤は，ついに1955年に破裂した。Einstein は「人工的に命を延ばしたくないんだ」といって緊急手術を拒否した[3]。

文 献
1. Cosford PA, Leng GC. Screening for abdominal aortic aneurysm. Cochrane Database Syst Rev. 2007;(2):CD002945.
2. Osler W. Quoted in: Bean RB, Bean WB. Aphorisms by Sir William Osler. New York: Henry Schuman; 1950; page 134.
3. Einstein A. Quoted in: Meyers MA. Happy accidents. New York: Arcade; 2007; page 213.

高齢者の未診断の難聴をうまく発見する便利な質問はこれである。「聴力に何か問題はありますか？」

082

　Gates らは，2年に一度の健診の一環として聴力検査を受けた546人の高齢者を対象に研究を行った。聴力検査のほかに，高齢者用の難聴自己評定尺度である 10-item Hearing Handicap Inventory for Elderly-Screening（HHIE-S）と「聴力に何か問題はありますか？」という質問を行った。聴力検査の結果で比較すると，このどこでも使える便利な質問は，未診断の難聴を発見するのに，10項目からなる HHIE-S よりも有効であった[1]。

　その昔，第2次世界大戦中に，戦場の耐えられない不安のせいでまいってしまっている兵士を医療部隊がどうやって見つけたか，という話を私は今でも覚えている。当時これは「戦争神経症 shell-shock」と呼ばれていた。詳しい調査がたくさん行われた。結局，最も発見に有効だったのは，「自分は神経質になっていると思いますか？」という質問であった。本当かどうかはわからないが，単純さについて考えるときにこの話から学べることがある。

文 献
1. Gates GA, Murphy M, Rees TS, Fraher A. Screening for handicapping hearing loss in the elderly. J. Fam Pract. 2003;52(1):56-62.

妊娠前や出生前のスクリーニングに，患者の家系が重要になることがある。 083

　スクリーニングを誰に行うか，特に，家族歴がわからないときや，家族内に遺伝性疾患の既往歴があるかもしれないときの参考にしてほしい[1]。
　以下のような場合に，遺伝性疾患のスクリーニングについて考える。

人種	疑われる疾患
アフリカ系米国人	鎌状赤血球症，サラセミア
アシュケナージ系ユダヤ人	Tay-Sachs病，Canavan病
コーカソイド	嚢胞性線維症
地中海・中東系	サラセミア
東南アジア系	サラセミア

　米国には移民が日々波のようにおしよせてきているが，多くの移民は家族を残してきており，私たちは多世代の家族歴から判明する利益を得る機会を失っている。しかし，どこにいるかわからない親戚のはっきりしない病気について聞かされることもある。幼児期に海外から養子縁組で来ている場合は，肉親の家族歴さえわからないことがある。

文献
1. Carl J, Hill A. Preconceptional counseling: make it part of the annual exam. J Fam Pract. 2009;58(6):307-309.

男性の割礼は，単純ヘルペスウイルス2型（HSV-2）やヒトパピローマウイルス（HPV）のリスクを減らす。 084

　男性の割礼はヒト免疫不全ウイルス（HIV）感染のリスクを減らす。しかし，他の性感染症はどうだろうか。HIV陰性，HSV-2陰性で割礼を受けていない15〜49歳の男性5,534人を2群に分けて研究が行われた。1つの群は割礼をすぐに行い，対照群には2年後に割礼を行った。24カ月後，HSV-2とHPVはともに対照群で陽転率が高かった。梅毒の発症率は2群で有意な差はなかった[1]。
　これは有益な情報であるが，だからといって，たくさんいる私の成人男性患者に割礼を勧めようとは思わない。

文献
1. Tobian AA, Serwadda D, Quinn TC, et al. Male circumcision for the prevention of HSV-2 and HPV infections and syphilis. N Engl J Med. 2009;360(13):1298-1309.

ある疾患のスクリーニングができるというだけでは，全員にスクリーニングを行う理由にはならない。

　ときに私たちは少しやりすぎてしまい，何もしないことが最善である場合でもスクリーニングしてしまう。Lobato らは，結核菌の感染リスクが低いにもかかわらず，皮膚テストが陽性だったためイソニアジドで治療された 4 歳の女児のケースを報告した。彼女は劇症型のイソニアジドの副作用を発症し，最終的に肝移植が必要になった。「皮膚テストは感染リスクのある人に限定すべきだ」[1]と著者は言及している。

| これは，方針やプロトコルよりも臨床判断を優先させるべき事例だったのだろう。

文献
1. Lobato MN, Jereb JA, Starke JR. Unintended consequences: mandatory tuberculin skin testing and severe isoniazid hepatotoxicity. Pediatrics. 2008;121(6):e1732-e1733.

5章
危険因子と疾病相関

健康を維持する唯一の方法は，食べたくないものを食べ，好まないものを飲む，すなわち望まないことを行うことである．

Mark Twain（本名 Samuel Clemens）(1835～1910)
"Following the Equator（『赤道に沿って』）" 13章[1]

Mark Twain は，健康を保つこいちばんの方法はリスクに気がつくこと，すなわち可能な限りリスクを避けることだと語っているようだ．

Alonzo P. は 64 歳の弁護士．10 年以上の 2 型糖尿病歴のある彼は，体重のコントロールとスルホニル尿素薬の連日内服で，血糖がうまくコントロールされていることを喜んでいた．彼はここ数カ月間，いくぶんかの体重減少と，どことははっきりしない腹痛と背部痛を自覚していた．妻に目が黄色い（いわゆる黄疸）といわれ，かかりつけ医を受診することにした．血液検査と画像診断で，すでに肝転移を起こしている膵癌であるとわかった．

診断と深刻な予後を理解し，彼は，自分の病気についてできうる限り学びはじめた．わかったのは，まさに彼が内服していたスルホニル尿素薬が膵癌を含む固形癌のリスク増加と相関していることだった．また彼は，別のよい抗糖尿病薬（メトホルミン）が膵癌リスクを下げることと関係しており，いくぶんかの予防的効果があることを学んだ．

Alonzo は，次回かかりつけ医に受診するときには，「どうして私はメトホルミンではなくてスルホニル尿素薬をずっと内服していたのか．メトホルミンを内服していたらこの癌にならずにすんだのではないか」と訊ねたいと思った．

Currie らは，さまざまな糖尿病治療薬を服用中の患者 62,809 人を対象に固形癌の発生率について調査した．それによると，インスリンやインスリン分泌促進薬を使用した患者は，メトホルミンを服用した患者に比べて固形癌を発生しやすく，さらにメトホルミンのみの服用では，膵癌や結腸癌のリスクが低下していた[2]．これは，Li らの発表と一致している．Li らは，973 人の膵癌患者と 863 人の非膵癌患者の症例対照研究で，糖尿病患者ではメトホルミンの使用が膵癌のリスクを下げ，インスリンやインスリン分泌促進薬の使用はそのリスクを上げる，と結論づけている[3]．

他の研究も，長期のインスリン療法は，大腸腺腫および癌のリスク増加と関係してい

ることを示唆している [4,5]。Gerstein は全体として反対の立場をとっている。すべての文献を参照したうえで，ランダム化試験によるとインスリンの使用と癌の間には確かな関連性がないことが明らかであり，「このエビデンスは，良好な血糖コントロールを目標にしたインスリン療法は癌の発生を抑制するという仮説に一致する」と主張している [6]。

Gerstein の示唆に富む分析にもかかわらず，近いうちに，弁護士がインスリンやインスリン分泌促進薬の治療を受けたのちに膵癌や大腸癌になった糖尿病患者に呼びかけるテレビ広告を目にすることだろう。

この章では，リスクと臨床相関（同時に起きたり後で発生する関連疾患）について述べる。リスク（例えば，インスリンやインスリン分泌薬を使用している糖尿病患者で膵癌の発生率が上昇すること）や臨床相関（例えば，Parkinson 症候のある患者で乳癌の発生率が上昇すること）について考えるとき，この2つの概念がしばしば交差するように思う。したがってこの章では，こうした危険因子と疾病（臨床）相関についてまとめた。

文　献

1. Strauss MB. Familiar medical quotations. Boston: Little, Brown, 1968, page 206.
2. Currie CJ, Poole CD, Gale EA. The influence of glucose-lowering therapies on cancer risk in type 2 diabetes. Diabetologia. 2009;52(9):1699-1708.
3. Li D, Yeung SJ, Hassan MM, Konopleva M, Abbruzzese JL. Antidiabetic therapies affect risk of pancreatic cancer. Gastroenterology. 2009;137(2):482-488.
4. Chung YW, Han DS, Park KH, Eun CS, Yoo KS, Park CK. Insulin therapy and colorectal adenoma risk among patients with type 2 diabetes mellitus: a case-control study in Korea. Dis Colon Rectum. 2008;51(5):593-597.
5. Yang YX, Hennessy S, Lewis JD. Insulin therapy and colorectal cancer risk among type 2 diabetes mellitus patients. Gastroenterology. 2004;127(4):1044-1050.
6. Gerstein HC. Does insulin therapy promote, reduce, or have a neutral effect on cancers? JAMA. 2010;303(5):446-447.

β遮断薬を使用すると, 重篤なアナフィラキシーのリスクが高まる。 086

　1987年にToogoodは, β遮断薬を使用中の患者で急性のアナフィラキシーが重症化したり, 発生率も上昇する可能性があると発表した。なぜだろうか。β遮断薬がアナフィラキシーに対する抑制機能を制限している可能性があるからだ。著者は「β遮断薬を経口内服または点眼している患者には, アレルギーの皮膚テストや免疫療法は推奨できない」と述べている[1]。その後2009年に, Langはこの問題について次のように補足している。1987年以降, β遮断薬を使用している患者でアナフィラキシーの発生率が上昇することを支持する文献はみられないが, 重症で治療抵抗性のアナフィラキシーのリスクを高めることが報告されている[2]。

> β遮断薬はさまざまな理由で処方されている。高血圧, 片頭痛の予防, パニック障害, 緑内障(点眼薬はToogoodが開発した)などである。したがって敏感な患者では, アナフィラキシーの引き金になるあらゆること(皮膚テスト, 免疫療法, 刺虫症, 食物または薬物アレルギー, 造影剤の注射)を考慮に入れなければならない。アレルギー傾向の患者にβ遮断薬を処方する際は, 場合によってはアナフィラキシーを起こす可能性があることを検討しておく必要がある, と私は思う。

文　献
1. Toogood JH. Beta-blocker therapy and the risk of anaphylaxis. CMAJ. 1987;136(9):929-933.
2. Lang DM. Do beta-blockers really enhance the risk of anaphylaxis during immunotherapy? Curr Allergy Asthma Rep. 2008;8(1):37-44.

太っていると感じていたり, 実際に体重超過があると, 青年の自殺企図のリスクが高まる。 087

　米国では, 自殺は若者の死因の第3位にランクされており, 特に若い女性で自殺率が上昇しているようである[1]。

> この報告は, 体重超過のある(あるいはそう思っている)若者の気分変調には注意が必要であることを示している。思春期やティーンエイジャーの体重コントロールでは, 自殺リスクのスクリーニングを行うべきなのだろうか。

文　献
1. Swahn MH, Reynolds MR, Tice M, Miranda Pierangeli C, Jones CR, Jones IR. Perceived overweight, BMI, and risk for suicide attempts: findings from the 2007 Youth Risk Behavior Study. J Adolesc Health. 2009;45(3):292-295.

親の肥満，幼児期からの過体重，テレビの見過ぎは，小児肥満の危険因子である。 088

英国で行われた小児の縦断研究で，小児期の肥満の重要な危険因子が示された[1]。推定される 25 の危険因子のうち，8 つの因子は注目に値する。

- 親の肥満
- 幼児期（43 カ月まで）の BMI または肥満度のはね返り（adiposity rebound）
- 3 歳時のテレビ視聴時間が 1 週間あたり 8 時間以上
- 低出生体重児の取り戻し成長（catch-up growth）
- 月齢 8 カ月および 18 カ月での体重の SD 値
- 1 歳までの体重増加量
- 高出生体重児
- 3 歳時での短い睡眠時間（10.5 時間未満）

> 子どもが生まれてしまえば，親の肥満はコントロールできないし，出生体重もどうすることもできない。また，3 歳時の短い睡眠時間についても有効な手立てがあるとは思えない。しかし医師として，テレビにベビーシッターをやらせるというありがちな習慣を阻止するために，親にこの情報を提供することはできるはずだ。

文 献
1. Reilly JJ, Armstrong J, Dorosty AR, et al. Early risk factors for obesity in childhood: cohort study. BMJ. 2005;330(7504):1357.

子どもでも大人でも，アセトアミノフェンは喘息のリスクを高める。 089

Etminan らによる 19 件の研究のメタ分析によると，アセトアミノフェン投与群の喘息の統合オッズ比は 1.63 であった[1]。また，妊娠中の使用でも喘鳴と喘息のリスクが高まった。

> これを読んでから私は，喘鳴と喘息の既往のある患者の症状を抑えるためにアセトアミノフェンを勧めるのをためらうようになった。

文 献
1. Etminan M, Sadatsavavi M, Jafari S, et al. Acetaminophen and the risk of asthma in children and adults: a systematic review and metaanalysis. Chest. 2009;136(5):1316-1323.

乳癌診断後にアスピリンを使用すると，転移のリスクが減るかもしれない。

090

4,164人のさまざまな病期の女性乳癌患者を対象にした前向き観察研究によると，診断から1年以上生存した患者では，アスピリンの使用により遠隔転移と癌死のリスクが低下した[1]。最もよかったのは，1週間に2～5日アスピリンを内服した群であった。

> もちろん，アスピリンを長期投与する際は，冠動脈疾患患者に処方する場合と同様に，急性消化管出血のリスクを考慮しなければならない。

文献
1. Holmes MD, Chen WY, Li L, Hertzmark E, Spiegelman D, Hankinson SE. Aspirin intake and survival after breast cancer. J Clin Oncol. 2010;28(9):1467-1472.

人工股関節や人工膝関節の置換術後には，静脈血栓塞栓症のリスクがきわめて高い。

091

前向きコホート研究であるMillion Women Studyは，さまざまな外科手術後の静脈血栓塞栓症のリスクに焦点を当てた研究だ[1]。対象者（とにかくMillion Women Studyであるからすべて女性）は，術後6週間で70倍以上，日帰り手術でも10倍以上，静脈血栓塞栓症を発症しやすかった。リスクのほとんどが人工膝関節や人工股関節の置換術後で，45例あたり1例が静脈血栓塞栓症を起こした。担癌患者では，85例あたり1例であった。この研究は女性にしか言及してないが，術後静脈血栓塞栓症は男性にも起こる。

> ある医学雑誌に次のような症例が紹介されていた。35歳の男性患者が膝の手術を受けたが，2カ月後に憩室炎で入院した。10日後には，動悸，胸痛，呼吸困難を訴えて救急救命室（ER）に受診した。臨床症状と心電図に異常がないことからパニック発作と診断され，ベンゾジアゼピンの処方を受け帰宅可能とされた。
> 　この患者がどうなったかはおわかりだろう。数日後，患者は肺塞栓症になり別の病院へ航空搬送され，8時間後に死亡した。その後はER医を相手取った訴訟となり，126万ドルの賠償責任が結審した[2]。
> 　この話のポイントは，胸痛と呼吸困難を訴える患者では必ず静脈血栓塞栓症，特に肺塞栓症を鑑別診断に挙げなければならないこと，また，患者が最近手術を受けていればなおさらそうで，なかでも股関節や膝関節の術後ならいっそう注意を払われなければならないことである。

文献
1. Sweetland S, Green J, Liu B, et al. Million Women Study collaborators. Duration and magnitude of the postoperative risk of venous thromboembolism in middle aged women: prospective cohort study. BMJ. 2009;339:b4583.
2. What's the verdict? PE recognized too late. J Fam Pract. 2009;58(5):288.

思春期の肥満は，多発性硬化症発症のリスクを高める。

092

　これは，Women in the Nurses' Health Study と Nurses' Health Study，合わせて238,371人の女性を対象にした研究の結論である[1]。体格と多発性硬化症は関係がないように思えるが，20歳時の「体格が大きい」と多発性硬化症の発症リスクが上昇していた。

> 著者は20歳と「大人」を分けて考えているようで，思春期の肥満を予防することで，多発性硬化症の発症リスクを減らせると考えているようだ。

文　献
1. Munger KL, Chitnis T, Ascherio A. Body size and risk of MS in two cohorts of US women. Neurology. 2009;73(19):1543-1550.

赤身肉（ウシやヒツジ）の食べすぎは，加齢黄斑変性の早期発症リスクを高める。

093

　それにひきかえ，鶏肉の摂取は，加齢黄斑変性の早期発症と逆の相関がある。ともに，58〜69歳の6,734人を10年以上追跡したオーストラリアの研究にもとづいている。肉の摂取量は，食事頻度の質問表から推量したものである[1]。

> 加齢黄斑変性のリスクとしてはほかに，女性，白人，肥満，加齢黄斑変性の家族歴がある。だから，あなたの患者にこうした危険因子があれば，もっと鶏肉を食べなさいとアドバイスするとよいだろう。魚を含めた次の研究に期待している。

文　献
1. Chong EW, Simpson JA, Robman JD, et al. Red meat and chicken consumption and its association with macular degeneration. Am J Epidemiol. 2009;169(7):867-876.

ビタミンDが不足すると，心筋梗塞のリスクが高まる。

094

　男性で血漿25-ヒドロキシビタミンD（25[OH]D）が低値だと，心臓発作のリスクが高まる。40〜75歳の成人男性18,225人を対象に行われたこの症例対照研究によると，

25［OH］D 値が低いほど心臓発作のリスクが高まった。これは，心筋梗塞の家族歴，民族，血中脂質レベルやその他の危険因子とは関係なく認められた[1]。

これに関連してニュージーランドで行われた 27,153 人の成人を対象にした研究では，「血清 25［OH］D 低値は，心拍数，収縮期血圧，心筋仕事量の増大と関係しており，ビタミン D 低値は心仕事量を増加させる可能性がある」としている[2]。

> この知見をもとに，誰が狭心症になるか，すべての患者の血漿ビタミン D 値を測定するのは果たして有益だろうか。心筋梗塞の危険因子がある患者全員にビタミン D を処方するべきなのだろうか。

文 献

1. Giovannucci E, Liu Y, Hollis BW, Rimm EB. 25-Hydroxyvitamin D and risk of myocardial infarction in men: a prospective study. Arch Intern Med. 2008;168(11):1174-1180.
2. Scragg RK, Camargo CA Jr, Simpson RU. Relation of serum 25-hydroxyvitamin D to heart rate and cardiac work (from the National Health and Nutrition Examination Surveys). Am J Cardiol. 2010;105(1):122-128.

095 チョコレートを食べると，心血管疾患のリスクが減るかもしれない。

われわれの同僚がドイツで行った研究である。19,357 人の健康人を対象に 8 年間追跡したところ，166 人が心筋梗塞を，136 人が脳卒中を発症した。研究者らは，チョコレート摂取が心血管疾患のリスク低下に関与しており，脳卒中については心筋梗塞よりもさらに大きく逆相関すること認めた[1]。血圧の低下が重要な要因だと思われる。

> 昔からチョコレートは「健康食品」だと考えられてきた。このように，直観的に信じてきたことがエビデンスで証明されることもある。

文 献

1. Buijsse B, Weikert C, Drogan D, Bergmann M, Boeing H. Chocolate consumption in relation to blood pressure and risk of cardiovascular disease in German adults. Eur Heart J. 2010;31(13):1616-23.

096 以前の研究で期待されたにもかかわらず，セレンには前立腺癌のリスク軽減効果はないようだ。

いくつかの研究によって，セレンは前立腺癌の発症を予防し，癌の進行を遅らせる効果があることが示唆されてきたが，どの研究も対象者数が多くなかった[1〜3]。

こうした以前の研究が，SELECT（Selenium and Vitamin E Cancer Prevention Trial

のどこか思わせぶりな頭文字）によって再検証された。これは，427施設の前立腺癌に罹患していない50歳以上の男性35,533人を対象としたランダム化プラセボ対照試験である。セレン200μgとビタミンE 400 IUを連日投与した。追跡期間中央値は5.46年であった。結論として，「この用量のセレンまたはビタミンEの単独または併用投与は，対象とした50歳以上の比較的健康な男性には，予防的効果を認めなかった」[4]。

> オリンピック級に33人もの共著者が名を連ねる（本書に引いた文献でも最高記録），この2009年のSELECT研究は，今後もずっとセレンによる前立腺癌予防に関する最も権威のある研究であり続けるだろう。ついでに，ビタミンEにも前立腺癌の予防効果がないことが明らかになった。
> 　2009年には，リコピンの前立腺癌に対する進行抑制効果に関する研究のレビューも行われているが，それによるとリコピンは，疼痛その他の尿路関連症状の軽減にいくぶん関与しているらしい。ただし，得られたデータは「前立腺癌患者へのリコピン補充療法を推奨する，という結論を下すほどには十分でなかった」[5]。

文献

1. Clark LC, Dalkin B, Krongrad A, et al. Decreased incidence of prostate cancer with selenium supplementation: results of a double-blind cancer prevention trial. Br J Urol. 1998;81(5):730-734.
2. Duffield-Lillico AJ, Dalkin BL, Reid ME, et al. Selenium supplementation, baseline selenium status and incidence of prostate cancer: an analysis of the complete treatment period of the National Prevention of Cancer Trial. BJU Int. 2003;91(7):608-612.
3. Li H, Stampfer MJ, Giovannucci EL, et al. A prospective study of plasma selenium levels and prostate cancer risk. J Natl Cancer Inst. 2004;96(9):696-703.
4. Lippman SM, Klein EA, Goodman PJ, et al. Effect of selenium and vitamin E on risk of prostate cancer and other cancers: the Selenium and Vitamin E Cancer Prevention Trial (SELECT). JAMA. 2009;301(1):39-51.
5. Haseen F, Cantwell MM, O'Sullivan JM, Murray LJ. Is there a benefit from lycopene supplementation in men with prostate cancer? A systematic review. Prostate Cancer Prostatic Dis. 2009;12(4):316-324.

097 総合ビタミン薬はもしかすると，進行前立腺癌や前立腺癌による死亡のリスクを高めるかもしれない。

　NIH-AARP Diet and Heath Studyによると，男性が週7回以上総合ビタミン薬を使用すると，進行前立腺癌や前立腺癌による死亡リスクが高まる。総合ビタミン薬を普通に使用している分には，早期または限局性の前立腺癌のリスクとは関連しなかった[1]。

> この調査は，対象者数が多いこと（10,240人）と観察期間が比較的長期（5年間）であることから注目に値する。とは言うものの，私の直観ではこの結論には疑念がある。総合ビタミン薬が進行前立腺癌や前立腺癌による死亡には影響して，早期や限局性の前立腺癌には影響しないというのだ。進行癌といえども，はじめは早期であり限局した癌だったはずではないのか。
> 　そもそも，どうして総合ビタミン薬なのか。総合ビタミン薬は単一成分ではなく，さまざまな成分を含んでいる。私の薬棚にあるCentrumブランド（Pfizer社の市販薬）のビタミン薬

は，各種ビタミンのほかに，カルシウム，リン，ヨウ素，マグネシウム，クロム，モリブデン，ホウ素，ニッケル，シリコン，ルテイン，リコピンなどが含まれている。ラベルをみるとこれらすべてが一度に摂取できる。ホウ素やシリコン，モリブデンを摂取する必要があるのだろうか。もし本当に前立腺癌と関係があるとしても，総合ビタミン全部の調合物ではなくて，単一の成分と関係があるのではなかろうか。それとも，2つ以上の成分が負の相乗効果を及ぼすのだろうか。ニッケルとルテインかもしれない。この研究は静観する必要があると私は思う。

文献
1. Lawson KA, Wright ME, Subar A, et al. Multivitamin use and the risk of prostate cancer in the National Institutes of Health - AARP Diet and Health Study. J Natl Cancer Inst. 2007;99(10):754-764.

Down 症の患者は，甲状腺機能亢進症を発症しやすい。 *098*

さて，リスクの話題から疾病（臨床）相関へ移っていこう。Down 症患者がしばしば甲状腺機能低下症を起こすことはご存知のとおりである。では，甲状腺機能亢進症はどうだろうか。Goday-Arno らは，Down 症患者 1,832 人の診療録を調査して，12 人の甲状腺機能亢進症を報告した。性差はなく，甲状腺機能亢進症のほとんどは Graves 病だった[1]。

> ポイントは，Down 症患者の甲状腺は，機能低下を起こすこともあれば，機能亢進を起こすこともあるということである。

文献
1. Goday-Arno A, Cerda-Esteva M, Llores-Le-Rouix JA. Hyperthyroidism in a population with Down syndrome. Clin Endocrinol. 2009;71(1):110-114.

Crohn 病患者では，脳血栓塞栓症の発症率が高まる。 *099*

Crohn 病患者では，動脈血栓塞栓症のリスクも高まる。Calderón らは，第Ｖ，Ⅶ因子，フィブリノーゲン，血小板が増加し，かつアンチトロンビンⅢが減少した凝固亢進状態があると考えている[1]。Freilinger らは，虚血性脳卒中と末梢血管の血栓塞栓症を発症した 39 歳の患者の症例を報告している[2]。

ほかにもこんな報告がある。37 歳の女性が，術後再診で消化器病専門医に受診した。その際，視力障害，浮動感，顔面と右上肢の刺すような異常知覚を訴えた。血圧が上昇していた。基礎疾患として Crohn 病があり，喫煙歴もあった。こうした手がかりがあっ

たにもかかわらず，医師は診断を下さなかった。翌日になってから患者は脳卒中と診断され，結果的に右片麻痺と失語症になった[3]。

> Crohn病患者は若年から中年層に多いので，脳卒中の好発年齢層とは考えにくいのかもしれない。だからCrohn病患者に切迫脳卒中を示唆する症状があったら，特に注意が必要である。

文献

1. Calderón R, Cruz-Correa MR, Torres EA. Cerebral thrombosis associated with active Crohn's disease. P R Health Soc J. 1998;17(3):293-295.
2. Freilinger T, Reidel E, Holtmannspötter K. Ischemic stroke and peripheral arterial thromboembolism in a patient with Crohn's disease: a case presentation. J Neurol Sci. 2008;266(1-2): 177-179.
3. What's the verdict? (No author listed) Failure to suspect stroke results in brain damage. J Fam Pract. 2009;58(11):620.

100 片頭痛患者は，卵円孔が開存している可能性が高い。

　実際に，前兆のある片頭痛患者の半数には心房中隔欠損がある。Domitrzらが121人の患者を検討したところ，前兆のある片頭痛患者の54％，前兆のない片頭痛患者の25％，健康な対照群の25％に卵円孔開存 patent foramen ovale（PFO）を認めた[1]。

　前兆のある片頭痛患者の半数にPFOがあるというなら，心房中隔欠損を閉鎖したらどうなるだろうか。Vignaは，中等症～重症の片頭痛患者で，PFOと大きな右左シャントがあり，MRIで無症候性脳梗塞を認めた82人を検討した。53人は経皮的心房中隔欠損閉鎖術を受けたが，29人は閉鎖術を受けず，片頭痛治療を受ける対照群とされた。閉鎖術群の34％が術後に片頭痛が消失したのに対して，対照群での消失率は7％だった。50％以上の頭痛発作減少効果があったのは，閉鎖群では87％であったのに対して，対照群ではわずか21％だった[2]。

> この知見にもとづいて，PFOを合併する片頭痛患者では待機的なPFO閉鎖を検討すべきだろうか。今のところコンセンサスは得られていないようなので[3]，引き続き注目しておかねばならない。
> 　ついでに言っておくと，現場で身につけた専門領域（epispecialty）として長らく頭痛を診てきた者として，とにかく34％も片頭痛が消失するのには驚く。私の経験では，片頭痛は改善はするが消失することはめったにない。そのうえ頭痛発作が50％以上減少した患者が87％も報告されている。学生たちには多少皮肉を込めて，次のように話をするつもりだ。片頭痛の予防についてはさまざまな介入研究が行われているが，結果はだいたい似たり寄ったりで，50％の患者に50％の症状改善が得られる。この計算でいくと，対象者の87％に50％の症状改善がみられたというのは，これまで報告されたどんな方法よりもよい結果である。

文献

1. Domitrz I, Mieszkowski J, Kaminska A. Relationship between migraine and patent foramen ovale: a study of 121 patients with migraine. Headache. 2007;47(9):1311-1318.

2. Vigna C, Marchese N, Inchingolo V. Improvement of migraine after patent foramen ovale percutaneous closure in patients with subclinical brain lesions: a case-control study. JACC Cardiovasc Interv. 2009;2(2):107-113.
3. Carroll JD, Carroll EP. Is patent foramen ovale closure indicated for migraine? PFO closure is not indicated for migraine: "don't shoot first, ask questions later." Circ Cardiovasc Interv. 2009;2(5):475-481.

前兆のある片頭痛では，虚血性脳卒中のリスクが2倍に高まる。 *101*

　この報告は，片頭痛と，虚血性脳卒中，心筋梗塞，心血管疾患による死亡との関連を調べた多くの研究のメタ分析とシステマティック・レビューにもとづいている。さらに，男性より女性のリスクが高く，45歳未満，喫煙歴，経口避妊薬の使用でリスクが高まると報告されている[1]。狭心症，心筋梗塞，虚血性の心血管死など，心血管の健康問題全般との関係にまで言及している報告もある[2,3]。

　Bigalらは，片頭痛患者は「高血圧，糖尿病，高脂血症を含め，心血管疾患のリスクが全般的に高い」と警告している[4]。われわれはこうしたことを肝に銘じて，片頭痛患者がもつ心血管疾患の危険因子の特定に精を出し，その改善に努めなければならない。

文　献
1. Schurks M, Rist PM, Bibal ME. Migraine and cardiovascular disease: systemic review and meta-analysis. BMJ. 2009;339:b3914.
2. Kurth T, Gazieno JM, Cook NR. Migraine and risk of cardiovascular disease in men. Arch Intern Med. 2007;167(8):795-801.
3. Kurth T, Schürks M, Logroscino G, Buring JE. Migraine and risk of cardiovascular disease in women. Neurology. 2009;73(8):581-588.
4. Bigal ME, Kurth T, Hu H, Santanello N, Lipton RB. Migraine and cardiovascular disease: possible mechanisms of interaction. Neurology. 2009;72(21):1864-1871.

頭痛患者の1/3には，うつ症状がある。 *102*

　Marlowらによる200人の症例対照研究によると，PRIME-MD 9-item Patient Health Questionnaireを用いてスクリーニングすると，頭痛患者の32％にうつ症状がある。一方で，頭痛のない患者でうつ症状があるのは，わずか10％である[1]。

　プライマリ・ケアの現場で頭痛もうつ病も診てきたが，ずっと両者の相関を疑ってきた。自分たちの直観が裏付けられたのは心強い。この興味深い相関関係からは，多くの疑問が起こる。繰り返す痛みが患者を抑うつにするのだろうか。患者の頭痛はうつ病の一症状なのだろうか。共通した前兆があるのだろうか。とにかく頭痛とうつ病が併存していれば，予防的治

療の選択に影響するだろう。抗うつ薬は，両方に有効な治療と考えられる。

文 献
1. Marlow RA, Kegowicz CL, Starkey KN. Prevalence of depression symptoms in outpatients with a complaint of headache. J Am Board Fam Med. 2009;22(6):633-637.

103
スタチンを事前投与しておくと，市中肺炎の予後を改善するかもしれない。

　コレステロール低下目的にスタチンを内服している市中肺炎の患者は，そうでない患者と比較して，経過が良好である。Chalmers らは，市中肺炎で入院した患者の診療録を 2 年以上にわたり調査して，30 日以内の死亡率，人工呼吸器管理の必要，強心薬の使用，肺炎の重症化について調べた。その他の薬物の内服例や，心血管作用薬の内服がない例に比較して，スタチン内服例では，全身性炎症反応症候群に関するマーカーの低値と予後の改善が認められた[1]。

> ということは，次の疑問が起こる。市中肺炎と診断された患者がスタチンを内服していなかったら，そのときにはスタチンを処方するべきなのだろうか。

文 献
1. Chalmers JD, Singanayagam A, Murray MP, Hill AT. Prior statin use is associated with improved outcomes in community-acquired pneumonia. Am J Med. 2008;121(11):1002-1007.

104
種類にもよるが，Parkinson 病では癌が少ない。

　雑誌 Neurology のある論説によれば，Parkinson 病患者は一般的に癌の罹患率が低いことが疫学研究から明らかであるという。12 章で述べたように，Parkinson 病患者の喫煙率は比較的低いが，著者らは，それが癌の少ない理由とは考えにくい，としている。また Parkinson 病患者は，ほとんどの癌のリスクは低いものの，乳癌と悪性黒色腫の発生リスクは上昇していた。原因としては，この 2 つの癌にかかわる共通遺伝子の突然変異説が考えられている[1]。

> おそらく Parkinson 病患者では，乳癌と悪性黒色腫のスクリーニングを特に注意しておく意味がある。

文 献
1. Inzelberg R, Jankovic J. Are Parkinson disease patients protected from some but not all cancers? Neurology. 2007;69(15):1542-1550.

大腸癌患者では，
身体活動によって死亡リスクは低下する。

105

　Health Professional Follow-up Study では，Ⅰ期からⅢ期までの大腸癌の男性患者668人が登録された。このうち積極的に身体活動を行った患者では，大腸癌による死亡および全死亡のリスクが低かった[1]。

> この研究によると，運動によるメリットは，年齢，BMI，腫瘍の部位，病期のほか，診断前の身体活動性とも関連していなかった。運動可能な患者は定期的な運動をしたほうが好ましく，多くの理由から，次の一手にもなる。

文 献
1. Meyerhardt JA, Giovannucci IL, Ogino S, et al. Physical activity and male colorectal cancer. Arch Intern Med. 2009;169(22):2102-2108.

慢性閉塞性肺疾患の患者は，
骨減少と骨粗鬆症の発症率が高い。

106

　米国の医療施設88箇所の慢性閉塞性肺疾患（COPD）患者658人を対象にした骨密度定量の研究によると，女性の41％と男性の42％に骨減少が，女性の30％と男性の18％に骨粗鬆症が認められた[1]。

> この数値は，COPD患者への吸入ステロイド薬の長期的影響を調べた研究によるものである。3年間かけたこの研究によれば，「骨密度に対して吸入ステロイド薬は，プラセボと比較して有意な影響はなかった」[1]。

文 献
1. Ferguson GT, Calverley PM, Anderson JA, et al. Prevalence and progression of osteoporosis in patients with COPD: results from the TOwards a Revolution in COPD Health study. Chest. 2009;136(6):1456-1465.

結婚している癌患者は長生きする。

107

　Sprehn らは，Surveillance, Epidemiology and End Results（SEER）の登録者から入手した何と379万人分もの診療録を調査して，次のように報告している。結婚していなかった対象者のうち，癌と診断されたときに別居中の患者の生存期間が全体の中で最も短く，次いで，死別，離婚，未婚の順であった[1]。結婚関係にある患者に比べて，癌と診断されたときに離別していた患者の5年相対生存率は72％，10年相対生存率は

60％だった。

別居中の患者に比べ，結婚していると「性差によって解析しても」生存に優位である，という点は注目に値する[1]。

文　献
1. Sprehn GC, Chambers JE, Saykin AJ, Konski A, Johnstone PA. Decreased cancer survival in individuals separated at time of diagnosis: critical period for cancer pathophysiology? Cancer. 2009;115(21):5108-5116.

子宮内膜症患者は，感染症，悪性黒色腫，卵巣癌になりやすい。　　108

　Gemmill らが，外科的に子宮内膜症と診断された患者 4,441 人を調査をしたところ，そうでない場合と比べて，上気道感染症と膣感染症が多いことが明らかになった。また，一般集団と比較して，悪性黒色腫，卵巣癌の発症率は高かったが，乳癌の発症率は低かった[1]。

　これは，子宮内膜症には免疫システムが関係していることを示唆しており，また，子宮内膜症患者では癌のリスクが高いことにも注意しなければならないことを意味している。

文　献
1. Gemmill JA, Stratton P, Cleary SD, Ballweg ML, Sinaii N. Cancers, infections, and endocrine diseases in women with endometriosis. Fertil Steril. 2010;94:1627-1631.

Alzheimer 病と癌は逆相関するようだ。　　109

　どういうことかというと，少なくとも白人の高齢者についての研究によれば，Alzheimer 病患者は癌になるリスクが低く，また癌の既往がある患者では Alzheimer 病が少ないのである[1]。この調査では，65 歳以上の 3,020 人を対象に，認知症については平均 5.4 年間，癌については平均 8.3 年間追跡し，人口統計プロフィール，高血圧症，糖尿病，その他の因子を補正した。比較的数の少ない少数民族については「安定した推定値」の妨げになったため，結論は白人のみに言及している。

　Behrens らは，癌と Alzheimer 病との負の相関は，細胞の生存と死の制御メカニズムにもとづくものだという意見を述べている。簡単にいえば，癌では細胞の生存と増殖が増大しており，Alzheimer 病では神経細胞死が増加している[2]。癌と脳血管性認知症との間には関連性がないことからも，この 2 つの間には何か特別な深い関係があるようだ[1]。

文 献

1. Roe CM, Fitzpatrick AL, Xiong C, et al. Cancer linked to Alzheimer disease but not vascular dementia. Neurology. 2010;74:106-112.
2. Behrens MI, Lendon C, Roe CM. A common biological mechanism in cancer and Alzheimer's disease. Curr Alzheimer Res. 2009;6(3):196-204.

110 血中レプチン濃度が高いと，Alzheimer 病の発症率が低下する。

　現在も継続中の Framingham 研究の一部として，785 人の血中レプチン濃度が測定され，そのうち認知症に罹患していない生存者 198 人に約 7.7 年後に MRI による脳容量解析が行われた。著者らは，血中レプチン濃度の高い被検者は認知症や Alzheimer 病の発症率が低いと報告している[1]。

> Carro によると，レプチンは脂質代謝にかかわるペプチドであり，これは Alzheimer 病の重要な病理学的特徴であるアミロイドベータ蛋白の蓄積や過剰にリン酸化されたタウ蛋白の細胞内凝集を減少させる。血中レプチン濃度を上げる方法が発見されれば，Alzheimer 病の予防や治療に役立つだろう[2]。

文 献

1. Lieb W, Beiser AS, Vasan RS. Association of plasma leptin levels with incident Alzheimer disease and MRI measures of brain aging. JAMA. 2009;302(23):2565-2572.
2. Carro EM. Therapeutic approaches of leptin in Alzheimer disease. Recent Pat CNS Drug Discov. 2009;4(3):200-208.

111 睡眠制限と Alzheimer 病は相関するようだ。

　マウスの研究によると，脳内のアミロイド蛋白は覚醒時に増加し睡眠時には減少する。さらにもう一歩進んで，Kang らは，睡眠抑制物質であるオレキシンをマウスの脳に注入するとアミロイド蛋白濃度が上昇すること発見した。オレキシンを抑制するとマウスは睡眠に陥り，アミロイド蛋白濃度は低下した。

> 確かに，これはマウスの研究である。また，測定しているのはアミロイド蛋白濃度であって，実際に Alzheimer 病の進行を確認するものではない。とはいえ，前述したレプチンに関する研究のように，こうした基礎研究は未来の Alzheimer 病治療の先駆けとなるかもしれない。

文 献

1. Kang JE, Lim MM, Bateman RJ, et al. Amyloid-beta dynamics are regulated by orexin and the sleep-wake

cycle. Science. 2009;326(5955):1005-1007.

心血管疾患と大腿骨近位部骨折は関連している。 *112*

　心不全，脳卒中，冠動脈疾患と診断された患者は，大腿骨近位部骨折のリスクが高い。心不全は大腿骨近位部骨折の最大の危険因子であり，心血管疾患と診断されていない患者に比べて粗発生率では10倍も高い[1]。

> 心血管疾患があると転倒しやすいので，だから大腿骨近位部骨折のリスクが高い，と思うかもしれない。Sennerbyらは，そうではなく，心血管疾患と骨粗鬆症による骨折には同じ原因があるという。彼らは一卵性双生児を対象に研究した。それによると，双子A・BのうちAに心血管疾患があると，たとえBに心血管疾患がなくてもBの大腿骨近位部骨折のリスクは高かった。彼らは次のように結論づけている。「(心血管疾患の)診断指標に合わない双子の相手方で(大腿骨近位部骨折の)リスクが高いことは，心血管疾患と骨粗鬆症性骨折との関連に遺伝因子が関与していることを示唆している」。

文　献
1. Sennerby U, Melhus H, Gedeborg R, et al. Cardiovascular diseases and risk of hip fracture. JAMA. 2009;302(15):1666-1673.

冠動脈疾患と大うつ病とは関連している。 *113*

　30,374人の双子を対象にした研究によると，興味深いことに，冠動脈疾患が大うつ病に与える持続的影響は，大うつ病が冠動脈疾患に与える影響よりもより大きい。冠動脈疾患に大うつ病が合併するリスクは，心筋梗塞と診断された場合に増大する[1]。

> 双子を対象にしたこの研究によると，両疾患の共存に対する遺伝因子の影響は，男性よりも女性で，高齢者よりも若年者で大きいようである。

文　献
1. Kendler KS, Gardner CO, Fiske A, Ganz M. Major depression and coronary artery disease in the Swedish twin registry: phenotypic, genetic, and environmental sources of comorbidity. Arch Gen Psychiatry. 2009;66(8):857-863.

うつ病には，喫煙に匹敵する死亡リスクがある。　　*114*

　ノルウェーの研究者らによると，61,349人の大規模住民調査と包括的死亡データベースとを比較検討したところ，うつ病と死亡率に強い相関があることが明らかになった。著者らは「死亡の危険因子として，うつ病は喫煙に匹敵する」と述べている。奇妙なことに，不安障害を併発している患者では死亡率は低下していた[1]。

> 喫煙が「本当の死因」となること（3章参照）を考えると，確かにうつ病による死亡リスクは高い。しかし，うつ病と不安障害の併発で死亡率が低下する点を考えに入れると，うつ病はただの単一疾患ではないように思われる。まあ，うつ病を治療することで実際に死亡リスクが減るのならよいのだが。

文　献
1. Mykletun A, Bjerkeset O, Overland S, Prince M, Dewey M, Stewart R. Levels of anxiety and depression as predictors of mortality: the HUNT study. Br J Psychiatry. 2009;195(2):118-125.

死亡リスクを高めるさまざまな臨床所見がある。　　*115*

　医師が気をつけなければならない疾患や症状をいくつか列挙しておく。

- 急性冠症候群で数週間入院しているうちに発症した大うつ病性障害や，急性冠症候群の発症後6カ月間のうちに大うつ病性障害から回復しなかった場合は，6.7年以上にわたって死亡率が2倍以上になる[1]。
- 軽度～中等度の心不全患者（ambulatory heart failure）で，血清ナトリウム低値，R-R間隔の標準偏差値（SDNN）低値，血清クレアチニン高値の3つを認めたら，致死的心不全に進展するリスクが高い[2]。
- 心房細動のある高齢者の貧血は，死亡リスクを高める[3]。
- 大腿周囲径が小さければ，たぶん筋肉量が減少しており，心疾患と若年死亡のリスクが高まる[4]。
- 睡眠呼吸障害は全死亡率と関連しており，特に冠動脈疾患による死亡と強く相関し，とりわけ40～70歳の男性ではそうである[5]。
- 関節リウマチ患者では，そうでない患者と比べ心血管疾患による死亡率が60％増加している[6]。
- 高齢者で歩く速度が遅いと，心血管疾患による死亡リスクが高まる[7]。

> これらはすべて若年死亡と「相関」しているが，特にどれかが絶対確実というわけではない。ただし，高血圧症，糖尿病，高脂血症，その他の心血管疾患の危険因子がある患者が，上記の1～2つを合併している場合は，確かに気がかりではある。

文 献

1. Glassman AH, Bigger JT, Gaffney M, et al. Psychiatric characteristics associated with long-term mortality among 361 patients having an acute coronary syndrome and major depression: seven year follow-up of SADHART participants. Arch Gen Psychiatry. 2009;66(9): 1022-1029.
2. Kearney MT, Fox KA, Lee AJ, et al. Predicting death due to progressive heart failure in patients with mild-to-moderate chronic heart failure. J Am Coll Cardiol. 2002;40(10): 1801-1818.
3. Sharma S, Gage BF, Deych E, Rich MW. Anemia: an independent predictor of death and hospitalizations among elderly patients with atrial fibrillation. Am Heart J. 2009;157(6): 1057-1063.
4. Heitmann BL, Frederiksen P. Thigh circumference and risk of heart disease and premature death: prospective cohort study. BMJ. 2009;339:b3292.
5. Punjabi NM, Caffo BS, Goodwin JL, et al. Sleep-disordered breathing and mortality: a prospective cohort study. PLoS Med. 2009;6(8):e1000132.
6. Meune C, Touze ER, Trinquart L, et al. Trends in cardiovascular mortality in patients with rheumatoid arthritis over 50 years: a systematic review and meta-analysis of cohort studies. Rheumatology. 2009;48(10):1309-1313.
7. Dumurgier J, Elbaz A, Ducimetière P, Tavernier B, Alpérovitch A, Tourio C. Slow walking speed and cardiovascular death in well functioning older adults: prospective cohort study. BMJ. 2009;339:4460-4463.

6章
現場で役立つ
クリニカル・パール

診断は，些細なことの観察の積み重ねである。

Hen JY, Rule number 53.
Meador CK [1] より。

　この章では，ささやかで小さな事柄をどのように観察し，そこから何がわかるかを述べて，よりよき診断医をめざす読者の一助としたい。

Caroline P. は7歳になる白人の少女である。鼻副鼻腔炎と気管支炎を何度も繰り返すので医師のもとへつれてこられた。結局，その医師が耳鼻科医に相談したところ，鼻ポリープと診断され，手術をするよう勧められた。母親は手術を承諾する前に，ほかに原因となる病気はないだろうかとたずねた。この問いかけがきっかけとなり，医師はさらにいくつかの質問をした。すると Caroline の便はいつも「脂っぽい」ようで，彼女にキスをすると，なぜか「しょっぱい」味がすることに母親はずっと以前から気づいていた。それまで母親は「しょっぱい味のキス」の話を医師にしていなかったのだ。すぐに汗試験が行われて，塩化ナトリウムが非常に高濃度であることが判明し，嚢胞性線維症の診断に合致した。

　嚢胞性線維症は，白人の子どもと大人に起こる最もありふれた致死的な常染色体劣性疾患であり，12歳以下の鼻ポリープが診断の手がかりとなる。Mainz らの推定では嚢胞性線維症の患者で慢性鼻副鼻腔炎と鼻ポリープのどちらか，または両方があるのは50％に及ぶという [2]。Robertson らは，ほぼすべての嚢胞性線維症患者に鼻・副鼻腔疾患があると述べている [3]。Yung らは5〜18歳の子ども23人の研究で，内視鏡で13人に鼻ポリープを認めた [4]。鼻ポリープが珍しい正常な子どもに比べると，際立った数値である [5]。

　このように，嚢胞性線維症の診断には「しょっぱい味のキス」という手がかりがある。400年にわたって「塩味のする子どもは長生きできない」と信じられてきた [6]。現在では，塩化ナトリウム濃度を測る汗試験は嚢胞性線維症診断のかなめである。

　鼻ポリープ（さらに「しょっぱい味のキス」）が嚢胞性線維症を診断するきっかけになることは，古くからの役に立つクリニカル・パールである。Lorin らは，こうした宝物

のような価値ある知恵をうまく定義づけしてくれた。「クリニカル・パールとは，それだけで完結した，ごく短い，経験や観察にもとづいた臨床情報である」。これは「経験にもとづく医療 experience-based medicine に広く用いられ，客観的なデータのない臨床問題を扱うときの助けにもなる」[7]。しかし，Lorin らの説明は，今では医学情報（ランダム化比較試験やメタ分析など）に簡単にアクセスできることを考慮していない。つまり，鼻ポリープと嚢胞性線維症のかかわりを述べたパールに出会ったら，すぐにデータを捜し出して確かめたり否定したりできるのである。言い伝えのレベルからエビデンスにもとづく事実とするために検索してみると，この章で紹介するほとんどのパールにそれを支持するデータが見つかった。妥当な研究が見つからず，「経験と観察」に頼り続けなければならないパールには，ただし書きをつけて紹介することにしよう。

　価値あるパールに出会ったとき，どうしたらそれとわかるのだろう。まずは，よく知られている事実であってはならず，非常に優れた臨床的な事実ではあっても「ガラス玉」はパールではない。次に，何がしかの真実を表現したものでなければならず，うわべは深遠そうな意見でも臨床的に妥当でなければ 2 章で述べた誤解か俗説であり，これは「プラスチック（えせ）・パール」である。パールはどこか記憶に残りやすい。尊敬する先生の教えだからということもあるだろうし，自分で苦労して獲得したものだからかもしれない。また，一般化（将来の臨床現場で役立つ知識とすること）ができなければならない。さらにパールは，言い回しが簡潔でなければならない。

　「奥深い」という言葉が使われることもあるが，この言葉はアフォリズムをいい表すために残しておきたいと思う。お気に入りのアフォリズムを 2 つ紹介しよう。William Osler 卿（1849〜1919）の「診断に窮したときの隠れ蓑は癒着である」と，Chevalier Jackson（1865〜1958）の「喘鳴があるからといって喘息とは限らない」である[8]。ほとんど詩のようなこの 2 つのアフォリズムもクリニカル・パールだろうか。たぶんそうだろう。ほとんどのクリニカル・パールは単に主張を述べたものなのだが，しかし，日々の診療に役立つからわれわれはこれを覚えておくのである。この章では私のクリニカル・パールの首飾り（叙情詩のようなものも少しはあるが，ほとんどはそうではない）を，可能な限り文献引用とともにお示ししよう。

文　献

1. Meador CK. A little book of doctors' rules II. Philadelphia: Hanley & Belfus; 1999.
2. Mainz JG, Koitschev A. Management of chronic rhinosinusitis in CF. J Cyst Fibros. 2009;8(suppl 1):S10-S14.
3. Robertson JM, Friedman EM, Rubin BK. Nasal and sinus disease in cystic fibrosis. Ped Respir Rev. 2008;9(3):213-219.
4. Yung MW, Gould J, Upton GJ. Nasal polyposis in children with cystic fibrosis: a long-term follow-up study. Ann Otol Rhinol Laryngol. 2002;111(12 Pt 1):1081-1086.
5. Lund VJ. Diagnosis and treatment of nasal polyps. BMJ. 1995;311:1411-1414.
6. Quinton PM. Cystic fibrosis: lessons from the sweat gland. Physiology (Bethesda). 2007;22:212-225.
7. Lorin MI, Palazzi DL, Turner DL, Ward MA. What is a clinical pearl and what is its role in medical education? Med Teach. 2008;30(9-10):870-874.
8. Quoted in Taylor RB. White coat tales: medicine's heroes, heritage and misadventures. New York: Springer; 2008; pages 127-129.

50％ブドウ糖を50mL投与してみるまでは，脳卒中かどうかはわからない。 *116*

　このパールのエビデンスは，Mangrulkar らの著したクリニカル・パールに関するエッセイである[1]。脳卒中が疑われる患者に1人おきに50％濃度のブドウ糖50mL（50 of D50）を投与するというランダム化比較試験を実施した人が今までいたかどうかはわからない。この手早くできる無害な試験は，当然，インスリンに起因する低血糖の患者を救うだろうが，脳卒中には効果がないだろう。

　本章のはじめにこのパールを紹介したのにはわけがある。ランダム化臨床試験という形でエビデンスにもとづく証拠は見つけられなくても，役に立つクリニカル・パールとしての鍵となる特徴があるからだ。つまり，人の心をひきつけ，臨床に役立ち，時の試練にも耐えてきた，ということである。これは表面上の妥当性と，Osler が述べているように「記憶にささる棘」のような特質を併せもっている[2]。

文献
1. Mangrulkar MD, Saint S, Chu S, Tierney LM. What is the role of the clinical "pearl?" Am J Med. 2002;113(7):1-7.
2. Reveno WS. Medical Maxims. Springfield IL: Charles C. Thomas; 1951.

握手は診断のファーストステップである。 *117*

　患者との握手は，歓迎を表す社会的な仕草にとどまらず，数多くの診断の手がかりを与えてもくれる。

- 不安だと手が汗ばんでいるかもしれない。
- 手がかなり熱ければ，発熱しているか，甲状腺機能亢進症かもしれない。
- 握力が弱ければ，うつ状態や疲労，または神経学的障害かもしれない。
- 手がひどく冷たければ，Raynaud 現象の徴候かもしれない。
- 節くれ立った手は，関節リウマチかもしれない。
- 手がふるえており，企図時振戦があれば，Parkinson 症候群かもしれない。
- 握手をした手が「あちこち動く」のは，舞踏病の所見かもしれない。
- Dupuytren 拘縮では屈筋腱の拘縮が起こるが，特にケルト系やバイキングの子孫にみられる[1]。
- 下垂手（手首の下垂）は「土曜の夜の麻痺」で起こるが，鉛中毒でも起こる[2]。

　この「握手でどんな病気がわかるか」という質問は，医学生を教えるときのお気に入りの1つである。

文 献

1. Brenner P, Krause-Bergmann A. Van VH. Dupuytren contracture in North Germany: epidemiological study of 500 cases. Unfallchirug. 2001;104(4):303-311.
2. Spinner RJ, Poliakoff MB, Tiel RL. The origin of "Saturday night palsy." Neurosurgery. 2002;51(3):737-74.

眼瞼下垂と「のぞき見徴候」があれば，重症筋無力症を示唆する。 *118*

　外眼筋の筋力低下であるこの 2 つの症状は重症筋無力症患者の 90％に起こり，約半数で初発症状となる[1]。のぞき見徴候 peek sign では，「静かに閉じているまぶたに対抗する力を加えると，短時間で眼瞼が離れ，眼瞼裂が拡大して強膜が露出し」，患者は検者をのぞき見るようになる[2]。

> 重症筋無力症患者のおおよそ 5 人に 1 人は眼症状が唯一の徴候である，ということを心にとどめておこう[1]。

文 献

1. Sommer N, Melms A, Weller M, Dichgans J. Ocular myasthenia gravis: a critical review of clinical and pathophysiological aspects. Doc Ophthalmol. 1993;84(4):309-333.
2. Osher RH, Griggs RC. Orbicularis fatigue: the "peek" sign of myasthenia gravis. Arch Ophthalmol. 1979;97:677-699.

乗物酔いのひどい子がいたら，将来の片頭痛に注意する。 *119*

　子ども時代の乗物酔いは片頭痛の初期徴候の可能性がある。この現象はパノラマ映画のバーチャルな動きを観て起こることさえある。乗物酔いは片頭痛患者のおよそ 50％に起こり，成人期に頭痛がはじまった場合でも，子どものころのこの傾向が引き続き残っていることがある[1]。

> 親が子どもの乗物酔いの話をするときには，私は片頭痛の家族歴をたずねるようにしている。片頭痛を患っている成人を診察する際は，子どもだったときに乗物酔いをしたか聞いてみるとよい。多くの人がはっきりと，特に車の後部座席に乗っていたときの吐き気を思い出すだろう。

文 献

1. Marcus DA, Furman JM, Balaban CD. Motion sickness in migraine sufferers. Expert Opin Pharmacother. 2005;6(15):2691-2697.

120 くも膜下出血では，10人に3人は初診時に誤診される。

　突発する，強い，かつて経験したことのない頭痛という特異的な症状を，医学部3年生であれば誰でも学んでいるのに，どうしてこんなことが起こるのだろうか。答えは，よくいわれる突発する強い頭痛は，くも膜下出血患者の1/4で欠けているからであり，頭痛があったとしてもそれが医師にはっきりと伝わっていないからかもしれない[1,2]。

> Edlowによれば，この30%の誤診率は次の2つが原因である。まず，くも膜下出血の症状の現れ方の全体像を理解できていないこと，そして，CTや腰椎穿刺など鍵となる診断テストにも限界があることを知らないことである[3]。例えば，頭部CTの感度は症状出現初日以降は低下していく[2]。

文献
1. ACROSS Group. Epidemiology of aneurismal subarachnoid hemorrhage in Australia and New Zealand. Incidence and case fatality from the Australasian Cooperative Research on Subarachnoid Hemorrhage Study (ACROSS). Stroke. 2000;31(9):1843-1850.
2. Hankey GJ, Nelson MR. Easily missed? Subarachnoid hemorrhage. BMJ. 2009;339:b2874.
3. Edlow JA. Diagnosis of subarachnoid hemorrhage. Neurocrit Care. 2005;2(2):99-109.

121 長距離ランナーの貧血では，「走者の貧血」を考える。

　長距離ランナーが軽度の貧血で受診したら，「走者の貧血 runner's anemia」の可能性がある。その場合は，古い成熟した赤血球が溶血したことによる相対的な大赤血球症がみられる。この溶血は舗道に足裏を打ちつけるために起こるが，走行距離にも関係している。ほかに血漿容量の増加や消化管からの血液喪失も要因となる[1]。Eichnerは，足裏を地面に打ちつけて起こる溶血は，老化した赤血球をシステムから取り除くことになり，実際にはアスリートのためになっているかもしれないと述べている[2]。

> 足裏を地面に打ちつけたための溶血現象と走者の貧血に気づいていれば，鉄欠乏状態や骨髄異形成症候群を検索する余計な費用が節約できるだろう。

文献
1. Dang CV. Runner's anemia. JAMA. 2001;286(6):714-716.
2. Eichner ER. Runner's macrocytosis: a clue to footstrike hemolysis. Runner's anemia as a benefit versus runner's hemolysis as a detriment. Am J Med. 1985;78(2):321-325.

若年の齲歯やひどい齲歯の患者は，Sjögren 症候群かもしれない。

122

　Sjögren 症候群は，ドライアイ（乾性角結膜炎），ドライマウス（口内乾燥症），疲労を主訴とする自己免疫性疾患である。ドライマウスでは唾液分泌が減少し，齲歯ができるようになる[1]。

> これこそ患者の口と歯を診察するもう 1 つの理由である。Lindsay から引用しよう。

> 「無知からくる誤り 1 つあたり，10 の見ないことからくる誤りが生じている」[2]。

> ドライマウスをどうしているか患者に聞いてみるとよい。口内乾燥の症状を和らげるために硬いキャンディを舐めているので，しばしば虫歯が進行している。

文献
1. Mathews SA, Kurien BT, Scofield RH. Oral manifestations of Sjögren syndrome. J Dent Res. 2008;87(4):308-318.
2. Lindsay JA. Medical axioms, aphorisms and clinical memoranda. London: H.K. Lewis Co.; 1923; page 7.

Behçet 症候群は，重症の再発性のアフタ性口内炎で発症することがある。

123

　眼・口・性器症候群または悪性アフタ症という別名でも知られているように，Behçet 症候群では，口，眼，外陰部に痛みのある特徴的な潰瘍ができる。後部ブドウ膜炎が特徴的な症状であるが，口の潰瘍はほとんどすべての患者にあり，唯一または最も早期の症状であることもある[1]。

> Behçet 症候群が最も多いのはトルコであるが，13 世紀に Marco Polo が横断し，その後も人々がたどったシルクロード沿いの地域で頻度と重症度が最も高いようだ[2,3]。地理的分布から推測されるのは，遺伝が一役買っていることと，遙か昔の起源は地中海東岸と中国を結ぶ貿易ルートを旅していた 1 人以上の非常に多産だった商人だろうということである。この症候群の名はフランス語ではなくトルコ人の名前に由来しており，「ベイチェット」と発音する。

文献
1. Oh SH, Han EC, Lee JH, Bang D. Comparison of the clinical features of recurrent aphthous stomatitis and Behçet's disease. Clin Exp Dermatol. 2009;34(6):e208-e212.
2. Alli N, Gur G, Yalcin B, Hayran M. Patient characteristics in Behçet disease: a retrospective analysis of 213 Turkish patients during 2001-2004. Am J Clin Dermatol. 2009;10(6):411-418.
3. Yurdakul S, Hamuryudan V, Yazici H. Behçet syndrome. Curr Opin Rheumatol. 2004;16(1):38-42.

心房細動は，甲状腺機能亢進症の最初の徴候かもしれない。

124

心房細動の発症率は，一般集団では4％（これ自体，驚くほど高いと私は思う）である。甲状腺機能亢進症の患者では15％である。潜在性の甲状腺機能亢進症では，心房細動の発症率が3倍になる[1]。

> 高齢の患者では特にこの関係を疑っておく。エビデンスに基づく証拠は見つけられなかったのだが，次のようなコツも紹介しておこう。Revenoによれば，「患者がすぐに気づくのは，脈の不整ではなく心拍の亢進である」[2]。もちろん心臓のこの2つの徴候（頻脈と不整）は，どちらも甲状腺機能亢進症で起こりうるのだが。

文 献
1. Bielecka-Dabrowa A, Mikhailidis DP, Rysz J, Banach M. The mechanisms of atrial fibrillation in hyperthyroidism. Thyroid Res. 2009;2(1):4-8.
2. Reveno WS. 711 Medical maxims. Springfield IL: Charles C. Thomas; 1951; page 32.

前屈すると和らぐ胸痛は，心膜炎かもしれない。

125

特に合併症のない心膜炎では「胸膜炎」型の胸痛があり，片方または両方の肩に放散することもあるが，身を起こして前屈みになると痛みは軽減する。しかし，狭心症や心筋梗塞によく似た鈍く圧迫されるような不快感を訴えることもたまにある[1]。

> このような患者では，急性心膜炎に特異的な心膜摩擦音を注意深く聴こう。心電図では，広範囲のST上昇やPR低下を見つけよう。

文 献
1. Goyle KK, Walling AD. Diagnosing pericarditis. Am Fam Physician. 2002;66(9):1695-1702.

ホットタブ（温泉浴槽）の利用者が咳と呼吸困難を訴えたら，ホットタブ肺かもしれない。

126

ホットタブ肺 hot tub lung は最近になって判明した肺疾患で，*Mycobacterium avium complex* によって引き起こされる。三次レベルの医療センターに紹介された患者21人の研究によれば，気管支喘息，気管支炎，サルコイドーシスなど，多くの（的はずれな）

紹介病名を付けられて転院したことが明らかとなった。すべての患者で，ホットタブの水，呼吸器分泌物，肺組織から *M. avium* が分離された[1]。

> *Pseudomonas* 属によるホットタブ皮膚炎のことは知っていたが，これからは入浴を楽しんでいるときにホットタブ肺のことも考えなければならない。

文献
1. Hanak V, Kalra S, Aksamit TR, Hartman TE, Taxelaar HD, Ryu JH. Hot tub lung: presenting features and clinical course of 21 patients. Respir Med. 2006;100(4):610-615.

127
急性虫垂炎の患者は，普通は食欲がない。

患者が空腹であったら，急性虫垂炎の診断は疑問視しておく。急性虫垂炎の患者は通常は食欲を失う，というのは裏付けのあるクリニカル・パールである。Gonclaves らの研究によれば，急性虫垂炎で手術を受けた患者 267 人のうち 86％に食欲不振を認めた[1]。

> 「記憶に焼き付く」パールはたぶんこうである。「空腹を訴える患者の開腹には用心せよ」。

文献
1. Gonclaves M, Martins AP, Leal MJ. Acute appendicitis in children. Acta Med Port (Portugal). 1993;6:377-382.

128
ジャンプ試験は，虫垂炎疑いの診断を確かめるのに役立つ。

子どもの腹部診察は難しいこともあるが，特に痛みのある場合はなおさらである。急性虫垂炎を疑う場合や外科的腹症を起こす原因があると，判断が非常に難しい。腹膜刺激症状を調べるには，その子にジャンプしてもらうよう頼むという手がある。単なる胃痙攣や非外科的な問題だけの子どもなら，普通は簡単にできる。対照的に，外科的腹症を疑わせる腹膜刺激症状のある子どもは，痛いので「ジャンプ試験」をやりたがらないことが多い[1]。

> この検査をやらない理由はない。診断手技としてジャンプ試験は安全で安価である。最新の画像診断をもってしても，虫垂炎の診断はしばしばクリアカットにはいかない。
> 虫垂炎にまつわる歴史的な覚え書きとして，1909 年に米国医師会誌 JAMA が出版したエッセイによると，歴史を形づくり，そのうえ毒殺とされてきた死のいくつか（例えばローマ皇帝 Claudius の息子 Britannicus など）は虫垂炎が原因かもしれないということだ。100 年前に次のように述べられているのに注目しよう。「結局のところ，虫垂炎の筋書きは，もしそれと

気づかなければ毒薬によるものと経過が非常に似たものになる。症状は突然，食後それほど間をおかずに現れ，強い痛みが起こりやすく，広汎性腹膜炎が起こる。そして腹部の圧痛が内部に何らかの強い刺激物のあることを示唆するが，これはもちろん毒が働いているからと思われたであろう」[2]。

文 献

1. Holtry L. Practical Pointers. Consultant, July 2009; p.437.
2. Pathology and History, April 17, 1909. Reiling J, series editor. JAMA. 2009;301(16):1721.

129 胆嚢を触知できる無痛性黄疸の原因は，たぶん胆石ではない。

　テクノロジーを使った診断に夢中になり，私たちは伝統ある身体診断の方法を忘れてしまうことがある。ここで紹介するのはCourvoisierの法則で，スイスの外科医Ludwig Courvoisier（1843〜1918）の業績によるものであるが，彼は総胆管から胆石を摘除する先駆的な仕事をしていた。187例の総胆管閉塞症の研究で，外科医である彼は胆管にある結石はめったに胆嚢の腫大を起こさないことを観察した。理由は単純で，胆石はゆっくり成長して，たいていは胆嚢壁の線維化を起こすので，胆石が胆管を塞いで逆圧がかかっても胆嚢が腫大することはないからだ。Fitzgeraldらによれば，慢性ということが鍵なのである[1,2]。

　したがって，黄疸があって胆嚢が触知可能であれば何かほかのもの，例えば膵癌などを考える。
　それはそうと，この所見は皇帝Napoléon Bonaparteの愛飲したコニャック"Courvoisier"とは関係ない。このアルコール飲料の名前は当時のワインと蒸留酒の製造者Emmanuel Courvoisierまでさかのぼるのだが，これは同じ姓の外科医よりもおよそ1世紀前の人である。

文 献

1. Parmar MS. "Courvoisier's law". CMAJ. 2003;168(7):876-877.
2. Fitzgerald JE, White MJ, Lobo DN. Courvoisier's gall bladder: law or sign? World J Surg. 2009;33(4):886-891.

130 通常の治療に反応しないほてりは，カルチノイド症候群かもしれない。

　エストロゲン治療にも反応しない，激しい顔面潮紅のある閉経期の女性などがそうかもしれない。カルチノイド症候群の徴候としてはほかに，下痢，気管支攣縮，弁膜性心疾患がある。

カルチノイド症候群を疑ったら，尿の 5-ヒドロキシインドール酢酸（5-HIAA）の濃度測定を考える。

文　献
1. Van der Lely AJ, de Herder WW. Carcinoid syndrome: diagnosis and medical management. Arq Bras Endocrinol Metabol. 2005;49(5):850-860.
2. Jabboour SA, Dividovici BB, Wolf R. Rare syndromes. Clin Dermatol. 2006;24(4):299-316.

131
サルコイドーシスは，子どもの関節症状の原因にはなりにくいが，皆無というわけではない。

　Ukae らは，若年性関節リウマチに似たサルコイドーシスが就学前に発生したケースを報告している[1]。

　著者らは，関節，眼，皮膚の 3 つの領域の所見について述べている。

　このサルコイドーシスの病歴は年長の子どもたちとは違う，と著者らは述べており，診断がはっきりしないときには皮膚生検を勧めている。

文　献
1. Ukae S, Tsutsumi H, Adachi N, Takahashi H, Kato F, Chiba S. Preschool sarcoidosis manifesting as juvenile rheumatoid arthritis: a case report and a review of the literature of Japanese cases. Acta Paediatr Jpn. 1994;36(5):515-518.

132
脾臓は，3 倍の大きさにならなければ触診できない。

　このパールは Reveno の医学格言集が出典である[1]。残念ながら Reveno はこれを確かめる文献を提供しておらず，私もエビデンスを見つけられなかった。しかし，左肋骨下に隠れた臓器の増大を見つけるのが難しいのは，皆さんにも覚えがあるだろう。また，この 3 倍サイズのパールが本当だとすると，脾腫を生じた原因疾患がなんであれ，早期ではないということになるだろう。

　Kraus らは，診断的な脾摘出術を受けた 122 人の患者を研究し，116 の標本で特異的な疾患を認めた。説明のつかない脾腫の原因で最も多かったのは悪性腫瘍であったが，25％の症例では，原因は反応性か良性腫瘍であった[2]。

　脾腫を起こす原因のリストは長い[3]。報告されているものをいくつか示す。

分類	例
うっ血性脾腫	門脈血栓症
急性感染症	伝染性単核球症
慢性感染症	マラリア
溶血	遺伝性球状赤血球症
骨髄増殖性疾患	真性多血症
腫瘍性疾患	急性/慢性リンパ性白血病
浸潤性巨脾	アミロイドーシス
その他の原因	嚢胞，サルコイドーシス，潜伏性脾破裂

文献

1. Reveno WS. 711 Medical maxims. Springfield IL: Charles C. Thomas; 1951; page 112.
2. Kraus MD, Fleming MD, Vonderheide RH. The spleen as a diagnostic specimen: a review of 10 years' experience at two tertiary care institutions. Cancer. 2001;91(11):2001-2009.
3. Taylor RB. Difficult diagnosis. Philadelphia, PA: Saunders; 1985; page 493.

133 精索静脈瘤はたいていは左側にあるが，右側だけにできる場合は要注意である。

　左精索静脈の解剖学的構造によって，ほとんどの精索静脈瘤は左側にある[1]。患者の3人に1人は両側性である。右側だけにある場合は，下大静脈の右側で右精索静脈を閉塞する腫瘤病変を疑う[1,2]。

　Biyaniらは，精索静脈瘤は成人男性と思春期男子の10〜15％に起こると報告しているが，私はこれほど罹患率が高いとは思わなかった。精索静脈瘤の成人男性の25％に精液分析で異常がみられるが，「精索静脈瘤が男性不妊に影響するという証拠はほとんどない」と結論している。25％に精液異常がある[2]というなら，この結論は不思議に思わざるをえない。

文献

1. Evaluation of nonacute pathology in adult men. Available at: http://www.uptodateonline.com/online/content/topic.do?topicKey=primneth/7784&linkTitle=VARICOCELE&source=preview&selectedTitle=3~11&anchor=4#4. Accessed March 31, 2009.
2. Biyani CS, Cartledge J, Janetschek G. Varicocele. Clin Evid (Online). 2009 Jan 6; 2009;pii:1806.

134 睾丸痛を訴える男性に正常な精巣挙筋反射があれば，診断は精巣捻転以外である。

　急性の睾丸腫脹を起こした男子245人の研究では，片側の精索挙筋反射があること

と精巣捻転がないことは100％相関していた。この研究で精巣捻転のあった56人の男子すべてで，精巣挙筋反射は消失していた[1]。

しかし，SchmitzとSafranedによるエビデンス・レビューには，正常な反射がある精巣捻転の症例報告がいくつかとり上げられている。彼らは，「どのような身体所見の有無によっても，完全には精巣捻転を否定できない」[2] と述べている。ここで鍵になるのは「完全には」という言葉である。この2つの報告から，このクリニカル・パールは，役には立つが不完全なものというランクにしておこう。

文　献
1. Rabinowitz R. The importance of the cremasteric reflex in acute scrotal swelling in children. J Urol. 1984;132(1):89-90.
2. Schmitz D, Safraned S. How useful is a physical exam in diagnosing testicular torsion? J Fam Pract. 2009;58(8):433-434.

135 糖尿病の末梢神経障害の検査としては，128Hzの音叉がベストである。

これは，糖尿病性足潰瘍のある患者24人，ほかの神経障害のない糖尿病患者24人，非糖尿病のコントロール群を対象とした研究の結果である。いろいろな検査方法を比較したところ，128Hzの音叉が最良であり，モノフィラメントを使った検査よりはるかに優れていた[1]。

神経解剖を研究していた日々を思い起こすのだが，音叉で計測される振動覚は脊髄の後索の機能を反映している。この神経は体中でいちばん長く，そのため最も障害を受けやすい。糖尿病性ニューロパチーがその例である。

文　献
1. Meijer JWG, Smit AJ, Lefrandt JD, et al. Back to basics in diagnosing diabetic polyneuropathy with the tuning fork! Diabetes Care. 2005;28(9):2201-2205.

136 前屈すると和らぐ背部痛では，脊柱管狭窄症を考える。

高齢者に多いこの疾患の可能性を評価するにあたっては，椎間板ヘルニアの患者の95％に出現する根性疼痛や坐骨神経痛がないか，たずねておくのも重要である[1]。

もう1つヒントを紹介しよう。脊柱管狭窄症の患者は，階段をのぼっているときは違和感が軽減すると述べたりするが，この動作では自然と前屈する姿勢になる。これとは対照的に，血管性の間欠性跛行の患者は階段登りで痛みが増すと訴えることがある[1]。

文　献
1. Chad DA. Lumbar spinal stenosis. Neurol Clin. 2007;25:407-418.

背部痛のある学童では、バックパックを疑え。

137

　最近の学童たちは非常に重いバックパックを担いでおり、しばしば体重の10〜20％にもなる。California大学San Diego校のグループが、縦置きのMRIを使ってバックパックによる荷重を評価した。いろいろな重さのバックパックを背負った状態で、女子5人と男子3人をスキャンした。バックパックの重さを増やすと椎間板の高さが著しく圧縮され、腰椎の非対称性が有意に増し、背部痛は荷重を増やすに従って大きくなった[1]。

　著者らによれば、米国にいる11〜14歳の子どもたちの37％が背部痛を訴えており、米国の子どもたちの92％以上が体重の10〜20％の重さのバックパックを背負っているという。本当に関連があるのだろうか。そう、あるのだ。対象人数が少ないとはいえ、この巧みに計画された研究がそれを示している。

> 個人的な意見だが、コンピュータやフラッシュメモリードライブ、そしてスマートフォンの時代に、なぜ重い教科書が山ほど必要なのだろう。それとも、あの重いバックパックには何か他のアイテムが入っているのだろうか。

文　献
1. Neuschwander TB, Cutorne J, Macias BR, et al. The effect of backpacks on the lumbar spine in children: a standing magnetic resonance imaging study. Spine. 2010;35(1):83-88.

受傷後に肘を十分伸展できなければ、五分五分の確率で骨折している。

138

　このパールの出所は1,740人の肘外傷患者の研究である。完全に伸展できた602人のうち17人に骨折があった。完全には伸展できなかった1,138人の患者のうち521人に骨折があった[1]。

> これは、エビデンスによる事実にもとづいて見通しをもった身体診察を行えば、画像で何がわかるか予測できる、という1つの例である。このようなスキルは、災害時救出作業のような画像診断がすぐに利用できない状況でとりわけ役に立つ。

文　献
1. Appelboam A, Reuben AD, Benger JR, et al. Elbow extension test to rule out elbow fracture: multicentre,

prospective validation and observational study of diagnostic accuracy in adults and children. BMJ. 2008;337:a2428.

アスピリンで和らぐ夜間の骨痛は，類骨骨腫かもしれない。 139

　類骨骨腫はあまりみられない良性の骨腫瘍で，たいていは子どもや若年成人に発生する。大腿と脊椎が好発部位である。単純X線では肥厚した皮質に囲まれた透過像を示す。単純X線ではわからず，診断を確定するためにCTや骨シンチあるいはMRIが必要になることもある。

> 類骨骨腫の痛みは，アスピリンや他のNSAIDで改善することがある。私の生涯で経験した2人の患者についていえば，2人とも劇的に，ほとんど魔法のように効いた。

文　献
1. Cohen MD, Harrington TM, Ginsburg WW. Osteoid osteoma: 95 cases and a review of the literature. Semin Arthritis Rheum. 1983;12(3):265-281.
2. Azouz EM, Kozlowski D, Marton D, Sprague P, Zerhouni A, Asselah F. Osteoid osteoma and osteoblastoma of the spine in children: report of 22 cases with brief literature review. Pediatr Radiol. 1986;16(1):25-31.

足底筋膜炎は妊娠のようなもので，およそ9カ月で消えてしまう。 140

　このパールもまたMeadorの著書"A Little Book of Doctors' Rules II"が出典である[1]。今回は，この教えを支持するエビデンスを見つけることができた。Davisらは，踵に痛みのある患者105人を平均29カ月にわたって追跡した。患者は通例の治療を受けた。つまりNSAID，軽度の安静，踵のクッション，ストレッチングを行い，ときに注射を受けた。105人の患者の89.5%で，10.9カ月以内に踵の痛みが消失した[2]。

> 正確にいえば10.9カ月は通常の妊娠期間より少し長いが，たいしたことではない。これは役立つパールだと思う。

文　献
1. Meador CK. A little book of doctors' rules II. Philadelphia: Hanley & Belfus; 1999, Rule number 51.
2. Davis PF, Severud E, Baxter DE. Painful heel syndrome: results of non-operative treatment. Foot Ankle Int. 1994;15(10):531-535.

すべての人で足背動脈を触れるわけではない。 *141*

　足背動脈の拍動は末梢血管疾患の診断に大切であるが，場所の特定が難しいことがあり，実際に1.8％の人では両側で拍動は欠損している。Robertsonらは，触診とDoppler探査子（一般の診療では使わないが）によって健常な若者547人を対象に足背動脈を捜した。9人が先天的に両側の足背動脈拍動を欠いており，6人は片側性に欠損していた。もちろん，足背動脈が見つけられないときは後脛骨動脈を探しにいけばその名のとおりの場所に見つかるが，547人のうち1人で欠損していた[1]。

> 足背動脈があると仮定した場合，それが内踝と外踝でおおよそ正三角形を形づくると考えれば，足背で探し当てることができる。

文　献
1. Robertson GS, Ristic CD, Bullen BR. The incidence of congenitally absent foot pulses. Ann R Coll Surg. 1990;72(2):99-100.

小字症は，
Parkinson病の最も初期の徴候かもしれない。 *142*

　このパールはRiceによるオンラインブック "Wisdom of the Aged：Clinical Pearls（ベテラン医師の知恵袋：クリニカル・パール）" が出典だが，そこには同僚の専門家から集めた経験にもとづく，直観に訴えてくるパールが数多く紹介されている[1]。

　Jankovicは，Parkinson病の臨床的特徴に関する研究を調べたレビューで，この疾患の重要な徴候として，安静時振戦，運動緩慢，固縮，姿勢反射の消失を上げている[2]。多くの二次的運動障害〔構音障害，流涎，加速歩行（バランスを失わないよう焦っているかような，素早い小刻みな歩行）など〕のなかでは，小字症（文字どおり，小さな書字）が，Parkinson病の最も早期に発現する症状のことがある。この現象をみてGangadharらは，患者の書く文字は健常者に比べてサイズが小さく，筆跡速度の変動が大きいと述べている[3]。

> 電子カルテが登場する以前のある日のこと，私は高齢の同僚が使っていた手書きの入院記録に小字症のはじまりを見つけた。彼は数年のうちに，ゆっくりとParkinson病のすべての症状を呈するようになっていった。

文　献
1. Rice RE. Wisdom of the aged: clinical pearls. Page 35. Available at: http://www.familymedicine.us.edu/ricer/ClinicalPearls.pdf. Accessed January 16, 2010.
2. Jankovic J. Parkinson's disease: clinical features and diagnosis. J Neurol Neurosurg Psychiatry. 2008;79(4):368-376.

3. Gangadhar G, Joseph D, Srinivasan AV, et al. A computational model of Parkinsonian handwriting that highlights the role of the indirect pathway in the basal ganglia. Hum Mov Sci. 2009;28(5):602-618.

143 振戦ではじまる Parkinson 症候群は，固縮や寡動ではじまる場合よりゆっくり進む。

　これはエビデンスにもとづいたメタ分析から得たものだが，著者らは次のように結論している。「初発症状が振戦である患者は，疾患の進行がゆるやかであり，レボドパ治療にも長く反応するようだ」[1]。

> Hackney と Earhart は，短時間の集中的なタンゴダンス療法を Parkinson 病患者に推奨している。この短時間で完了する活動が，軽症～中等症の患者にとって適切で有効であると考えているのだ[2]。明らかに良性の初発症状である振戦が（固縮や寡動よりも）タンゴになじみやすいということだろうか。

文　献
1. Suchowersky O, Reich S, Perlmutter J, Zesiewicz T, Gronseth G, Weiner WJ. Practice parameter: diagnosis and prognosis of new onset Parkinson disease: an evidence-based review. Neurology. 2006;66(7):968-975.
2. Hackney ME, Earhart GM. Short duration, intensive tango dancing for Parkinson disease: an uncontrolled pilot study. Complement Ther Med. 2009;17(4):203-207.

144 薬物性 Parkinson 症候群の患者は，振戦を起こしにくい。

　特発性 Parkinson 病ではこれとは違い，患者の 75％は片側性の安静時振戦が初期症状となる[1]。

> 特発性 Parkinson 病は珍しい病気ではない。65 歳以上の 100 人に 1 人に起こり，米国では 2 番目に多い神経変性疾患である。第 1 位を保持しているのは Alzheimer 病である[1]。

文　献
1. Blount BW, Robbins L. Parkinson disease. CME Bull. 2010;9(2):1-6.

145
幻聴の原因はたいてい精神病性であるが，
幻視はさまざまな薬物など
化学物質が引き起こしている可能性が高い。

これも Meador の "Doctors' Rules" に載っている[1]。Hugdahl は，幻聴（何も音がしていないのに「声が聞こえる」こと）を統合失調症の鍵となる症状としている[2]。幻視では，lysergic acid diethylamide（LSD），phencyclidine（PCP，エンジェルダスト），mescaline などのよく知られた幻覚誘発薬を考える。身体依存のある人のアルコール離脱のように，薬を中止することで幻視や振戦譫妄を起こすことがある[3]。

> 私は，ある若い女性の振戦譫妄のはじまりを，特に問題のない術後3日目に目撃したことがある。この女性（すぐに隠れたアルコール依存者であるとわかった）が，ベッドの足元に「奇妙な小人」が座っているのがみえはじめ，それから間もなく完全な振戦譫妄に陥った。
> Meador はまた，幻嗅は一般的ではないが，たいていは器質的なものであると述べている[1]。可能性があるものとして，側頭葉てんかん，脳損傷，Alzheimer 病，片頭痛の前兆がある。

文 献

1. Meador CK. A little book of doctors' rules II. Philadelphia: Hanley & Belfus; 1999, Rule number 157.
2. Hugdahl K. "Hearing voices": auditory hallucinations as failure of top-down control of bottom-up processes. Scand J Psychol. 2009;50(6):553-560.
3. Alcohol withdrawal syndrome: how to predict, prevent, diagnose and treat it. (No authors listed). Prescribe Int. 2007;16(87):24-31.

146
認知症の患者がいきなり譫妄を併発したら，
尿路感染症を疑う。

これは，Alzheimer 病の患者にカテーテルを留置していたり，導尿を繰り返しているときに起こりやすい[1]。

> 尿路感染症は，認知症のあるなしにかかわらず介護施設ではとてもよく起こり，生命を危うくすることもある。介護施設で働いていた臨床指導医がかつて生々しくもこう話してくれた。「カテーテルを持って患者に近づくのは，弾を装填した銃を持っているようなものだ」。彼は感染の危険性を暗にほのめかしたのであって，譬えはちょっと大げさではあったが，そのイメージは私の心にずっと残っている。

文 献

1. Rice RE. Wisdom of the ageds: clinical pearls. Page 41. Available at: http://www.familymedicine.us.edu/ricer/ClinicalPearls.pdf. Accessed January 16, 2010.

偶然の事故か児童虐待かを区別するには，打撲傷の特徴が手助けになる。 *147*

　外傷（身体的な虐待と事故による外傷の両方）で入院した子どもたちの症例対照研究では，打撲傷の総数と身体部位が2つの群で異なっていた。

　身体的な虐待が予想できるのは，4歳以下の子どもでは耳，首，胴の打撲傷，4カ月未満の幼児ではどの領域の打撲傷でも虐待が予想された。また，事故による外傷に比べ虐待児では，傷の数が多い傾向があった[1]。

> もちろん小児の外傷では，どのような場合にも児童虐待に敏感であることが必要である。とは言うものの，元気な学童，特に男児で向こうずねに傷のない子なんているものだろうか。
> 　ここでもまたMeadorの直観に訴えてくる格言を示そう。奇妙な怪我があり，とてもおとなしくて行儀のよい子は虐待を受けているかもしれない[2]。

文献
1. Pierce MC, Kaczor K, Aldridge S, O'Flynn J, Lorenz DJ. Bruising characteristics discriminating physical child abuse from accidental trauma. Pediatrics. 2010;125(1):67-74.
2. Meador CK. A little book of doctors' rules II. Philadelphia: Hanley & Belfus; 1999, Rule number 175.

皮膚が灰色がかった青色で銀のように変色している患者は，銀皮症かもしれない。 *148*

　銀皮症は，皮膚が灰色がかった青色に変色するもので，日光露出部に最も顕著であるが，結膜や歯肉，爪床に起こることもある。この病気は19世紀初頭にみられたが，当時は銀の調合剤がいろいろな病気に使われていた[1]。20世紀になると，もっと効果的で疾患特異的な薬が使えるようになったので，罹患率は徐々に低下していった。だが銀皮症は消えてしまったわけではなく，数多くの散発例が報告されている。主に銀を含んだ健康商品の服用が原因となったものである[2,3]。

> 子どものころ，喉が痛むと，母はArgyrolを塗ってくれたが，これは感染症治療薬として売られていた銀の蛋白溶解液であった。この思い出は，ペニシリンが新たに発見された奇跡の薬であったころのものである。しかし，今はどうだろう。最近，空港で長い待ち合わせをしているとき，"Mental_Floss"という雑誌を見つけた。そこには58歳の老人が皮膚炎の治療にコロイド状の銀を使い，青く変色した姿でToday Showに出演した記事があった。さらにモンタナ州の政治家のことが書かれていたが，彼は2000年に抗菌薬が使えなくなることを予想して1999年にコロイド状の銀を摂りはじめていた。青い皮膚にもかかわらず，彼は米国上院の選挙に2回も出馬したのだった[4]。
> 　今朝，2011年の早い時期であるが，Argyrolのウェブサイトを見つけた。いまだに次のような目的に使われているらしい。「粘膜組織，特に目，鼻，上部副鼻腔，咽頭（内耳にまで通じる）をきれいにするために。そして尿生殖器にも。感染を起こすバイ菌，粘液，カスを除去する衛生的な手段として」[5]。

文 献

1. Lambert EC. Modern medical mistakes. Bloomington, IN: Indiana University Press; 1978; page 70.
2. Chang AL, Khosravi V, Egbert B. A case of argyria after colloidal silver ingestion. J Cutan Pathol. 2006;33(12):808-811.
3. Kim Y, Suh HS, Cha HJ, Kim SH, Jeong KS, Kim DH. A case of generalized argyria after ingestion of colloidal silver solution. Am J Ind Med. 2009;52(3):246-250.
4. Blue in the face. (No author listed). Mental_Floss. 2010;9(1):16.
5. Argyrol SS. Mild Silver Protein Home. Available at: http://argyrol.com/agprotein.phtml. Accessed July 14, 2010.

149 若白髪の原因は，ビタミン B_{12} 欠乏症かもしれない。

コバラミンの欠乏では，目にみえる 2 つの手がかりがある。髪の色素脱出と皮膚の色素沈着症である[1]。古典的な大赤血球症，貧血とビタミン B_{12} の欠乏を手がかりに悪性貧血を探索していると，私たちは皮膚や髪の変化，心理的な変化や末梢神経障害などの手がかりに注意を怠ることがある[2]。悪性貧血と診断された一連の患者 70 人の研究では，19％には貧血がなく，33％で大赤血球症を欠いていた[3]。

> Mori らは，色素沈着症の主要なメカニズムはメラニン合成の増加であるとしている[1]。この疾患で皮膚の色素が増加し，髪の色が薄くなるのは不思議なことである。

文 献

1. Mori K, Ando I, Kukita A. Generalized hyperpigmentation of the skin due to vitamin B12 deficiency. J Dermatol. 2001;28(5):282-285.
2. Puri V, Chaudhry N, Goel S, et al. Vitamin B12 deficiency: a clinical and electrophysiological profile. Electromyogr Clin Neurophysiol. 2005;45(5):273-284.
3. Carmel R. Pernicious anemia. The expected findings of very low serum cobalamin levels, anemia, and macrocytosis are often lacking. Arch Intern Med. 1988;148(8):1712-1714.

150 「黒い斑点」のある皮膚病変では，基底細胞癌が第 1 候補である。

ご承知のとおり，そもそも基底細胞癌は皮膚癌のなかで最もありふれたものなので，どちらかというと診断しやすい（3 章参照）。ともあれ，1 つ以上の「黒い斑点」や色素沈着性の斑点をみたら，基底細胞癌ではないかという強力なヒントにはなる[1,2]。

一方で，色素過剰の斑点やシミは扁平上皮癌や悪性黒色腫でも起こるとFoxは警告している[1]。だから，他の格言もそうだが，「黒い斑点徴候」のパールも臨床状況を考慮に入れなければならない。

文 献
1. Fox GN. An aid for spotting basal cell carcinoma. J Fam Pract. 2009;58(2);73-75.
2. Goldberg LH, Friedman RH, Silapunt S. Pigmented speckling as a sign of basal cell carcinoma. Dermatol Surg. 2004;30:1553-1555.

151 「醜いアヒルの子」徴候があれば，悪性黒色腫かもしれない。

簡単にいうと「醜いアヒルの子」とは，その患者の他のほくろとは違ってみえる皮膚病変である。この「醜いアヒルの子」理論の研究では，まず患者12人の背中の皮膚の写真を多職種の医療従事者にみてもらった。皮膚科医13人，皮膚科看護師5人，そして8人の非臨床系医療スタッフである。5個の悪性黒色腫すべてと140個の良性病変のうちたった3個だけが「醜い」，つまり患者の皮膚にあるその他の病変とは違う，と評価された[1]。

「醜いアヒルの子」パールの有効性を確かなものする，非常にすばらしい研究だと私は思う。特に非医療系スタッフの診断能力には感銘を受けた。このように高水準な評価ができるなら，果たして「醜いアヒルの子」のスクリーニングに皮膚科医が必要だろうか。

文 献
1. Scope A, Dusza SW, Halpern AC. The "ugly duckling" sign: agreement between observers. Arch Dermatol. 2008;144(1):58-64.

152 いきなり簡単に禁煙できたら，肺癌かもしれない。

医師が強く勧めたわけでもないのに，1日3箱も吸う長期のニコチン中毒の患者が自然に禁煙したら，肺癌を疑う。Camplingは，2009年7月31日から8月4日までサンフランシスコで行われた第13回World Conference on Lung Cancerで，自然な禁煙は肺癌の特徴である可能性を報告した。彼女は，ニコチン嗜癖に干渉する因子を腫瘍が分泌するためであると推測している[1]。

咳や喘鳴のある呼吸困難患者はいなかった。肺癌の診断を受ける前に禁煙した 55 人の患者のうち，49 人（89％）はその時点では無症状であった[1]。

　禁煙と肺癌に関する他の研究として，Parsons らはメタ分析による研究報告の広範なシステマティック・レビューを行い，「早期肺癌と診断された後の禁煙は予後を改善する，という予備段階のエビデンス」を得た。禁煙するのに遅すぎるということはない，という自明の理が確かめられたようである[2]。

文　献

1. Campling B. Easy smoking cessation may signal lung cancer. Pulmonary Med. September 1, 2009;9:47.
2. Parsons A, Daley A, Begh R, Aveyard P. Influence of smoking cessation after diagnosis of early stage lung cancer on prognosis: systematic review of observational studies with meta-analysis. BMJ. 2010;340:b5569.

感染問題に医師が加担することもある。　　　153

　ピッツバーグの医師 3 人が，聴診器に何が隠れているかについて気の利いた研究を行った。聴診器のヘッド部分を，アルコールを含んだ手指消毒用の泡できれいに洗う前と後で寒天培地に押し付けた。92 個の聴診器から 184 の培養が得られた。コロニーのカウントは洗ったあとで有意に低く，洗う前の培養から MRSA のコロニーが 3 つ検出されたが，洗った後では検出されなかった[1]。

　当節，手洗いをすれば十分で，聴診器にはどういうわけか細菌がつきにくいと思っていなかっただろうか。私たちが使う診断機器や衣服がどのくらい MRSA の問題に関与しているのだろうか。

文　献

1. Schroeder A, Schroeder MA, D'Amico FD. What's growing on your stethoscope? And what you can do about it. J Fam Pract. 2009;58(8):404-405.

7章
検査，心電図，画像診断

> 現代の一流の医療機関で経験を積み卒業した優秀な若い医師たちが，
> いともたやすく機械による診断を鵜呑みにしてしまうことに，
> 私はいつも驚きを隠せないでいる。
>
> 米国の医師 William J. Mayo（1861〜1939）[1]

　検査（血液検査，尿検査，心電図，あらゆる種類の画像診断など）は，医師にとって諸刃の剣といえよう。確かに検査からは，診断に決着をつける重大なデータが得られる。例えば血液塗抹標本に半月体が検出される，といった具合にだ。しかし一方で，臨床検査が容易に行えるとなると，それに依存するだけでなく，医師の知的怠慢を少しは助長しかねない。なにしろ，検査をオーダーするほうが患者の話に耳を傾けるより簡単なのだから。しかし，このような無理やり検査を選択させられてしまう状況下でも，詳細な病歴を引き出すほうが，一般的に最善の選択肢なのだ。

　それでもなお，検査や画像診断は21世紀の診断には欠かせないものであり，臨床できわめて重大な役割を果たすことも多い。以下のようなケースについて考えてみてほしい。罪のない個人を巻き添えにしないよう細部は変えてあるものの，これは実際に起こったことなのだ。また，念のために言っておくと，ここに登場してくる医師は私ではない。

　Shirley J. は69歳になる2型糖尿病患者である。コネチカット州に住む姉妹を訪問して戻ってくると，疲労感，発熱，関節の痛みやこわばり，頭痛，体重の減少といった漠然とした症状に見舞われた。彼女は救急医をたずね，全血球計算と生化学検査を受けてからウイルスの持続感染という診断がくだされて，家へ帰された。

　10日後，彼女は視覚症状に悩まされる。そして，以前，かなり初期の白内障を正しく診断してくれた眼科医にかかったが，眼圧は正常，網膜検査でも異常はみられなかった。眼科医は高血糖症の症状を発現しているのではないかと疑った。

　数週間たっても症状は変化せず，Shirley は糖尿病専門医をたずねた。診察は服用している薬の見直しと，糖化ヘモグロビンが正常範囲内であることを確認するにとどまった。

　最終的に彼女は総合医にみてもらうことにした。2〜3年前に検診でお目にかかって以来である。総合医は問診と身体診察を行い，問題の原因を探し出すべく診断推論にとりかかった。全血球計算を繰り返し，肝機能検査を含む生化学スクリーニング検査，ライム病検査，赤血球沈

降速度などのさまざまなリウマチ性疾患の検査を実施した。胸部 X 線，頭部 MRI も行った。

　1 つずつ検査報告が届いた（電子カルテが普及する前の話なのだ）。すべてが異常なしであった。ただ 1 つ，赤血球沈降速度が 105 mm/hr であったことを除いては。これは，巨細胞（側頭）動脈炎として典型的な症状だった（に違いない）。

　読者にきちんとお伝えするためには，その後のことも話しておかなければならないだろう。その医師はすべての結果を見直した。もちろんすべて……のつもりだったのだが，どういうわけか赤血球沈降速度の結果だけは見過ごすか見落とすかしてしまったのだ。もしかすると，たまたま知らないうちにデスクにおかれたのかもしれない。とにかくその疾患はさらに 2～3 週間発見されず，ある夜彼女は突然左目の視力を失い，救急室に運ばれてくることになってしまった。左目はもう回復の見込みがないところまできてしまっていた。

　この話から学ぶべきことがいくつかある。1 つ目は，一連の検査結果が陰性であっても無病とはいえないこと。2 つ目に，このケースの糖尿病専門医がそうだが，自分の専門の疾患を良好にコントロールできているからといって，患者に追加の検査や紹介が必要ないわけではないこと。そして最後は，手がかりとなる検査を行ったのであれば，必ず結果をみて，即行動しなければならないことだ。

文　献

1. Mayo WJ. Aphorisms. In: Aphorisms of Dr. Charles Horace Mayo and Dr. William James Mayo, Willius FA, editor. Rochester, MN: Mayo Foundation for Medical Education and Research, 1988, page 55.

154 医療政策は、診断的検査の意思決定に影響しかねない。

　ごく基本的な患者ケアに至るまで医療の質を確かにしようとする熱意がありすぎて、Joint Commission は、臨床検査室改善法（CLIA）の適用除外となっている臨床検査に対する厳格な規制を打ち出した。便潜血を調べるために現場で医師が直接患者に行う検査（ポイント・オブ・ケア検査）に対する規制もそうで、検査の質管理データを手入力で文書化することを新たに医師に義務づけている。Adams らは、788 人の患者の診療録を調べ、規制の実施前と後で直腸指診と便潜血検査の回数がどう変わったかを比較した。この新しい政策が施行されたことで、医師による直腸診の実施率は 16.7％低下し、便潜血検査は 18.7％落ち込んだことがわかった[1]。

> 最新の医学の動向として、便潜血検査を併せた直腸診はすでに主流ではなくなっているが、この有用かつ安価な検査法をこれ以上妨害する必要があるだろうか。質の確保を追求するあまり、大腸癌を見落としてしまうことはないだろうか。

文　献

1. Adams BD, McHugh KJ, Bryson SA, Dabulewicz J. The law of unintended consequences: The Joint Commission regulations and the digital rectal examination. Ann Emerg Med. 2008;51(2):197-201.

155 赤血球分布幅の上昇は、死亡リスク増加と関連している。

　全血球計算の一部である赤血球容積粒度分布幅 red cell distribution width（RDW）は、循環赤血球の大きさのバラツキを表す指標である。RDW 高値は鉄欠乏性貧血の特徴である。さらに、症状のある心血管疾患の患者で RDW 値が高いと死亡リスクが高まることがわかっている。最近の研究では、心血管疾患のない人でも RDW 上昇と死亡が関連することがわかってきた。Patel らは、1988 年から 1994 年にかけて National Health and Nutritional Examination Survey に登録した 45 歳以上の成人 8,175 人を対象に RDW 値を調査し、2000 年の終わりまでその数値と死亡率を比較した。彼らは、RDW 値が高いほど全死亡リスクの上昇と強く相関していることを発見し、RDW 値を「45 歳以上の成人の強力な死亡予測因子」とした。RDW 値が 1％上昇するごとに全死亡リスクが 22％上昇するという。

> この発見の医学的有用性はまだはっきりしていない。しかし、RDW は全血球計算の副産物として入手しやすく、またこの調査の強力な成果からも、RDW 高値と死亡が関連することを知っておくことは、折にふれ役立つことだろう。

文 献

1. Patel KV, Ferrucci L, Ershler WB. Red blood cell distribution width and the risk of death in middle aged and older adults. Arch Intern Med. 2009;169(5):515-523.

HbA1cは，糖尿病の有用なスクリーニング検査である。

156

　長い間，糖尿病のスクリーニングと診断のゴールドスタンダードは，空腹時血糖値とブドウ糖負荷試験だった。コストの問題があるにもかかわらず，HbA1c値を用いたスクリーニングが増加傾向にある。1999年から2006年に行われた全米健康栄養調査National Health and Nutrition Examination Survey（NHANES）にもとづいて成人6,890人を調べたところ，Carsonらは，HbA1c値が6.5％以上であれば糖尿病診断に必要な空腹時血糖値とよく一致することを実証した[1]。

　オーストラリアで行われた患者と一般集団の調査では，HbA1c値が5.5％以下だと2型糖尿病は生じず，7.0％以上で発現が予測できるとしている。HbA1c値が6.5〜6.9％であれば，「医学的にも集団としても糖尿病を発現する可能性が高い」[2]ということになる。

　HbA1cをスクリーニングに使うのは名案といえるだろうか。空腹時血糖とHbA1cはコストが違うので，われわれはたいてい「誰が支払うか」，つまり政府なのか保険会社なのかで使い分けてきた。しかし，論理的に考えるとどうなのだろう。Bennettらによる一次横断研究のシステマティック・レビューでは，HbA1cは個人差が少なく，微小血管と大血管の両方の合併症の予後予測に役立つので，「将来の合併症を防ぐという追加のメリットが期待できる点で，費用対効果に優れた選択肢となる」[3]と結論づけている。また，HbA1cは患者を空腹状態におく必要がないので日々の臨床でも実用的である。

文 献

1. Carson AP, Reynolds K, Fonseca VA, et al. Comparison of A1C and fasting glucose criteria to diagnose diabetes among U.S. adults. Diabetes Care. 2010;33(1):95-97.
2. Lu ZX, Walker KZ, O'Dea K, Sikaris KA, Shaw JE. HbA1c for screening and diagnosis of Type 2 diabetes in routine clinical practice. Diabetes Care. 2010;33(4):817-819.
3. Bennett CM, Guo M, Dharmage SC. HbA1c as a screening tool for detection of Type 2 diabetes: a systematic review. Diabet Med. 2007;24(4):333-343.

LDLコレステロールを減らすのは 心血管疾患リスクを下げるのに重要だが，単にHDLコレステロール値を上げてもそれほど役に立たなさそうだ。

157

　カナダのMcMaster大学が，299,310人の参加者からなる108件のランダム化臨床試験を分析した野心的なメタ回帰分析を発表している。結論はこうだ。「LDLコレステロールの変動を調整したすべての分析から，治療によるHDLコレステロールの変動と，冠動脈疾患による死亡，冠動脈疾患の発症，全死亡率のリスク比には関連がみられない」[1]。

　このカナダの研究は，生活習慣の改善以外の方法によるHDLコレステロールの積極的な増加の効果を支持するエビデンスはほんの少ししかない，という31のランダム化比較試験について検討した2007年のシステマティック・レビューの結果とおおむね一致している[2]。

> 生活習慣の改善で達成できる範囲よりもっとHDLコレステロール値を上昇させようとしている患者には，ナイアシンやフィブラート系が用いられる。しかし，LDLコレステロールを減らすことが最も重要であることに変わりはない。

文　献
1. Briel M, Ferreira-Gonzalez I, You JJ, et al. Association between change in high density lipoprotein cholesterol and cardiovascular disease and mortality: systematic review and meta-regression analysis. BMJ. 2009;338:b92.
2. Singh IM, Shishehbor MH, Ansell BJ. High-density lipoprotein as a therapeutic target: a systematic review. JAMA. 2007;298(7):786-798.

HbA1cが5.5％以上になると，糖尿病性網膜症のリスクが高まる。

158

　2005〜2006年にかけて1,066人の成人を対象に行われた全米健康栄養調査National Health and Nutrition Examination Surveyで，HbA1c値が5.5％以上になると網膜症の患者数が急激に増加することが明らかになった。同じようなリスクの高まりは空腹時血糖値が126 mg/dL以上の人たちにもみられたが，空腹時血糖値よりもHbA1cのほうが「網膜症の有病率の差をはっきり示した」[1]。

> 糖尿病と診断された人の36％は網膜症を合併することを考えると，この研究はHbA1c検査のメリットをまさに裏付けたもう1つの論文といえるだろう[1]。

文　献
1. Cheng YJ, Gregg EW, Geiss LS, et al. Association of A1c and fasting plasma glucose levels with diabetic

retinopathy prevalence in the U.S. population: Implications for diabetes diagnostic thresholds. Diabetes Care. 2009;32(11):2027-2032.

159 脂質検査に絶食は必要ない。

　Di Angelantonio らは，血管障害での脂質評価の役割を研究し，主要な脂質とアポリポ蛋白およびこれらの心臓血管疾患に対する予測値を調べた。これは 302,430 人を対象に 297 万人年の追跡調査により得られた，実に壮大な 68 件の長期前向き研究のレビューである。著者はこう結んでいる。「血管障害における脂質の評価は，絶食の必要もなく中性脂肪もあまり気にせず，総コレステロールと HDL コレステロールまたはアポリポ蛋白の計測に絞ることによって簡略化できる」[1]。

　私がこの論文を紹介したのは，もう患者を絶食させずに脂質検査を行ってもよいという事実を強調するためだ。おまけとして，この膨大なデータの研究にはこんな発見も隠されていた。「HDL 値が最も低い人は，最も高い人と比べて心血管疾患を起こすリスクは約 3 倍である」[1]。

文献

1. Emerging Risk Factors Collaboration: Di Angelantonio E, Sarwar N, Kaptoge S, et al. Major lipids, apolipoproteins, and the risk of vascular disease. JAMA. 2009;302(18):1993-2000.

160 C 反応性蛋白の高値は，糖尿病のリスク上昇と相関する。

　いくつもの研究が，軽度の全身性炎症と糖尿病との関係を示している。5,571 人を調べた多人種動脈硬化研究 Multi-Ethnic Study of Atherosclerosis（MESA）のデータから，白人，黒人，ヒスパニック系で，C 反応性蛋白（CRP），フィブリノーゲン，IL-6 が高い人は，より 2 型糖尿病の頻度が高いことがわかった[1]。イランの医学大学の Nabipour らが 1,754 人を調べた研究によると，「ペルシャ湾北部の一般集団では，CRP の上昇は，従来いわれてきた心血管系リスク以外に，明らかに糖尿病と相関している」[2]。

　この 2 つの研究の知見は Chen らによって補強された。彼らは平均 16 年以上にわたって調査対象者の CRP を測り続けた。その結果，中長期的には CRP 値の変動はそれほどではなく，少なくとも血清コレステロール値よりは変動が少ないと結論づけた。彼らは，「結論として，CRP 値によって中期的にメタボリック症候群の新規発症を予測することはできなかったが，血糖値上昇と糖尿病の新規発症を予測することができた」[3] とも報告している。

炎症性マーカーの上昇，特に CRP の上昇は，心血管疾患とうつ病のリスク上昇とも関係している[4]。定期健診で CRP の測定を推奨される日も近いのだろうか。

　余談だが，自らの発見を簡潔に「高感度な CRP の上昇は 2 型糖尿病と相関する」[2]と論文タイトルにしてくれた著者らを称賛したい。新しい重要な情報を探し求めているわれわれにとって，このようにわかりやすいのはとてもありがたい。

文　献

1. Bentoni AG, Burke GL, Owusu JA, et al. Inflammation and the incidence of type 2 diabetes: the Multi-Ethnic Study of Atherosclerosis (MESA). Diabetes Care. 2010;33(4):804-810.
2. Nabipour I, Vahdat K, Jafari SM, et al. Elevated high sensitivity C-reactive protein is associated with type 2 diabetes: the Persian Gulf Healthy Heart Study. Endocr J. 2008;55(4):717-722.
3. Chen TH, Gona P, Sutherland PA, et al. Long-term C-reactive protein variability and prediction of metabolic risk. Am J Med. 2009;122(1):53-61.
4. Dinan TG. Inflammatory markers in depression. Curr Opin Psychiatry. 2009;22(1):32-36.

161 血清尿酸の高値は，死亡率の上昇と相関する。

　高尿酸血症は，さまざまな病態（高血圧，心不全，心血管疾患，腎不全など）の予後不良と相関している。最近，Wasserman らは内科入院した成人 650 人を対象に，予後予測をするうえでの高尿酸血症の意義について調べた。彼らによると，上に挙げた疾患以外にも，糖尿病や，もちろん痛風，利尿薬使用者でも血清尿酸値が高いことがわかった。一方で高尿酸血症は，悪性腫瘍や感染症の診断，C 反応性蛋白（CRP）高値とは，はっきりとした相関はなかった。彼らは「初期尿酸値は内科入院患者の死亡に関する独立した予測因子である」と結論づけている。さらにありがたいことに，著者らはどのくらいの尿酸値が「高くて」どのくらいが「正常か」を定義してくれている。6 mg/dL 以下の人の死亡率は 5％だが，12 mg/dL 以上の人の死亡率は 27％であった[1]。

　たぶんこの研究は血清尿酸値に限定したものではなく，さまざまな疾患の死亡リスクを調べるうちにたまたま尿酸との関連が判明したのだと思う。増殖が早い悪性腫瘍や治療感度の高い悪性腫瘍ほど，腫瘍細胞の崩壊により（核酸のプリン体が代謝されて）高尿酸血症を生じるとされているが，概して悪性疾患と尿酸値の上昇には関連がなかった，というこの研究の結論に私は驚きを隠せない。

　私たちは，尿酸値の上昇が単に死亡リスク上昇のマーカーなのか，何らかの細胞障害の現れなのか，さまざまな疾患の経過にかかわっているのかを問わなければならない。疾患の経過にかかわっているのだとしたら，高尿酸値症は治療するべきなのだろうか。

文　献

1. Wassermann A, Shnell M, Boursi B, Guzner-Gur H. Prognostic significance of serum uric acid in patients admitted to the Department of Medicine. Am J Med Sci. 2010;339(1):15-21.

血清 TNF-α の高値は, Alzheimer 病患者の認知機能低下の進行と相関する。

162

　地域在住の Alzheimer 病患者 300 人の介護者に急性炎症性イベントの頻度を記録してもらい, 腫瘍壊死因子 α (TNF-α) 値との関係を調べたすばらしい研究がある。驚くべき結果をここに引用する。「ほぼ半数の症例で観察された急性全身性炎症性イベントは, 炎症性サイトカインの前駆物質である血清 TNF-α の上昇と, そして, その後 6 カ月間での 2 倍の認知機能低下と相関している。TNF-α の基礎値が高いと, 4 倍も認知機能が低下しやすかった。研究全体を通じて, 血清 TNF-α が低いとその後 6 カ月間で認知機能は低下しなかった」[1]。

> もちろん私は, われわれがマーカーにこだわりすぎてはいないか気になるし, インフルエンザや肺炎, 胃腸炎や血管炎などに関連する認知機能低下で実際に何が起きているか知りたいと思う。C 反応性蛋白のところですでに述べたように, 軽度の全身性炎症を診断するための何かを探し求め続けるべきなのだろうか。
> 　多くの臨床状況にあてはまる伝統的な考えがある。検査をオーダーしたときは必ず, その検査が (a) 陽性だったら何をするか, (b) 陰性だったら何をするか, を自問すること。もし答えが同じなら, その検査は本当に必要だろうか。

文　献
1. Holmes C, Cunningham C, Zotova E, et al. Systemic inflammation and disease progression in Alzheimer disease. Neurology. 2009;73(10):768-774.

フルオロキノロンを服用していると, 尿中オピオイド検査で偽陽性となることがある。

163

　実際に尿中薬物反応検査で偽陽性を示すことがある薬物がある[1]。ガチフロキサシンやその他のフルオロキノロン系, オピオイド, NSAID, カンナビノイドやバルビツレート, Vicks Vapo Inhaler (L-メタンフェタミン含有の鼻粘膜拡張薬), アンフェタミンなどである。

　これらの含有物を知っておくのは重要である。なぜなら, 偽陽性は誤ってその患者を失職させたり, 治療計画からはずす可能性があるからである。

> 尿中薬物反応検査を巧妙に偽陰性にしてしまう方法もある。薬物中毒者は, 大量の水を飲んだり利尿薬を飲むことで尿中反応を薄めたりすることがある。また, 提出する尿に家庭用漂白剤を加えたり, 薬物を使用していない他人の偽検体を提出することだってある。

文　献
1. Vincent EC, Zebelman A, Goodwin C, Stephens MM. What common substances can cause false positives on urine screens? J Fam Pract. 2006;55(10):893-897.

三環系抗うつ薬は，褐色細胞腫の診断で偽陽性の原因となることがある。

164

　褐色細胞腫の診断検査では，驚くほどたくさんの検査異常が生じやすい。Yu と Wei らが行った，1,896 人の褐色細胞腫の検査の研究では，少なくとも 1 つの検査で異常が生じた人が 417 人（22％）にのぼった[1]。最も高い偽陽性率を示したのは尿中メタネフリン（50％）で，偽陽性率が最も低かったのはバニリルマンデル酸であった。

　実際に三環系抗うつ薬は，カテコールアミンとメタネフリンの血中濃度を誤って上昇させてしまう薬物の筆頭であることがわかっている[2]。それ以外にも，アセトアミノフェン，アンフェタミン，buspirone，エタノール，レボドパ，プロクロルペラジン，プソイドエフェドリンなどのアドレナリン作動薬，レセルピンが挙げられる。

> 褐色細胞腫はシマウマ探しかもしれない。しかし，検査を行うのは決して珍しくはない。Yu と Wei は，こうした検査が臨床でよく用いられるようになったため，検査結果を混乱させる薬物についてもっと知っておく必要がある，と考えている。

文 献
1. Yu R, Wei M. False positive test results for pheochromocytoma from 2000 to 2008. Exp Clin Endocrinol Diabetes. 2010;118:577-585
2. Bravo EL, Gifford RW Jr. Pheochromocytoma. Endocrinol Metab Clin North Am. 1993;22(2):329-341.

ビタミン C を摂取していると，尿検査で尿中ヘモグロビンと尿糖が偽陰性を示すことがある。

165

　4,379 人のルーチンの尿検査を調べた研究では，アスコルビン酸を含んだ検体で尿中ヘモグロビンの偽陰性率が高いことがわかった。この研究では，検体の 22.8％がビタミン C 陽性であった。著者はその後，ビタミン C を 100～1,000 mg 摂取した場合や，ビタミン C 含有フルーツジュースの場合にどのような影響があるかも調べている。その結果，「たとえごく少量のビタミン C でも，またジュースであっても，尿中ヘモグロビンと尿糖が偽陰性になるのに十分な尿中ビタミン C が排泄されることがわかった」[1]。

> 多くの人が風邪の予防や治療にビタミン C を服用していることを考えると，尿検査に対するこの影響は，特に糖尿病や膀胱癌では臨床的に重要な意味をもっている。日常診療の尿検査では，検体にアスコルビン酸が含まれているかどうかまでは教えてくれない，ということを気にかけておく必要がある。

文 献
1. Brigden ML, Edgell D, McPherson M, Leadbeater A, Hoag G. High incidence of significant urinary ascorbic acid concentrations in a west coast population – implications for routine urinalysis. Clin Chem. 1992;38(3):426-431.

直腸診で前立腺を触診するとPSAが上昇するが、それほど上がるわけではない。 166

　直腸診は前立腺特異抗原 prostate specific antigen（PSA）の値に影響を及ぼすのであろうか。つまり、もし私がある患者の前立腺病変を調べるためにしっかりと直腸診を行い、その後、PSA測定の採血に行くように言ったとしたら、その結果は信用できるか、ということである。この疑問に答えるために、Mayo Clinicの3人の泌尿器科医が143人の男性患者に前向きランダム化比較試験を行った。半数には直腸診の前後で、残り半数には直腸診なしで、2回PSA値を計測した。全体として、直腸診を行った群では1回目と比べ2回目は0.4 ng/mL高い値を示した。一方、対照群では変化は−0.1 ng/mLであった。さらに、直腸診を行った群では、76%の人が2回目のPSA測定で上昇がみられたが、対照群では32%であった。著者は、平均0.4 ng/mLの変化はとるに足らない変化だと述べている。結論として、「これらの結果から、直腸診直後の血清PSA濃度は正確であり、この腫瘍マーカーを臨床的に利用する価値を低下させるものでないことについては信頼してほしい」[1]としている。

　平均値の増加に関する限り、この論文はそれでよいのだが、この研究では、初回のPSA値が正常範囲（0.0〜4.0 ng/mL）にあった「たった」4症例のみで、直腸診後の数値が4.0を超えていた。この論文は、あなたが診察する目の前の患者が、必ずしも統計上の平均値を示すわけではないということをあらためて考えさせてくれる。
　直腸診とPSAをめぐる疑問は、「そもそも、前立腺癌を発見するために直腸診は役立つのか？」という疑問にたどりつく。最近の報告では、直腸診の陽性適中率はそれほどでもないとされている。初回スクリーニングでは48.6%、2回目では29.9%、3回目では21.2%である。しかし、直腸診での異常は悪性度の高い癌のリスクと相関するという点で、予後に関するよい情報を与えてくれるといえよう[2]。

文　献
1. Chybowski FM, Bergstralh EJ, Oesterling JE. The effect of digital rectal examination on the serum prostate specimen antigen concentration: results of a randomized study. J Urol. 1992;148(1):83-86.
2. Loeb S, Catalona WJ. What is the role of digital rectal examination in men undergoing serial screening of serum PSA levels? Nat Clin Pract Urol. 2009;6(2):68-69.

髄液鼻漏の診断に、やはりブドウ糖テストは役立つかもしれない。 167

　髄液鼻漏を診断するためのブドウ糖テスト（グルコースオキシダーゼ試験紙法）は、医学書をひもといていた世代の眉唾物のプラスチック（えせ）・パールであり、特異度が低いことが判明して徐々に用いられなくなっていた。ある報告では、健康な子どもの17人のうち15人が鼻汁グルコース陽性であった[1]。また、50人の健康な人の鼻分泌

物の44%でグルコース陽性だったと報告している論文もある[2]。

しかし最近,髄液鼻漏のブドウ糖テストに新しい命を吹き込むかもしれない新しいアルゴリズムがロンドンから提唱された。Bakerらは「髄液漏のリスクがある患者で,肉眼的鼻出血がないのにグルコース陽性だった場合,血糖値が6 mmol/L未満で上気道感染徴候がなければ髄液漏を考える」[3]という方法を提唱している。

> 頭蓋底骨折のマネジメントの方針決定という場では,のんびり検査結果を待つという悠長なことができないことが多いし,そもそも現場では検査ができないことさえある。そのため,使うのならベストの検査を選ばなければならない。この髄液鼻漏に対するブドウ糖テストは,状況によってはその1つになるかもしれない。

文献

1. Huff HF, Morrow G. Glucorrhea revisited. Prolonged promulgation of another plastic pearl. JAMA. 1975;234(10):1052-1053.
2. Steedman DJ, Gordon M. CSF rhinorrhea: significance of the glucose oxidase strip test. Injury. 1987;18(5):327-328.
3. Baker EH, Wood DM, Brennan AL, Baines DL, Philips BJ. New insights into the glucose oxidase stick test for cerebrospinal fluid rhinorrhea. Emerg Med J. 2005;22(8):556-557.

168 Dダイマーが正常でも,肺塞栓症を否定できるとは限らない。

Dダイマーの結果について考える前に患者を評価せよ,というのが肺塞栓症疑いの1,722人を調べたGibsonらの忠告である。Dダイマーをどう解釈するかあれこれ考える前に,Wellsスコアに準じて,肺塞栓症の臨床的可能性を判断しなければならない。彼らの研究によると,臨床的に可能性が低く,かつDダイマーが正常値の場合は,静脈血栓症が見つかる可能性は1.1%であった。一方,臨床的に可能性が高い場合は,Dダイマーが正常でも静脈血栓症が見つかる可能性は9.3%もあった。肺塞栓症の可能性が臨床的に高い場合は,Dダイマーの結果にかかわらず検査を先に進めるべきだと彼らは忠告している[1]。

> 私の考えでは,肺塞栓症は「見逃しの許されない疾患」である。この論文では,経験と直観にもとづく臨床評価がまず大事で,次に,それが終わってから血液検査の結果を考慮する,というガイドラインにもとづいた臨床評価の重要性を示している。

文献

1. Gibson NS, Sohne M, Gerdes VE, Nijkeuter M, Buller HR. The importance of clinical probability assessment in interpreting a normal d-dimer in patients with suspected pulmonary embolism. Chest. 2008;134(4):789-793.

心電図で陰性P波をみたら，まずは電極のつけ間違いを疑え。

169

　心電図所見が混乱する原因としては，腕の電極のつけ間違いが最も多い。それ以外では，右胸心と，ごくまれだが逆行性心房脱分極の可能性がある[1,2)]。

> 心電図検査で腕の電極のつけ間違いなど，めったに起こりそうもないと思いがちだが，教育病院では経験の浅い学習者が深夜にERで心電図を装着することもあるのだから，可能性は十分にある。

文　献
1. Bean JR. Evaluating an abnormal ECG: reversed leads or cardiac trouble? JAAPA. 2000;13(9):55-56, 59.
2. Glancy DL, Jones M. ECG of the month. Reversal of the arm leads or situs inversus with mirror-image dextrocardia? Reversal of the limb leads and of the precordial leads. J La State Med Soc. 2007;159(2):63-65.

1度房室ブロックは，たまたま見つかった良性の偶発腫瘍とは違うのだ。

170

　われわれは長らく，1度房室ブロックを「ああ，またか」といって軽視してきた。PR間隔が200ミリ秒を超える，という定義の1度房室ブロックは心電図でよくお目にかかる。心血管系のリスクがない健康な患者で見つかることが多いが，実は多くの鑑別疾患が存在する可能性を秘めている。急性心筋炎，ライム病，強直性脊椎炎，ヘモクロマトーシス，ジフテリア，高カリウム血症，低カリウム血症，低マグネシウム血症，スポーツ心臓，そして加齢である。

　Chengらは，1度房室ブロックに対するそれまでの伝統的なそっけない対応に挑戦した。Framingham研究から7,575人の患者を12年間観察した。PR間隔と不整脈の発生率，そして死亡率との相関を調べた。すると，1度房室ブロックのある人は，そうでない人と比べて約2倍の心房細動のリスクと，約3倍のペースメーカ挿入リスクがあった。全死亡率では何と1.4倍のリスクがあった[1)]。

> 1度房室ブロックを起こす薬物をここに挙げておこう。β遮断薬，ジギタリス（タンボコール），リチウム製剤，プロカインアミド，キニジン，ベラパミルなどがそうである。

文　献
1. Cheng S, Keyes MJ, Larson MG, et al. Long-term outcomes in individuals with prolonged PR interval or first-degree atrioventricular block. JAMA. 2009;301(24):2571-2577.

171 低線量 CT による肺癌検診では，偽陽性率が高い。

現喫煙者と元喫煙者，計 3,190 人を対象に行われた低線量 CT または胸部 X 線による肺癌スクリーニングについてのランダム化比較試験では，1 回目の低線量 CT で 21％，2 回行った場合は 33％と偽陽性率が高かった。それに対し，胸部 X 線 1 回の偽陽性率は 9％，2 回法であれば 15％であった[1]。

> 低線量 CT による肺癌検診は，消費者に対して積極的に勧められることが多いが，害がまったくないとはいえない。偽陽性率が高いということは，この報告にあるように，偽陽性と診断された患者のうち，CT で診断された患者の 7％，胸部 X 線で診断された患者の 4％が，次の侵襲的診断検査へと進んでいるので看過することはできない[1]。

文 献
1. Croswell JM, Baker SG, Marcus PM, et al. Cumulative incidence of false positive test results in lung cancer screening: a randomized trial. Ann Intern Med. 2010;152(8):505-512.

172 胸部 X 線が正常でも，寝たきり患者の肺炎は除外できない。

58 人の寝たきり患者を対象に，胸部 X 線検査による肺炎診断について調べた報告では，感度 65％，特異度 93％，陽性適中率 83％，陰性適中率 65％であった。全体の肺炎診断精度は 69％であった[1]。

> この数字は，われわれの予想よりかなり低い。依然として，寝たきり患者で肺炎が疑われる状況では，診断のゴールドスタンダードは胸部の非造影高分解能 CT 検査である[1]。

文 献
1. Esayag Y, Nikitin I, Bar-Ziv J, et al. Diagnostic value of chest radiographs in bedridden patients suspected of having pneumonia. Am J Med. 2010;123(1):88.e1-e5.

173 すべての CT 検査に多少なりとも発癌リスクはある。

2009 年に発表された 2 つの論文をみてみよう。Smith-Bindman らが，4 つの施設でさまざまな CT 検査を受けた成人 1,119 人を対象に後ろ向き横断研究を行ったところ，放射線被曝量に 13 倍もの開きがあった。そして 40 歳の時点で心臓 CT を受けたこと

がある女性は，270人あたり1人がCTのせいで将来癌になると推計している[1]。

メリーランド州ベセスダにある国立癌研究所 National Cancer Institute（NCI）の報告では，2007年の1年間に行われたCT検査によって，将来29,000人の癌患者が発生すると推計している。最大のリスクは腹部と骨盤CTで，胸部CTと頭部CTがそれに次ぐ[2]。

統計上の話だが，米国では年間約7,000万回ものCTスキャンが行われている[2]。米国の人口が約3億人だから，理論上は全米国人の23%が毎年CTスキャンを受けていることになる。

文献
1. Smith-Bindman R, Lipson J, Marcus R, et al. Radiation dose associated with common computed tomography examinations and the associated lifetime attributable risk of cancer Arch Intern Med. 2009;169(22):2078-2086.
2. Berrington de González A, Mahesh M, Kim KP, et al. Projected cancer risks from computed tomographic scans performed in the United States in 2007. Arch Intern Med. 2009;169(22):2071-2077.

X線で判明した胸腹部石灰化は，心血管疾患と全死亡率の重要な予測因子である。   *174*

フィンランドで行われた研究で，心血管疾患の病歴のない2型糖尿病患者833人と2型糖尿病ではない患者1,292人を18年間追跡した。すでに判明している危険因子を調整した後の分析で，胸腹部X線で指摘できる石灰化は心血管系疾患および全死亡率と正の相関が認められた。これは，糖尿病の有無にかかわらず，C反応性蛋白（CRP）値が高い女性で特に顕著であった[1]。

今まであまり重要と思われていなかった偶発所見が，新しい臨床的意義を獲得したといえそうだ。

文献
1. Juutilainen A, Lehto S, Suhonen M, Ronnemaa T, Laakso M. Thoracoabdominal calcifications predict cardiovascular disease mortality in type 2 diabetic and nondiabetic subjects: 18-year follow-up study. Diabetes Care. 2010;33(3):583-585.

重大な基礎疾患の徴候がない限り，腰痛にルーチンの腰椎画像検査は必要ない。   *175*

Chouらは，腰痛に対して画像検査（腰椎X線，CT，MRI）をすぐに行った群と，行わなかった群の予後について6つの研究を調査した。著者らは，「重大な基礎疾患の

徴候がないのであれば、腰痛に対する腰椎画像検査は臨床的予後を改善しない」[1]と結論づけている。

> 米国の成人の5.6%が毎日腰痛に悩んでいることを思うと、このような推奨は非常に重大な意味をもつ[2]。もちろん、もし腰痛に対する画像検査を減らすことができたら、治療の必要のないほんのわずかな所見が見つかることも少なくなるし、無用な手術を減らせるかもしれない。

文 献
1. Chou R, Fu R, Carrino JA, Deyo RA. Imaging strategies for low-back pain: systematic review and metaanalysis. Lancet. 2009;373(9662):463-472.
2. Loney PL, Stratford PW. The prevalence of low back pain in adults: a methodological review of the literature. Phys Ther. 1999;79:384-396.

176 重大な脳損傷のリスクがごく低い小児の頭部外傷では、最近推奨されている予測ルールを使うことでCTを減らすことができる。

Kuppermannらは、Glasgow Coma Scale（GCS）14〜15の頭部外傷を受傷して、24時間以内に北米のER 25施設を受診した小児42,412人を対象に、重大な脳損傷のリスクが非常に低い小児を同定する予測ルールを検証した。以下は、頭部CTが必要ではない2歳未満または2歳以上の小児を同定するための提案である。

- 2歳未満の小児に対する予測ルール：意識レベル正常、前頭部以外の頭皮に血腫がないこと、意識消失がないか、あっても5秒以内、受傷機転が重篤ではないこと、触診で頭蓋骨骨折を認めないこと、両親からみていつもと変わらない動きをしていること。
- 2歳以上の小児に対する予測ルール：意識レベル正常、意識消失なし、嘔吐なし、受傷機転が重篤でないこと、頭蓋底骨折の症状がないこと、激しい頭痛がないこと。
著者は、どちらの予測ルールも脳外科的問題を見逃すことはなかったと述べている[1]。

> CTはコストがかかるだけでなく、将来の発癌にかかわるかもしれない放射線被曝がある。この予測ルールを考えるにあたって、私は10代の若者には珍しくないサッカーでの怪我のことを考えた。この研究では「意識消失」をどう定義しているのだろう[2]。「呆然」としたり「ぼんやり」したりするのは意識消失なのだろうか。もしそうなら、その程度でも予測ルールに従って画像検査が必要になってしまうのだろうか。

文 献
1. Kuppermann N, Holmes JF, Dayan PS, et al. Identification of children at very low risk of clinically-important brain injuries after head trauma: a prospective cohort study. Lancet. 2009;374(9696):1160-1170.
2. Reddy CC, Collins MW. Sports concussion: management and predictors of outcome. Curr Sports Med Rep. 2009;8(1):10-15.

177
小児の新規てんかん患者への画像検査は，症例を選べば有用かもしれない。

　国際抗てんかん連盟 International League Against Epilepsy（ILAE）の小児画像検査小委員会から，新規発症の局在関連性小児てんかんの画像検査の半分近くで異常を認めたと報告された。反対に，局在関連性発作の病歴，神経学的異常所見，脳波での巣症状所見がなければ，画像検査での異常所見はまれである。報告は，「局在関連性てんかんか，それが疑われている場合，てんかんの分類がはっきりしない場合，てんかん症候群が二次性に生じている可能性がある場合に，画像検査が推奨される」[1]と結論づけている。

　この研究では，画像検査の2〜4％しかその後の方針を変える情報にはなり得なかったと報告している。また，著者らはここで「画像」という言葉を使っているが，汎用性，解像度，放射線被曝がないという利点から，CTではなくMRIが望ましいと名言している[1]。

文　献
1. Gaillard WD, Chiron C, Cross JH, et al. Committee for Neuroimaging, Subcommittee for Pediatric. Guidelines for imaging infants and children with recent-onset epilepsy. Epilepsia. 2009;50(9):2147-2153.

178
急性虫垂炎を疑う場合は，CTを行ったほうが無用な虫垂切除術を防ぐことができる。特に若い女性なら，なおさらである。

　虫垂炎に関しては，いくつかの不思議な性差があるといわれている。「虫垂炎疑い」の患者308人の研究で，診断が疑わしい場合に腹部CTが行われた。臨床的に高い確率で虫垂炎が疑われた患者にのみCTは行われなかったが，そのうち虫垂炎ではなかったのは男性が7％で，女性に至っては24％であった。CTを行った患者では，「必要のなかった虫垂切除術」は男女合わせて16％であった。著者らは，虫垂炎を疑ったら「女性にはルーチンでCTを行い，男性は選択して行えばよい」[1]と助言している。

　Duke大学医療センターで10年間にわたって成人虫垂炎を検証したもっと最近の研究がある。925人が緊急虫垂切除術を受けた。驚いたことに，1998年から2007年の10年間で，術前CTの頻度は18.5％から93.2％へと上昇した。この間に，45歳以下の女性の「必要のなかった虫垂切除術」は42.9％から7.1％に低下している。45歳以上では男女を問わず，術前CTが増加しても必要のない虫垂切除術の低下は認められていない[2]。

　この分野では，「CTを行うと急性虫垂炎の治療方針がどのくらいの頻度で変わるだろうか？」という疑問に答えたSantosらの研究もある。100人の虫垂炎疑いのうち70人が虫垂切除術を受けたこの研究では，虫垂炎が強く疑われる症例では，CTは治療方針に影響を与えなかったとしている。しかし，虫垂炎かどうか疑問がある場合は，しばしば治療方針を変更させて

いるようだ[3]。

文 献

1. Hershko DD, Sroka G, Bahouth H, Ghersin E, Mahajna A, Krausz MM. The role of selective computed tomography in the diagnosis and management of suspected acute appendicitis. Am Surg. 2002;68(11):1003-1007.
2. Coursey CA, Nelson RC, Patel MB, et al. Making the diagnosis of acute appendicitis: do more preoperative CT scans mean fewer negative appendectomies? A 10-year study. Radiology. 2010;254(2):460-468.
3. Santos DA, Manunga J Jr, Hohman D, Avik E, Taylor EW. How often does computed tomography change the management of acute appendicitis? Am Surg. 2009;75(10):918-921.

179 妊娠中に虫垂炎を疑って，超音波検査で陽性と判定されたら，手術以外の追加検査は必要ないだろう。

これは妊娠中に虫垂炎を疑われた47人を調べた報告の結論である。43人が超音波検査を受けており，そのうち86％で診断がつかなかった。陽性所見が得られた6例全例で手術時に虫垂炎が認められた。また，この研究では13人が腹部CT検査を受け，偽陽性も偽陰性もなかった[1]。

この研究についていくつかコメントしておく。まず，サンプル数として47人は決して多くはない。妊娠と虫垂炎疑いの両者が重なる症例が必要だったためだろう。2つ目は，これは診療録の記録調査であり，ランダム化比較試験ではない。診療録の検証なので，個々の患者についての意思決定に際して虫垂炎リスクの臨床評価が影響を受けているので，これらが交絡因子となっている可能性がある。最後に，これは放射線被曝を考慮しなければならない特殊な状況での話である。

文 献

1. Freeland M, King E, Safcsak K, Durham R. Diagnosis of appendicitis in pregnancy. Am J Surg. 2009;198(6):753-758.

180 片頭痛患者は，MRIで検出可能な無症候性脳梗塞のリスクが高い。

前兆のある片頭痛患者群（$n=161$）と前兆のない片頭痛患者群（$n=134$）と対照群（$n=140$）の横断研究では，対照群に比べ，片頭痛患者に脳梗塞の頻度が有意に高かった。小脳と後大脳動脈領域で特に違いが目立ったが，前兆の有無にかかわらず片頭痛患者群では5.4％，対照群では0.7％であった[1]。

もっと最近の，Scherらによるアイスランドの4,689人を対象とした報告では，前兆

のある片頭痛は後年の小脳梗塞の発症（MRI 所見）と関連するが，統計学的に有意なのは女性だけであった[2]。

このような論文を読むと，片頭痛が単なる頭痛ではないことに気づかされる。実際に，片頭痛は MRI 上の可視病変を生じることがある。De Benedittis らは 63 人の頭痛患者（片頭痛 28 人と緊張性頭痛 35 人）と 54 人の頭痛のない患者で，白質病変が多いのはどちらであるかを MRI で調べた。結果は以下のとおりである。

患者群	白質病変の有病率（%）
片頭痛患者	32.1
緊張性頭患者痛	34.3
頭痛のない患者	7.4

文　献

1. Kruit MD, van Buchem MA, Hofman PA, et al. Migraine as a risk factor for subclinical brain lesions. JAMA. 2004;291(4):427-434.
2. Scher AI, Gudmundsson LS, Sigurdsson S, et al. Migraine headache in middle age and late-life brain infarcts. JAMA. 2009;301(24):2563-2570.
3. De Benedittis G, Lorenzetti A, Sina C, Bernasconi V. Magnetic resonance imaging in migraine and tension-type headache. Headache. 1995;35(5):264-268.

181 金属が含まれる経皮製剤を貼っていると，MRI で火傷する可能性がある。

　米国食品医薬品局（FDA）は，アルミニウムその他の金属類を含有した経皮製剤を使用していると，MRI 撮影中に過熱する可能性があるという公衆衛生勧告を発している。その場合は，パッチを貼った箇所に熱傷を生じてしまうだろう[1]。

FDA によると，この警告に該当するパッチは以下のとおりである[2]。

商品名	一般名
Androderm	テストステロン経皮製剤
Catapres TTS	クロニジン経皮製剤
Fentanyl	フェンタニル経皮製剤
Habitrol	ニコチン経皮製剤
Nicotrol TD	ニコチン経皮製剤
ProStep	ニコチン経皮製剤
Neupro	ロチゴチン経皮製剤（ドパミン刺激薬）
Lidoprel	リドカイン塩酸塩・アドレナリン経皮製剤
Synera	リドカイン・テトラサイクリン経皮製剤
Transderm-Scop	スコポラミン経皮製剤

文 献

1. Guidelines for Screening Patients for MR Procedures and Individuals for the MR Environment, Institute for Magnetic Resonance Safety, Education, and Research. http://www.imrser.org. 2009.
2. Public Health Advisory: Risk of burns during MRI scans from transdermal drug patches with metallic backings. Available at: http://www.fda.gov/drugs/drugsafety/publichealthadvisories/ucm111313.htm. Accessed February 10, 2010.

---

182 閉経後女性の骨粗鬆症にビスホスホネート製剤を開始したら，骨密度の評価は3年たつまで待つ。

　閉経後骨粗鬆症患者に対するビスホスホネート製剤の効果を観察するのは3年間は待ったほうがよい，というSharmaの報告にもとづくこの提言は，われわれの「診療を変えるもの practice changer」である[1]。この推奨は，オーストラリアの閉経後女性6,459人に対する骨折介入試験の際に測定した骨密度の二次アウトカムの分析にもとづいている。著者らは，アレンドロン酸とプラセボの効果を，治療開始時と1年，2年，3年後の骨密度を評価することで比較し，3年待たずに評価を行っても効果判定を誤る可能性があるので，避けるべきだと結論づけている[2]。

> 私は，画像検査を減らすべきだという提言を見つけると，いつも心が温まる。これが，オーストラリアのSydney大学公衆衛生学部から発信されたということはすばらしいことではないか。

文 献

1. Sharma U. Bisphosphonate therapy: when not to monitor BMD. J Fam Pract. 2009;58(11):594-596.
2. Gell KJ, Hayen A, Macaskill P, et al. Value of routine monitoring of bone mineral density after bisphosphonate treatment: secondary analysis of trial data. BMJ. 2009;338:b2266.

---

183 検査値，波形記録，画像の誘惑力に負けないように。

　私はこの章の冒頭で，「機械による診断」を鵜呑みにしないよう十分に注意せよ，というDr. William J Mayoの言葉を引用した。不思議で，魅力的で，確実そうにみえる「検査」機器の虜（とりこ）になってはならない。検査結果を解釈する際は必ず，自らの論理と経験と直観を働かせなければならない。

8章
警告症状と危険信号

疾患はしばしば，さりげない挿話のようにその秘密を語る．

英国の外科医にして社会科学者 Wilfred Trotter（1872〜1939）[1]

　脳神経外科学からヒツジやオオカミの群れ，ミツバチの巣の観察にもとづいた群居本能論の開発まで幅広い関心をもっていた Trotter は，臨床症状や徴候に細心の注意を払うべきだ，と提言しているが，これがしばしば微妙でとらえがたい診断への手がかりとなる．手がかりといっても，力仕事をした後の背部痛や帯状疱疹感染による有痛性の水疱などはありきたりかもしれない．しかし，控えめ（さりげない挿話）でありながら警戒しなければならないものもある．これは医学における危険信号 red flag であり，直ちに対応が必要となる．この章では，こうした手がかりを吟味していく．

　54歳の人類学教授 Oscar L. は，ときどき異国の考古学遺跡を訪れていた．彼には軽度の高血圧症があったが，ハーブ療法を信奉していた．Oscar はアロパシー（標準的現代医学）にはまったく気乗りがしなかったが，最後の手段と考えて利用していた．
　ある日 Oscar は家庭医を受診した．その家庭医にはときどき健康診断をしてもらっていたが，高血圧の薬を服用するかどうかでは何度もいさかいを起こしていた．しかし今回は，39℃の発熱と筋肉痛というはっきりした症状があった．
　「先生，私はインフルエンザなんだと思います．飛行機に乗ったときに感染したに違いありません．客室内の空気がきちんと濾過されていないのはご存知でしょう．それから，抗菌薬は飲みたくありません」
　医師の意識下では警報のベルが鳴っていた．「発熱と旅行」，特に異国への旅行は危険信号のコンビである．彼はたずねた．
　「Oscar さん，いつもの外国旅行に最近行きましたか？」
　「ええ，行ってきました．実は数週間前にカンボジア旅行から帰ってきたところです」
　「マラリア予防薬を何か飲みましたか？」
　「先生，私がそういうものを好まないのはご存じでしょう」
　身体所見では脾腫が明らかになり，血液検査では血小板減少症と高ビリルビン血症を認めた．決め手は血液塗抹標本の所見で，細胞内のマラリア原虫が明らかになったことである．
　この診断結果と，治療しない場合のリスクに直面し，Oscar は治療を受けることに同意し，そして完全に回復した．

途上国への旅行者のおよそ12人に1人は，旅行中か旅行後に医療が必要になる。局所症状のない発熱はよくある訴えで，特に東南アジアやサハラ以南のアフリカへの旅行者にみられる。こうした地域への旅行者の発熱は，主にマラリアが原因であるが，中米やサハラ以南以外のアフリカへの旅行者ではデング熱がよくみられる[2]。毎年おおよそ1,300人の米国人旅行者がマラリアにかかって帰国し，そのうちの10人はこの疾患によって死亡している[3]。いちばんの死因は熱帯熱マラリア原虫 *Plasmodium falciparum* である[4]。こうした疾患とそれによる死のほとんどは防ぐことができる。Dorseyらのマラリアを持ち込んだ患者についての研究では，「標準的な予防的化学療法は，熱帯熱マラリアの予防に大いに効果的であるが，多くの米国人旅行者はこれを受けていない」[5]と結論づけられた。

文献

1. Trotter W. Art and science in medicine, Section 6. In: The collected papers of Wilfred Trotter, F.R.S. London: Oxford University Press. 1941.
2. Freedman DO, Weld LH, Kozarsky PE, et al. Spectrum of disease and relation to place of exposure among ill returned travelers. N Engl J Med. 2006;354(2):119-130.
3. Isturiz RE, Torres J, Besso J. Global distribution of infectious diseases requiring intensive care. Crit Care Clin. 2006;22(3):469-488.
4. Magill AJ. Malaria: diagnosis and treatment of falciparum malaria in travelers during and after travel. Curr Infect Dis Rep. 2006;8(1):35-42.
5. Dorsey G, Gandhi M, Oyugi JH, Rosenthal PJ. Difficulties in the prevention, diagnosis, and treatment of imported malaria. Arch Intern Med. 2000;160(16):2505-2510.

184
よくみられる警告症状が4つある。
直腸出血，血尿，嚥下障害，喀血である。

　15歳以上の患者763,325人の研究では，特にこの4つの臨床所見が，癌や癌以外の疾患を特に示唆することが多かった。この4つが初発症状であった場合を調べた結果，Jonesらは，喀血，血尿，嚥下障害，直腸出血のある患者を4～7人評価するごとに，90日以内に1人の患者で該当する疾患が判明する」と算出した[1]。

　小児の重症感染を裏づけるか除外する危険信号を特定しようとした研究もある。Van den Bruelらは，30件の研究のシステマティック・レビューを行い，尤度比を計算したところ，小児の重症感染を裏づける3つの注目すべき危険信号を特定した。チアノーゼ，末梢灌流不全，点状出血の皮疹である[2]。

> Van den Bruelらはまた，他の研究が顧みていない2つの要素（親の心配と医師の直観）を強力な危険信号であるとする1件のプライマリ・ケア研究を引き合いに出している[2]。
> 　この章では，さらに個々の警告症状と危険信号について議論していく。まずは感染症の話を続けよう。それから小児の疾患，成人でよく遭遇する疾患，健康管理上の危機をはらむケースについて述べていこう。

文献
1. Jones R, Charlton J, Latinovic R, Gulliford MC. Alarm symptoms and identification of non-cancer diagnoses in primary care: cohort study. BMJ. 2009;339:b3094.
2. Van den Bruel A, Haj-Hassan T, Thompson M, Buntinx F, Mant D; for the European Network on Recognizing Serious Infection Investigators. Diagnostic value of clinical features at presentation to identify serious infection in children in developed countries: a systematic review. Lancet. 2010;l375(9717):834-845.

185
発熱，頭痛，求心性発疹は
ロッキー山紅斑熱を示唆する。

　ロッキー山紅斑熱は，節足動物が媒介して感染するリケッチア感染症の1つで，早期に経験的治療を行えば重篤な合併症や死を防ぐことができるので，これを示唆する徴候を確認することは重要である[1,2]。ノースカロライナやオクラホマなど，ロッキー山紅斑熱の流行地でダニに咬まれたという患者では，この可能性を考える[3]。

> ロッキー山紅斑熱を疑うとき，われわれはまず発熱と皮疹を考える。しかし，頭痛も忘れてはならない。Glaserらは，「リケッチア感染症患者が最も早期かつ最も多く報告する症状は頭痛であり，患者の80％以上に認められる」と述べている[4]。

文献
1. Lacz NL, Schwatz RA, Kapila R. Rocky Mountain spotted fever. J Eur Acad Dermatol Venereol. 2006;20(4):411-417.

2. Dantas-Torres F. Rocky Mountain spotted fever. Lancet Infect Dis. 2007;7(11):724-732.
3. Chen LF, Sexton DJ. What's new in Rocky Mountain spotted fever? Infect Dis Clin North Am. 2008;22(3):415-432.
4. Glaser C, Christie L, Bloch KC. Rickettsial and ehrlichial infections. Handb Clin Neurol. 2010;96C:143-158.

186
発熱その他の感染の証拠がある患者で，敗血症の早期徴候かもしれない症状が3つある。下肢痛，手足の冷感，皮膚の色の異常（斑点形成や蒼白）である。

これは，髄膜炎菌感染症と診断されて入院した16歳以下の小児448人についての研究の結論である。小児の72％に敗血症に繋がる手がかり（下肢痛，四肢冷感，皮膚色の変化）があった。これらは髄膜炎の古典的な徴候（発熱，項部硬直，精神状態の変化）が現れる数時間前に出現していた[1]。

> 敗血症を示唆するこの危険信号の三徴にもとづいて，全身感染の徴候があったり髄膜炎菌血症の可能性がある小児を診察する際，私はこれらの徴候を特に気をつけて探すことにしよう。

文 献
1. Thompson MJ, Ninis N, Perera R. Clinical recognition of meningococcal disease in children and adolescents. Lancet. 2006;367(9508):397-403.

187
中心の抜けた皮疹は遊走性紅斑かもしれない。ライム病の警告症状である。

この皮疹は，マダニ咬傷で感染してから普通は1カ月以内に生じ，ライム病患者の最大80％に認められる。遊走性紅斑とウイルス症候群を示唆する非特異的な症状が，この疾患のいちばん早期の徴候であることもある。多発性の遊走性紅斑が出現することもあり，これはスピロヘータ血症の徴候である。進行すると神経や循環器を侵すので，早期発見・早期治療が理想である[1,2]。

> ライム病の最初の症状がダニ咬症の数週間後に起こることもあるので要注意である。最初は咬傷に気づいていたとしても，患者が忘れてしまっていることがある。

文 献
1. Wormser GP, Dattwyler RJ, Shapiro ED. The clinical assessment, treatment, and prevention of Lyme disease, human granulocytic anaplasmosis, and babesiosis: clinical practice guidelines by the Infectious Diseases

Society of America. Clin Infect Dis. 2006;43(9):1089-1134.
2. Halperin JJ. Nervous system Lyme disease. Infect Dis Clin North Am. 2008;22(2):261-274.

188 曝露歴が疑われる人に知覚鈍麻を伴う皮膚病変があれば，Hansen病の徴候かもしれない。

　Hansen病の皮膚症状としてはほかに，眉毛や睫毛の喪失，足底潰瘍がある[1]。Hansen病の流行地域はブラジル，インド，マダガスカル，モザンビーク，ミャンマー，ネパールなどである[2]。

> 米国ではHansen病は発生しないと，われわれはのんきに構えてはいないだろうか。3例のHansen病の報告があるが，誰も国外に出たことがなく，互いに知り合いでもなく，すでに診断されているHansen病患者との接触歴もなかった。共通しているのは，アルマジロへの曝露歴だけであった[3]。

文　献

1. Elinav H, Palladas L, Applbaum YH, et al. Plantar ulcers and eyebrow-hair paucity. Clin Infect Dis. 2006;42(5):684-685.
2. World Health Organization Technical Advisory Group. Report on the first WHO Technical Advisory Group on the Elimination of Leprosy. WHO/CDS/CPE/CEE/2000.4, Geneva: World Health Organization. 2000.
3. Abide JM, Webb RM, Jones HL, Young L. Three indigenous cases of leprosy in the Mississippi delta. South Med J. 2008;101(6):635-638.

189 説明のつかない発熱が5日以上続く小児は，もしかしたら川崎病かもしれない。

　川崎病は皮膚粘膜リンパ節症候群とも呼ばれ，小児の全身性炎症疾患である[1]。最もよくある症状は発熱である。そのほかに，口腔粘膜や口唇の紅斑，多型性発疹，片側の非滲出性結膜炎とブドウ膜炎を認めることもある[2]。

> ロッキー山紅斑熱やライム病と同じように，川崎病では，治療（この場合はガンマグロブリン静注）によって冠動脈瘤，虚血性心疾患，突然死などの合併症を防ぐ最良のチャンスを逃さぬよう，早期診断するのがベストである[3]。

文　献

1. Burns JC, Glode MP. Kawasaki syndrome. Lancet. 2004;364(9433):533-544.
2. Smith LB, Newburger JW, Burns JC. Kawasaki syndrome and the eye. Pediatr Infect Dis J. 1989;8(2):116-118.
3. Newburger JW, Takahashi M, Gerber MA, et al. Diagnosis, treatment and long-term management of

Kawasaki disease. A statement for health professionals from the Committee on Rheumatic Fever, Endocarditis, and Kawasaki Disease, Council on Cardiovascular Disease in the Young, American Heart Association. Circulation. 2004;110(17):2747-2771.

190
穿通性外傷の病歴，創部痛の増強，軟部組織の捻髪音は，ガス壊疽の診断を強く示唆する。

深い穿通性外傷（銃，ナイフ，圧挫損傷）では，症例のおよそ3/4でガス壊疽を生じる。最も多い起因菌はウェルシュ菌 Clostridium perfringens である[1]。局所所見のほかに，全身毒性やショックの症状がみられることもある。

時代の流れであろうか，タールヘロインの注射で起きたガス壊疽の報告がある[2]。

文献
1. Awad MM, Bryant AE, Stevens DL, Rood JI. Virulence studies on chromosomal alpha-toxin and theta-toxin mutants constructed by allelic exchange provide genetic evidence for the essential role of alpha-toxin in Clostridium perfringens-mediated gas gangrene. Mol Microbiol. 1995;15(2):191-202.
2. Christie B. Gangrene bug killed 35 heroin users. West J Med. 2000;173(2):82-83.

191
血性下痢，嘔吐，腹痛は，溶血性尿毒症症候群の前駆症状かもしれない。

溶血性尿毒症症候群 hemolytic uremic syndrome（HUS）は，生焼けの牛肉の摂取で起こることが多い。主に小児が発症し，ほとんどは大腸菌が産生する志賀毒素が原因である。HUSの古典的三徴（溶血性貧血，血小板減少症，急性腎障害）は，たいてい下痢の発生の5～10日後に起こる[1,2]。

この疾患は夏に多く，特に田舎で発生する。生焼けの牛肉のほかに，水，果物，野菜，未殺菌の牛乳でも感染する。つまり，特に夏のピクニックでは食物や飲み物の衛生状態には注意が必要だということだ。Slutskerらは，適切な時期に診断して治療を行うために，急性血性下痢の患者全員に便培養を行い大腸菌 O157：H7 を確認するよう推奨している[2]。

文献
1. Gerber A, Karch H, Allerberger F, Verweyen HM, Zimmerhackl LB. Clinical course and the role of shiga toxin-producing Escherichia coli infection in the hemolytic-uremic syndrome in pediatric patients, 1997-2000, in Germany and Austria: a prospective study. J Infect Dis. 2002;186(4):493-500.
2. Slutsker L, Ries AA, Greene KD, Wells JG, Hutwagner L, Griffin PM. Escherichia coli 0157:H7 diarrhea in the United States: clinical and epidemiologic features. Ann Intern Med. 1997;126(7):505-513.

旅行帰りで, 線状または集簇した咬み跡があれば, トコジラミかもしれない。

192

　よくみるトコジラミ Cimex lectularius は, 昔はどこにでもいたが(「おやすみなさい。トコジラミに咬まれないようにね」と子どもを寝かしつけたことを思い出させる), 最近になって復活している。おそらく患者はホテルに数日滞在して, 荷物にトコジラミを入れたまま帰宅するのであろう。高級ホテルや豪華クルーズだからといって, トコジラミがいないという保証にはならない。あなたが泊まる前の晩に, そのベッドを占有した人物いかんにかかわるのである [1,2]。

> 寝具, 安楽椅子, カーテンやクッションなど布製の家具に, 小さくて平べったい, 羽のない卵型の虫が潜んでいないか, 患者に訊ねること。

文　献

1. Davis RF, Johnston GA, Sladden MJ. Recognition and management of common ectoparasitic diseases. Am J Clin Dermatol. 2009;10(1):1-8.
2. Sutton DL, Thomas DJ. Don't let the bedbugs bite. Nursing. 2008;38(1):24-26.

痛みのない腹部腫瘤や腹部膨満のある小児では, Wilms 腫瘍の可能性を考える。

193

　腹部不快感, 高血圧, 血尿が明らかな小児もいるが, 痛みのない腹部腫瘤や腹部膨満が Wilms 腫瘍の唯一の所見であることも多い [1]。早期発見と迅速な治療によって, Wilms 腫瘍は, Spreafico と Bellani の言葉を借りれば「比較的単純な治療で全体の治癒率が 85％以上になるという, 小児腫瘍学での成功の 1 つ」[2] と考えることができるようになった。

　医学用語の正確さを重んじる人のために付け加えておくと, 正確な表記は「Wilms 腫瘍」であり,「Wilm's 腫瘍」ではない。ドイツの外科医 Max Wilms（1867〜1918）の名を冠したものなのだ。

> Wilms 腫瘍を疑わせる腹部腫瘤を見つけても, 医学生たちに召集をかけて腹部診察を行わせてはならない。張り切って触診すると腫瘍細胞がこぼれ, 癌のステージや治療, 予後を変化させてしまうことになる。

文　献

1. D'Angio GJ. The National Wilms Tumor Study: a 40 year prospective. Lifetime Data Anal. 2007;13(4):463-470.

2. Spreafico F, Bellani FF. Wilms tumor: past, present and (possibly) future. Expert Rev Anticancer Ther. 2006;6(2):249-258.

紫斑，関節症状，腹痛のある小児は，Henoch-Schönlein 紫斑病かもしれない。 194

　この手がかりが決め手となって腎障害が発見できるかもしれない。この免疫介在性の血管炎はほとんどが小児に起こり，たいてい上気道感染の後に発症し，原因は溶血レンサ球菌であることが多い。症状がおさまっても，腎臓への影響は長く続くことがある[1,2)]。

> 早期にステロイドやときに免疫抑制薬を併用して治療すれば，腎障害の進行を減らすことができるので，Henoch-Schönlein 紫斑病はいち早く診断しなければならない[3)]。

文　献
1. McCarthy HJ, Tizard EJ. Clinical practice: diagnosis and management of Henoch-Schönlein purpura. Eur J Pediatr. 2009;169(6):643-50.
2. Rivera F, Anaya S. Henoch -Schönlein nephritis and persistent hypocomplementemia: a case report. J Med Case Reports. 2010;4(1):50-52.
3. Reamy BV, Williams PM, Lindsay TJ. Henoch-Schönlein purpura. Am Fam Physician. 2009;80(7):697-704.

骨形成不全症の「危険信号」所見は多発骨折であり，難聴，青色強膜，摩耗しやすい歯もたぶんそうである。 195

　家族歴が陽性だとこの遺伝性疾患の特定に非常に役立つ。ほかにも，低身長，脊柱側彎症，靱帯の弛緩の増加など，さまざまな症状がでることがある[1,2)]。

> この疾患に気づくことが大切なのは，多発骨折や，ときに起こる非典型的な骨折が，児童虐待と間違われるからである。

文　献
1. Rauch F, Glorieux FH. Osteogenesis imperfecta. Lancet. 2004;363(9418):1377-1385.
2. Byers PH. Disorders of collagen biosynthesis and structure. In: The metabolic and molecular bases of inherited disease, 8th ed. Scriver C, Beaudet AL, Valle D, Sly W (Eds), New York: McGraw-Hill. 2001;Page 5241.

発熱，易刺激性，骨過形成のある乳児は，Caffey 病（別名「乳児性骨皮質過形成」）かもしれない。

196

　Caffey 病は，常染色体優性遺伝の疾患で，40℃近い発熱を引き起こすことがある。上記の所見のほかに，アルカリホスファターゼの上昇，赤血球沈降速度の亢進，白血球増加がみられることもある[1,2]。

> 児童虐待と間違えられやすい疾患の1つである。Caffey 病ではたいてい下顎骨が侵されるので，加害による外傷と識別するのに役立つ。

文　献
1. Kamouon-Goldrat A, le Merrer M. Infantile cortical hyperostosis (Caffey disease). J Oral Maxillofac Surg. 2008;66(10):2145-2150.
2. Bernstein RM, Zaleske DJ. Familial aspects of Caffey's disease. Am J Orthop. 1995;24(10):777-781.

幼児がベッドから転落して骨折したら，児童虐待の危険信号である。

197

　身体的虐待を受けた小児の半数以上が骨折している[1]。そして，警報のベルを鳴らす1つのシナリオがある。それが「ベッドからの転落による骨折」である。3つの研究がこれを考察し，すべてが同じ結論に至った。ベッドからの転落で骨折することはめったにない[2,3,4]。

> 自分のベッド（よくある厚手のマットレスを重ねたもの）を測ってみたところ，高さは約 70 cm しかなかった。幼児用ベッドの柵を乗り越えて落ちるとすれば，なるほどこれよりはちょっと高い。前述の 3 つの研究には，主に 6 歳以下の幼児を対象としていた。この年ごろで比較的低いところから転落すれば，打撲傷や擦過傷は負うだろうが，骨折はしそうにない。この研究結果は，もっと骨の硬い年長児が，特に 2 段ベッドの上段から腕を伸ばした状態で転落した場合には，必ずしもあてはまらない。

文　献
1. Sinal SH, Stewart CD. Physical abuse of children: a review for orthopedic surgeons. J South Orthop Assoc. 1998;7(4):264-276.
2. Helfer RE, Slovis TL, Black M. Injuries resulting when small children fall out of bed. Pediatrics. 1977;60(4):533-535.
3. Nimityongskul P, Anderson LD. The likelihood of injuries when children fall out of bed. J Pediatr Orthop. 1987;7(2):184-186.
4. Lyons TJ, Oates RK. Falling out of bed: a relatively benign occurrence. Pediatrics. 1993;92(1):125-127.

鼻尖部にかかる帯状疱疹は，視力を脅かす眼部帯状疱疹の前兆である。 *198*

第Ⅴ脳神経の外枝（前篩骨神経外鼻枝）にかかる皮疹と，眼の帯状疱疹との関連は，1864年にJames Hutchinson卿によって最初に報告された[1,2]。Zaalらは，急性眼部ヘルペスに罹患し，1週間以内に皮疹のおさまった83人の免疫抑制のない成人を2カ月にわたって追跡した。両側の鼻毛様体神経のデルマトーム（外鼻枝と滑車下神経）に帯状疱疹の皮膚病変のある患者は「いつも決まって眼の炎症を起こした」[3]。

> この19世紀の観察は，報告者の名を冠してHutchinson徴候と呼ばれている。2003年のZaalらの研究についていえば，研究報告で「いつも決まってinvariably」という言葉にお目にかかることはめったにない，ということである。すべての医師は，直ちに眼科への紹介が必要なこの「危険信号」を知っておかねばならない。

文 献

1. Hutchinson J. Clinical report on herpes zoster frontalis ophthalmicus (shingles affecting the forehead and nose). Ophthalmic Hospital reports and Journal of the Royal London Ophthalmic Hospital, London, 1864;3(72):865–866, 1865;5:191.
2. Tomkinson A, Roblin DG, Brown MJ. Hutchinson's sign and its importance in rhinology. Rhinology 1995;33(3):180–182.
3. Zaal MJ, Völker-Dieben HJ, D'Amaro J. Prognostic value of Hutchinson's sign in acute herpes zoster ophthalmicus. Graefes Arch Clin Exp Ophthalmol. 2003;241(3):187–191.

痛みのある充血眼の患者に頭痛と悪心嘔吐があったら，急性閉塞隅角緑内障の可能性が高い。 *199*

ほかの症状としては，視力低下，角膜浮腫，対光反射に乏しい軽度の散瞳などがある[1,2,3]。次第に眼圧が上昇する慢性閉塞隅角緑内障もあるが，こちらは症状に乏しい。

> 急性閉塞隅角緑内障は眼科的緊急状態であり，経験豊かな眼科医に直ちに紹介する必要がある。

文 献

1. Liebowitz HM. The red eye. N Engl J Med. 2000;343(5):345–351.
2. Sutherland JE, Mauer RC. Selected disorders of the eye. In: Family medicine: principles and practice, ed. 6. Taylor RB (Ed). New York: Springer, 2003;Page 598.
3. Pokhrel PK, Loftus SA. Ocular emergencies. Am Fam Phys. 2007;76(6):829–836.

突然，片眼に飛蚊症が生じたり，それが悪化したら，網膜剝離の前兆かもかもしれない。

200

　Byer は，網膜剝離の前駆病変として最も多い後部硝子体剝離の患者 350 人を調べた。閃光のあるなしにかかわらず，最初に 1～2 個の飛蚊症があった患者のうち 7.3％は，網膜裂孔へと進行していった。最初の診察で有水晶体眼の二次性網膜裂孔を認めた患者のうち 29％で，症状は 1～2 個の飛蚊症と閃光のみであった[1]。

　とりわけ大きな飛蚊症では，患者の表現も変化に富んでおり，「大きなイエバエ」のようなものが見えると訴えることもある。Go らは，網膜剝離には，家系内の近視の有無では説明できない，何らかの家族性のリスクがあることを発見した[2]。

　ボクサーや頭部外傷を負った人は，特に網膜剝離を起こしやすい[3]。ボクサーの Sugar Ray Leonard は 1981 年，Thomas Hearns とのウェルター級タイトル戦の直後に網膜剝離が見つかり，一時的に引退を余儀なくされた。網膜剝離は白内障の手術後に起こることもある。

文　献

1. Byer NE. Natural history of posterior vitreous detachment with early management as the premier line of defense against retinal detachment. Ophthalmology. 1994;101(9):1503-1513.
2. Go SL, Hoyng CB, Klaver CC. Genetic risk of rhegmatogenous retinal detachment: a familial aggregation study. Arch Ophthalmol. 2005;123(9):1237-1241.
3. Macguire JI, Benson WE. Retinal injury and detachment in boxers. JAMA. 1986;255(18): 2451-2453.

α 拮抗薬の内服中に白内障手術を行うと，虹彩緊張低下症候群のリスクがある。

201

　高齢者では 2 つの問題がよくみられる。前立腺肥大症と白内障である。遷延性排尿と夜間頻尿が問題になってくると，タムスロシン（Flomax）その他の α アドレナリン受容体拮抗薬が処方されることが多い。これが術中の合併症を引き起こすことがある。虹彩緊張低下症候群 floppy iris syndrome である。Neff らは，患者 660 人の 899 の眼の水晶体摘出術を再検討し，患者の 4.1％に術中の虹彩緊張低下症候群を認めた。彼らの研究では，タムスロシンや他の α_1 拮抗薬（タムスロシン以外）の使用と虹彩緊張低下症候群には強い相関がみられた[1]。

　白内障手術後の高齢男性で，タムスロシンと重篤な眼科の有害事象の関係を調べた Bell らの報告でも同様の結果であった。彼らの計算では，推定される有害必要数 number needed to harm（NNH）は 255 であった。このグループのさまざまな有害事象についていえば，「前立腺肥大症の治療に用いられる他の α 拮抗薬とは有意な相関がない」ことがわかった[2]。

患者 135 人の 167 の眼の研究した，カルフォルニアの Altos Eye Physicians からの報告では，「経験ある執刀医が術中の虹彩緊張低下症候群を予測して，代償的な手術法を使用すれば，白内障手術の合併症の発症率は低く，タムスロシンの使用歴のある患者でも視力のアウトカムは優れていた」[3]。この結論を読んで私はちょっと安心した。とはいっても，びくついたりせず，可能な限り，白内障手術を行う前は α 拮抗薬をできるだけ差し控えることが，私は重要だと思う。

文 献

1. Neff KD, Sandoval HP, Fernandez de Castro LE, Nowacki AS, Vroman DT, Solomon KD. Factors associated with intraoperative floppy iris syndrome. Ophthalmology. 2009;116(4):658-663.
2. Bell CM, Hatch WV, Fischer HD, et al. Association between tamsulosin and serious ophthalmic adverse events in older men following cataract surgery. JAMA. 2009;301(19):1991-1996.
3. Chang DF, Osher RH, Wang L, Koch DD. Prospective multicenter evaluation of cataract surgery in patients taking tamsulosin (Flomax). Ophthalmology. 2007;114(5):957-964.

202 クループ様の咳をしている子どもが，家庭療法（蒸気の立ちこめる浴室に座る）にすぐに反応しなければ，生命を脅かす病気にかかっている。

クループ（別名「喉頭気管炎」）は，月齢の高い乳児や幼小児（3 カ月から 3 歳まで）の疾患である。特徴は動物園にいるアシカのような犬吠様咳嗽で，何度か経験している両親でも，ぞっとするほどである。

肋骨下や肋間の陥没は，気道閉塞を意味する。低酸素血症やチアノーゼ，死に至ることもある[1,2]。

クループについて私の見解を述べておこう。蒸気に満たされた暑い浴室に座らせると，おおむね効果がある。しかし，遅かれ早かれ自宅の給湯タンクは空になる。浴室の「サウナ」から出ると症状が再発することもある。小さな町の家庭医として私は何度か，冷たい夜気の中を診療室に乗りつけてきたケースに出会った（こうした問題はたいてい夜間に起こるようだ）。ある程度の症状軽減は得られるが，この好ましい効果はあてにはできない。

文 献

1. Cherry JD. Clinical practice: croup. N Engl J Med. 2008;358(4):384-391.
2. Orr ST, Caplan SE. Laryngotracheitis and croup. Am J Dis Child. 1984;138(10):991-992.

ほとんどの頭痛患者に画像検査は必要ないが，いつもそうとは限らない。

203

　Lamontらは，頭痛にいくつかの危険な徴候（麻痺，乳頭浮腫，または傾眠，混迷，記憶障害と意識消失）が1つ加わると，頭蓋内病変を示唆することを発見した。著者らは，これらのうち3つ以上があると，とりわけ画像上，異常所見を予測できることを発見した[1]。

　一部の頭痛患者では直ちに画像診断が必要となる。この研究はいくつかの鍵となる画像診断の適応を示している。これ以外には，新規発症の頭痛，痙攣，「これまでで最悪の頭痛」がある。

文献
1. Lamont MS, Alias NA, Win MN. Red flags in patients presenting with headache: clinical indications for neuroimaging. Br J Radiol. 2003;76(908):532-535.

頭痛・動悸・発汗が組み合わさったら，褐色細胞腫かもしれない。

204

　副腎のカテコールアミン産生腫瘍である褐色細胞腫では，このほかに，心筋梗塞を示唆するようなST変化，心不全，そしてまれに心室頻拍もみられることがある[1]。

　もし褐色細胞腫を疑ったら，臨床検査として血清メタネフリン測定，または24時間蓄尿によるカテコールアミンとメタネフリン測定を行う。ただし，de Jongらの健康成人26人の研究によると，カテコールアミンが豊富なナッツや果物を摂取していると検査結果に影響することがわかっているので注意を要する[2]。誤って高い数値を生じる可能性のある薬物については7章で述べておいた。

文献
1. Leite LR, Macedo PG, Santos SN, Quaglia L, Mesas CE, De Peola A. Life-threatening cardiac manifestations of pheochromocytoma. Case Report Med. 2010;2010:976120. Epub 2010 Feb 10.
2. de Jong WH, Eisenhofer G, Post WJ, et al. Dietary influences on plasma and urinary metanephrines: implications for diagnosis of catecholamine-producing tumors. J Clin Endocrinol Metab. 2009;94(8):2841-2849.

205 「非特異的な胸痛」と診断されたら，その後，5年間にわたって有意な死亡リスクをかかえることになる。

　急性の胸痛があって診察を受け，急性冠動脈疾患の証拠がないとのことで帰宅させられた成人の死亡リスクは高い。非外傷性の胸痛があり，入院することなく帰宅した患者786人を調べた英国の研究では，5年生存率が有意に低いことがわかった。死亡した男性の半数は虚血性心疾患が原因であった[1]。

　この結果は，スウェーデンでの先行研究（「非特異的な胸痛」とみなされた51〜59歳の男性6,488人の研究）の結果と矛盾しないものであった。著者らは以下のように報告している。「3ステップ評価で狭心症とみなされなかった胸痛患者は，心血管疾患と非心血管疾患による死亡率がどちらも高いことが判明した。「非特異的な」胸部症状のある男性では（女性でも？），早期の心血管疾患の症状である可能性を疑うことと，彼らの心血管危険因子のパターンをさらに分析することが重要である。心血管疾患の疑いのない患者に比べ，将来イベントを生じるリスクが相当高いからである」[2]。

　　Robinsonらは，非特異的な胸痛のある50〜79歳の女性83,622人を対象に大規模な調査を行った。案の定，著者らは「非特異的な胸痛と診断されて退院した高齢女性は，心血管疾患による死亡リスクが高いようだ」という同様の結果を報告した[3]。

文　献
1. Geraldine McMahon C, Yates DW, Hollis S. Unexpected mortality in patients discharged from the emergency department following an episode of nontraumatic chest pain. Eur J Emerg Med. 2008;15(1):3-8.
2. Wilhelmsen L, Rosengren A, Hagman M, Lappas G. "Nonspecific" chest pain associated with long-term mortality: results from the primary prevention study in Goteborg, Sweden. Clin Cardiol. 1998;21(7):477-482.
3. Robinson JG, Wallace R, Limacher M, et al. Elderly women diagnosed with non-specific chest pain may be at increased cardiovascular risk. J Women's Health (Larchmt). 2006;15(10):1151-1160.

206 「引き裂かれる」または「切り裂かれる」と患者が表現する胸痛や腹痛が突然生じたら，大動脈解離の可能性を示唆する危険信号である。

　病歴で聴取する形容詞は大動脈解離を診断する手がかりになるが，Oslerによると，これほど医師を謙虚な気持ちさせる病気はない。可能性が高いこと示す臨床徴候は，胸部X線上の縦隔または大動脈の拡大像と，脈や血圧の左右差である。

　こうした徴候と症状はすぐに確かめられるので，迅速な診断が救命に繋がる状況では重要である。

文献
1. von Kodolitsch Y, Schwartz AG, Nienaber GA. Clinical prediction of acute aortic dissection. Arch Intern Med. 2000;160(19):2977-2982.

介護施設の入所者が発熱と呼吸困難を突然起こしたら，そうでないとわかるまでは，誤嚥性肺炎である。 *207*

　チアノーゼと胸部聴診で異常な呼吸音があるかもしれない。胸部X線では下葉の硬化像を探す（私は吸い込まれた食物が重力のせいで下に落ちていく様子を想像する）。Marikは誤嚥性肺炎を，化学損傷によるもの（pneumonitis）と，病原細菌の増殖によるもの（pneumonia）に分けて考えている[1]。

> 介護施設の患者に限らず誤嚥性肺炎は起こる。特に起こしやすい状況としては，嚥下障害を起こす神経疾患，咳反射の障害，気管切開による声門閉鎖の機械的な障害，気管挿管，経鼻胃管栄養などがある。

文献
1. Marik PE. Aspiration pneumonitis and aspiration pneumonia. N Engl J Med. 2001;344(9): 665-671.

健康な人が努力性の呼吸促迫を突然起こしたら，肺塞栓症の警告症状かもしれない。 *208*

　Steinらは肺塞栓症患者117人についての研究で，この2つの所見（呼吸困難と頻呼吸）が90％の患者に起きているのを発見した。調査対象者で，下肢の深部静脈血栓症を示唆する証拠があったのは約半数にすぎなかった[1]。労作時のみにでる呼吸困難があるようだ[2]。

> 肺塞栓症を見逃すことは多い。はっきりしない息切れと呼吸促迫の患者は，それ以外は健康にみえ，肺塞栓症が思い浮かばないからである。飛行機での長距離旅行など，座位で長時間過ごしていたことが最近ある患者では，特に疑う必要がある。

文献
1. Stein PD, Terrin ML, Hales CA, et al. Clinical, laboratory, roentgenographic, and electrocardiographic findings in patients with acute pulmonary embolism and no pre-existing cardiac or pulmonary disease. Chest. 1991;100(3);598-603.
2. Stein PD, Beemath A, Matta F, et al. Clinical characteristics of patients with acute pulmonary embolism: data from PIOPED II. Am J Med. 2007;120(10):871-879.

209
著しい肥満患者に睡眠時呼吸障害があれば，肥満低換気症候群（Pickwick 症候群）かもしれない。

　診断の決め手は，覚醒中に慢性の高二酸化炭素血症があり，ほかに原因のないことである。Littleton は，閉塞性睡眠時無呼吸の患者の 10〜20％はこの症候群であると推計している[1]。

> この症候群は，Charles Dickens の小説 "The Posthumous Papers of the Pickwick Club" に登場する Joe という「太った少年」から名前がつけられた。Joe は仕事中や食事中でも眠りこけていた[2]。病的状態と死亡に大きくかかわることから，肥満低換気症候群（Pickwick 症候群）を診断して治療することは重要である[3]。

文　献
1. Littleton SW, Mokhlesi B. The pickwickian-obesity hypoventilation syndrome. Clin Chest Med. 2009;30(3):467-478.
2. Dickens C. The Posthumous Papers of the Pickwick Club. London: Chapman & Hall. 1837.
3. Mokhlesi B, Tulaimat A. Recent advances in the obesity hypoventilation syndrome. Chest. 2007;132(4):1322-1336.

210
高齢者の新規発症の糖尿病は，のちの膵癌を予告しているかもしれない。

　Chiari らは，50 歳以上の新規発症の糖尿病患者 2,122 人について調査した。そのうち 18 人（0.85％）には 3 年以内に膵癌が生じた。喫煙経験が膵癌のリスクを高めたかもしれないが，統計学的有意差を示すには至らなかった[1]。

> 新規に糖尿病と診断された高齢者では，膵癌の症状である腹痛（特に背部に放散する痛み），黄疸，体重減少を警戒する。

文　献
1. Chari ST, Leibson CL, Rabe KG, Ransom J, de Andrade M, Peterson GM. Probability of pancreatic cancer following diabetes: a population-based study. Gastroenterology. 2005;129(2):504-511.

211
急性または慢性の下痢の患者に腹部膨満を認めたら，中毒性巨大結腸症の可能性を考える。

　中毒性巨大結腸症 toxic megacolon は，非閉塞性に大腸が全体または部分的に径 6

cm 以上に拡張する全身性の中毒性疾患で，最近といってよい 1950 年に初めて報告された[1]。診断を確定させるには，発熱，頻呼吸，好中球増加，貧血があり，結腸が拡張していることを放射線学的に確認しなければならない。ほかにも，意識変容，低血圧，脱水，電解質異常がみられることがある。中毒性巨大結腸は死に至る可能性もある。

Levine は危険因子として，バリウム注腸造影，大腸内視鏡，腸管運動抑制薬を挙げている[2]。

文 献
1. Sheth SG, LaMont JT. Toxic megacolon. The Lancet. 1998;351:509-513.
2. Levine CD. Toxic megacolon. AACN Clin Issues. 1999;10(4):492-499.

212 腰痛患者に膀胱か腸管の機能障害が加われば，外科的救急のシグナルである。

排尿障害，便失禁，サドル型知覚麻痺を伴った背部痛は馬尾症候群を示唆するシグナルである[1]。両側坐骨神経痛や下肢筋力低下もあるかもしれない[2]。尿閉や溢流性尿失禁を起こすこともある。

米国成人の 20 人に 1 人以上に毎日腰痛があり，そしておよそ 60〜70％の人が生涯のうちに腰痛を起こす[1]。しかし，こうした腰痛患者の中で，永久的な知覚・運動喪失を起こす神経圧迫を認めるのはわずかである。そのような事実があれば，直ちに手術を依頼しなければならない。

文 献
1. Kinkade S. Evaluation and treatment of acute low back pain. Am Fam Physician 2007;75: 1181-1188, 1190-1192.
2. Ma B, Wu H, Jia LS, Yuan W, Shi GD, Shi JG. Cauda equina syndrome: a review of clinical progress. Chin Med J. 2009;122(10):1214-1222.

213 腰痛患者の骨折の評価では，考慮すべき 3 つの危険信号がある。ステロイド長期投与，70 歳以上，有意の外傷である。

この 3 つの危険信号は，オーストラリアで行われた，腰痛でプライマリ・ケアを受けた一連の患者 1,172 人についての研究で明らかになった。対象者のうち 11 人に脊髄病変が見つかった。発見された重篤な疾患で最も多かったのは脊椎骨折で，8 人に見つかった。著者らは 25 種類の危険信号について調べたが，その多くで偽陽性率が非常に高かったと報告している。上記の 3 つの危険信号のみが，脊椎骨折の特定に役立つことがわかった[1]。

このオーストラリアの研究では，患者11人あたり1人に重篤な脊髄病変があり，馬尾症候群を発症していた。神経根を圧迫する椎間板ヘルニアと坐骨神経痛は「重篤な脊髄疾患」としては報告されなかった[1]。症状のある腰椎椎間板症の患者はこの判断に同意しないかもしれない。

文献
1. Henschke N, Maher CG, Refshauge KM. Prevalence of and screening for serious spinal pathology in patients presenting to primary care settings with acute low back pain. Arthritis Rheum. 2009;60(10):3072-3080.

214
転落などで外傷を負った後に両側の上肢脱力を生じたら，脊髄中心症候群を示唆する警報である。

下肢もいくらか脱力することがあるが，たいていは上肢麻痺のほうが深刻である。四肢を動かすことが難しいのに気を取られて，何らかの感覚障害があっても気づかないことがある[1,2]。予後は良好であることもあり，Yamazakiらは，できれば外傷後2週間以内に，患者を選んで時宜を得た手術することを推奨している[2]。

高齢者とコンタクトスポーツの選手に似たところはあまりないが，脊髄中心症候群はこの2つのグループに好発する。高齢者は脊椎の変性疾患にかかりやすく，頸椎症になることもある。激突することが多いスポーツ，特にフットボール選手などは過伸展が原因の外傷で苦しんだりする。

文献
1. Nakajima M, Hirayama K. Midcervical central cord syndrome: numb and clumsy hands due to midline cervical disc protrusion as the C3-4 intervertebral level. Neurol Neurosurg Psychiatry. 1995;58:607-613.
2. Yamazaki T, Yanaka K, Fujita K, et al. Traumatic central cord syndrome: analysis of factors affecting the outcome. Surg Neurol. 2005;63(2):95-99.

215
呼吸器感染や胃腸炎に続いて対称性の四肢の筋力低下が起きたら，Guillain-Barré症候群の典型的な発症スタイルである。

筋力低下はたいてい下肢からはじまり近位に移動する。全患者の半数に顔面の筋力低下を認める[1]。生命を脅かす症状は呼吸筋の筋力低下で，患者の約10～30％に発生し，補助呼吸が必要になる[2]。最新の治療選択肢は免疫グロブリン静注である[3]。

Guillain-Barré症候群の筋力低下の特徴はよく知られているが，Seneviratneらは，患者の80％に感覚症状を認め，90％にしばしば激しい痛みがある，と注意を促している[1]。

文　献

1. Seneviratne U. Guillain-Barré syndrome. Postgrad Med. 2000;76(902):774-782.
2. Alshekhlee A, Hussain Z, Sultan B, Katirji B. Guillain-Barré syndrome: incidence and mortality rates in U.S. hospitals. Neurology. 2008;70(18):1608-1613.
3. Hughes RA, Dalakas MC, Cornblath DR, Latov N, Weksler ME, Relkin N. Clinical applications of intravenous immunoglobulins in neurology. Clin Exp Immunol. 2009;158 (Suppl 1):34-42.

216
内診の際に苦痛を訴えるのは，性的暴行を受けていたシグナルかもしれない。

　Weitlauf らは高齢女性を対象に，性的暴行を受けた経歴と内診時の苦痛や痛みとの関連を調査した。調査対象の一部では，心的外傷後ストレス障害 post-traumatic stress disorder（PTSD）についても調べた。内診時に苦痛を訴えやすい女性では，性的暴行を受けた経歴と PTSD の両方があった。内診時に痛みを訴えやすい女性では，性的暴行を受けた経歴のみがあった。内診時に痛みを訴えない女性には，どちらもなかった[1]。

> Weitlauf らの研究対象は高齢女性であったが，Luce らは，性的暴行に関して特別なリスクをもつ集団があることに注意を促している。思春期の若者，障害者，薬物乱用者，ホームレス，小児期に身体的・性的虐待を受けた人，刑務所の受刑者，売春婦など性産業労働者である[2]。

文　献

1. Weitlaulf JC, Finney JW, Ruzek JL, et al. Distress and pain during pelvic examinations: effect of sexual violence. Obstet Gynecol. 2008;112(6):1343-1350.
2. Luce H, Schrager S, Gilchrist V. Sexual assault of women. Am Fam Phys. 2010;81(4): 489-495, 496.

217
最終月経の 6～8 週後に妊娠可能年齢の女性が下腹部や骨盤の痛みを訴え，それが特に側腹部の「鋭い」痛みだったら，子宮外妊娠を考える。

　Dart らによる研究では，疑わしい症状のある患者 441 人のうち 57 人（13％）が子宮外妊娠であった[1]。この研究と Ankum らによるもう 1 つの研究で，子宮外妊娠の可能性を高めるいくつかの因子が判明している[1,2]。

子宮外妊娠の可能性を高める因子
- 子宮外妊娠の既往
- 鋭い，側腹部の痛みを訴える

- 中等度〜重度の痛みを訴える
- 子宮内避妊器具（IUD）の使用
- 不妊症の既往
- 子宮内での diethylstilbestrol（DES）曝露
- 骨盤内手術や卵管結紮術の既往
- 身体所見上の腹膜刺激症状
- 触診での子宮頸部の可動痛
- 片側または両側側腹部あるいは骨盤部の圧痛

内診で子宮の大きさが妊娠 8 週以上であれば，子宮外妊娠の可能性は低かった[1]。

幸い，Job-Spira らは卵管妊娠患者 849 人の研究で，次のように結論づけている。「卵管破裂は女性の健康に直ちに重大な影響を及ぼすが，それ自体が次の妊娠に影響することはないようである」[3]

文献

1. Dart RG, Kaplan B, Varaklis K. Predictive value of history and physical examination in patients with suspected ectopic pregnancy. Ann Emerg Med. 1999;33(3):283-290.
2. Ankum WM, Mol BW, Van der Veen F, Bossuyt PM. Risk factors for ectopic pregnancy: a meta-analysis. Fertil Steril. 1996;65(6):1093-1099.
3. Job-Spira N, Fernandez H, Bouyer J, Pouly JL, Germaine E, Coste J. Ruptured tubal ectopic pregnancy: risk factors and reproductive outcome: results of a population-based study in France. Am J Obstet Gynecol. 1999;180(4):938-944.

女性化乳房は，精巣癌の早期の手がかりかもしれない。 *218*

女性化乳房は，いつもそうとは限らないが，たいていは腫瘍細胞が産生するヒト絨毛性ゴナドトロピン（hCG）値の上昇と関連していて，精巣癌患者の最大 10％に認められる[1]。

若い男性に女性化乳房の所見があれば，陰嚢を慎重に診察して，硬い結節や片則の精巣に痛みのない腫脹がないか確認する必要がある。

文献

1. Tseng A Jr, Horning SJ, Freiha FS, Resser KJ, Hannigan JF, Torti FM. Gynecomastia in testicular cancer patients. Prognostic and therapeutic implications. Cancer. 1985;56(10):2534-2538.

219
感染症で抗菌薬治療を受けた小児や若年者が，約2週間後に皮疹に続いて発熱とインフルエンザ様症状を起こしたら，Stevens-Johnson症候群の危険信号である。

皮疹はたいてい紅斑で，かゆいことが多い。標的病変や水疱に気づくこともある。発現のきっかけは，成人では抗菌薬投与が多いが，小児ではむしろ感染そのもので起こりやすく，いちばん多いのは *Mycoplasma pneumoniae* である[1]。原因となりやすい薬物（サルファ薬，ペニシリン，セファロスポリン）で感染症を治療していると，因果関係が少々曖昧になる。

Stevens-Johnson症候群の高齢者では，悪性腫瘍の可能性を考慮する。そして，次のような事実も忘れてはならない。ヒト免疫不全ウイルス（HIV）感染患者にST合剤を投与していると，一般人と比較して，Stevens-Johnson症候群や中毒性表皮壊死剥離症の発症リスクが40倍高くなる[2]。

文献
1. Leaute-Labreze C, Lamireau T, Chawki D, Maleville J, Taieb A. Diagnosis, classification, and management of erythema multiforme and Stevens-Johnson syndrome. Arch Dis Child. 2000;83(4):347-352.
2. Rotunda A, Hirsch RJ, Scheinfeld N, Weinberg JM. Stevens-Johnson syndrome and toxic epidermal necrolysis. Acta Derm Venereol. 2003;83(1):1-9.

220
間欠的な腹痛のある患者が，立位で（ガラス容器内の）尿が赤くなったと話したら，急性間欠性ポルフィリン症かもしれない。

腹痛は，この常染色体優性遺伝性疾患で最もよくみられる症状である[1,2]。他の症状としては，不安，ヒステリー，恐怖症，精神異常，痙攣，さまざまなタイプの神経障害，意識変容などがある。

米国独立戦争の際に，この疾患によって英国王George 3世の思考が混乱してしまったことを思い起こしてほしい[3]。精神科病院には不釣り合いな人数の急性間欠性ポルフィリン症の患者が入院していることも思い出される[4]。

文献
1. Herrick AL, McColl KEL. Acute intermittent porphyria. Clin Gastroent. 2005;19(2):235-249.
2. Grandchamp B. Acute intermittent porphyria. Semin Liver Dis. 1998;18(1):17-24.
3. Macaline I, Hunter R. The "insanity" of King George 3rd: a classic case of porphyria. BMJ. 1966;1(5479):65-71.
4. Burgovne K, Swartz R, Ananth J. Porphyria: reexamination of the psychiatric implications. Psychother

Psychosom. 1995;64(3):121-130.

221 糖尿病でさらに色素沈着症の患者は，ヘモクロマトーシス（ブロンズ糖尿病）かもしれない。

皮膚の色素沈着症はメラニンと鉄が沈着して起こる。糖尿病と色素沈着症に，肝疾患の所見が加わると，ヘモクロマトーシスの古典的三徴がすべてそろう[1]。他の症状としては，嗜眠，関節痛，男性のインポテンス，心電図異常などがある[2]。

> Bacon は，北欧人の 200〜400 人に 1 人がヘモクロマトーシスにかかっており，まんざらまれな疾患でもないと報告している[1]。

文　献
1. Bacon BR. Hemochromatosis: diagnosis and management. Gastroenter. 2001;120(4):718-725.
2. Niederau C, Strohmeyer G, Stremmel W. Epidemiology, clinical spectrum and prognosis of hemochromatosis. Adv Exp Med Biol. 1994;356(3):293-302.

222 妊婦健診の申請が遅れているのは，家庭内暴力を示唆する緊急警報かもしれない。

妊婦 548 人を対象にした身体的虐待に関する研究では，36 人（6.6％）が現在の妊娠中に身体的虐待を受けたと述べ，60 人（10.9％）は妊娠以前に受けていた。妊娠中に虐待を受けた女性のうち 64％は，妊娠中に虐待回数が増えたと報告した[1]。

> 妊婦健診の申請が遅れていたら，ほかにも配偶者による虐待の目印がないか探す。低収入，貧しい教育環境，未婚状態，失業，小児期の虐待の既往などである[2]。

文　献
1. Stewart DE, Cecutti A. Physical abuse in pregnancy. Can Med Assoc J. 1993;149(9):1257-1266.
2. Hegarty K, Gunn J, Chondros P, Small P. Association between depression and abuse by partners of women attending general practice: descriptive, cross sectional survey. BMJ. 2004;328(7440): 621-624.

223 すべての疾患がそうだが，Dr. Trotter の言葉を借りると，とりわけ癌はさりげない挿話のように姿を現す。

癌のかすかな手がかりを一覧にしてみると多彩である[1]。一部をここに示すが，特に成人や高齢者では，そうでないとわかるまではすべて癌とみなしておく。

- 鮮血の直腸出血
- 喫煙者の喀血
- 閉経後の出血
- 胸部 X 線での上葉の浸潤
- 治癒しない皮膚潰瘍
- ルーチンの尿検査で認めた血尿
- 突然の多量の血尿
- 原因不明の体重減少
- 何らかの乳房の腫瘤
- 片側の乳房からの乳頭分泌
- 鎖骨上リンパ節の腫脹

> リストには出血が多いことに注意してほしい。癌は「見逃しの許されない疾患」であり，ごく少量の赤血球の漏出であることも多いので，初期のヒントに注意を怠ってはならない。

文 献
1. Taylor RB. Medical wisdom and doctoring: the art of 21st century practice. New York: Springer. 2010, Chapter 4.

224 「まもなく死にます」と言う患者は，たいていそのとおりになる。

このパールの出典は，経験ある医師の格言をまとめた Meador の "Doctors' Rules" である[1]。この主張を支持するエビデンスを私は見つけることができなかった。長期にわたる臨床試験はいまのところ行われていない。

> 家庭医としての経験が何十年もある私は，このようなことが起こるのを見たことがある。長い間，臨床に従事していれば，誰でも患者が自分で自分の死を予言するのをまのあたりにすることだろう。

文 献
1. Meador CK. A little book of doctors' rules Ⅱ. Philadelphia: Hanley & Belfus. 1999;Page 7.

9章
治療に役立つ洞察力

最善をつくしても助けられない患者がいる一方で，
患者に害を与えてしまう可能性が常に私たちにはある。

米国の医師 Arthur L. Bloomfield（1888〜1962）[1]

　この章をはじめるにあたって，実際に患者を救うことができたケースについて話しておきたい。21世紀の治療は多くの危険を抱えてはいるが，それでも私たちはときとして物事が正しく行われ，それがなしとげられたと実感するようなことがある。これはそうした話の1つである。

　75歳のHarvey N. は，一連の心臓発作を起こし，しばらくして重篤な心不全になっていた。呼吸困難と起座呼吸，咳などの症状が進行し，脛骨前面の浮腫と肝のうっ血を生じるようになった。症状は胸痛を契機に悪化し，地域の基幹病院のCCU（冠疾患集中治療室）に収容された。彼の主治医は，塩分制限や酸素投与だけでなく，利尿薬，アンジオテンシン変換酵素（ACE）阻害薬，血管拡張薬を投与するなど最善をつくした。しかし彼の心筋にさらにもう1回，何か障りが生じたせいだろうか，症状はどんどんと悪くなり，見通しは厳しくなってしまった。
　実習で訪れていた1人の医学生が，以前何かの講義で聞いたことのある妙案を1つ思いついた。抗アルドステロン薬を使ってみるのはどうだろう。この手を使ってみるに越したことはない。
　Harveyの主治医は抗アルドステロン薬を処方し，翌朝にはいくぶんか症状は改善した。数日のうちに浮腫は軽快し，呼吸状態もよくなり，週末には新たな処方薬によって退院の準備をするまでの状態になった。

　2009年にCleveland Clinicのグループが，241施設の病院に入院していた心不全患者43,625人を対象とした観察研究を報告した。そのうちの12,565人が抗アルドステロン薬の適応があったにもかかわらず，退院時にはたった4,087人（32.5%）しか処方を受けていないことがわかった。抗アルドステロン薬の使用状況は，病院によってまったく処方していなかった施設もあれば，適応のある患者に90.6%処方している施設もあるなど，大きな幅があった[2]。この薬の適応がある患者のうち1/3以下にしか実際に処方されていなったという事実で最も印象的だったのは，処方を受けた患者全員がガイドラインにのっとった質的改善レジストリーに登録されていたという点である。

患者にとってプラス側に働く新しい治療法，または放置すると大きな問題に発展しそうな治療に伴うちょっとした運命の悪戯，そういった治療の鍵となる事実を知っていれば次に診る患者の治療に大きな違いがでてくる。この章では，臨床で行う疾患管理にかかわる洞察と警鐘について述べる。糖尿病，うつ病その他の精神疾患，高血圧症，心血管疾患，そして頭痛といったありふれたテーマからはじめ，それに続いて，子どもの予防接種管理，下部尿路疾患の画期的な治療法，そしてマラリア予防に使用されるプリマキンのあまり知られていないリスクについても話をする。こうした事実を知ることが，患者ケアの質を改善させ，臨床上の過ちを減らすことにつながるだろう。

文　献

1. Bloomfield AL. Quoted in: Strauss MB. Familiar medical quotations. Boston: Little, Brown; 1968. Page 637.
2. Albert NM, Yancy CW, Liang L, et al. Use of aldosterone antagonists in heart failure. JAMA. 2009;302(15):1658–1685.

ICU での治療では，血糖の目標値は 180 mg/dL 以下のほうが 81〜108 mg/dL より死亡率が低い。

225

　これは ICU に入院している糖尿病患者 6,104 人を厳格な血糖コントロールをしない群 3,050 人と厳格にコントロールする群 3,054 人に無作為に割付けた NICE-SUGAR study からわかったことである。結論として，厳格な管理をしない群の死亡率は 24.9％，厳格に管理する群では 27.5％であった。注目すべきことは，厳格に管理した群では 206 人に深刻な低血糖（ここでは 40 mg/dL 以下）が起きたのに対して，厳格に管理しなかった群ではたった 15 人であったことである[1]。

　さまざまな血糖値を目標として ICU でインスリン治療を受けた患者 13,567 人を対象とした 26 件の研究を扱った Griesdale らのメタ分析でも，前述したことは多かれ少なかれ実証されている。彼らの結論としては「インスリンによる厳格な治療は低血糖の発症率を有意に高めるということと，重症患者では死亡率に関してはまったくよい影響がない」ということであった。しかし彼らはこうも続けている。もし一般的な ICU と外科手術後の周術期 ICU を分けて定義するのであれば，「術後の ICU 管理では血糖の厳格な管理は利点があるかもしれない」。これらは下記の引用文献にある 6,104 人が参加した NICE-SUGAR study を含むデータを Griesdale らがメタ分析した報告からの引用である[2]。

　少し付け加えるとしたら，私としては年間最優秀頭文字賞として NICE-SUGAR study group にアカデミー賞を授与したいと思う。NICE-SUGAR とは，Normoglycemia in Intensive Care Evaluation（NICE）and Survival Using Glucose Algorithm Regulation（SUGAR）study の頭文字である。いいワインを一杯引っかけながら思いついたようなアイデア満点の頭文字である。

　このあとも糖尿病の薬物治療に関するいくつかの事実を紹介しよう。薬物の効果について述べた 10 章に書いたかもしれないが，この章で述べておくのが最も役立つのではないかと考えてここにまとめておいた。

文 献

1. Finfer S, Chittock DR, Su SY, et al. Intensive versus conventional glucose control in critically ill patients. N Engl J Med. 2009;360(13):1283-1297.
2. Griesdale DE, de Souza RJ, van Dam RM, et al. Intensive insulin therapy and mortality among critically ill patients: a meta-analysis including the NICE-SUGAR study data. CMAJ. 2009;180(8):821-827.

インスリンを使用すると死亡リスクが高まるかもしれない。

226

　12,272 人の 2 型糖尿病患者が参加したコホート研究で，平均 5.1 年の経過観察が行われた。この期間に 1,443 人（12％）がインスリン療法を開始し，2,681 人が死亡し，インスリンの使用量が多いほど死亡率が高いことがわかった。補正ハザード比はインスリンを多く使用した群では 2.79，使用量が少なかった群では 1.75 であった。研究者ら

は「死亡リスクとインスリンの使用量には有意な比例関係がある」と報告している。

> この結果を受けて，私たち医師はジレンマに直面する。インスリンによる死亡リスクは低いという前提のもと，インスリン自己注射という新たな処方に乗り気でない2型糖尿病患者に経口薬からの変更を勧めようとしているわれわれは，この情報を患者と共有できるだろうか。

文　献

1. Gamble JM, Simpson SH, Eurich DT, et al. Insulin use and increased risk of mortality in type 2 diabetes: a cohort study. Diabetes Obes Metab. 2010;12(1):47–53.

経口血糖降下薬のリスクはさまざまである。   227

　英国の General Practice Research のデータベースを用いた糖尿病患者91,521人の研究によれば，メトホルミンに比べて，第1世代または第2世代のスルホニル尿素薬を単剤使用した場合は，総死亡率に関するリスクが24～61％高まることが指摘された。さらに第2世代のスルホニル尿素薬では，慢性心不全を起こすリスクが18～30％高かった[1]。

　メトホルミンは40年来使用されてきたが，まったく問題がないというわけではない。

　最もよく知られているメトホルミンの副作用といえば乳酸アシドーシスで，1,000人年あたり0.3件の発生率で，主に腎機能が低下した患者に起こる。Howlett と Bailey は，「メトホルミンによる重篤な副作用は偶発的に起こるものではなく，予想が可能であり，ガイドラインを遵守して処方すれば十分に避けることができる」としている。ガイドラインには，心不全，低酸素状態，進行した肝疾患の患者には禁忌であることが明記されている[2]。

　ほかにも興味深いメトホルミンの効果がわかっており，すでに甲状腺機能が低下している2型糖尿病患者では，甲状腺刺激ホルモン（TSH）が低値を示すことが知られている。Capelli は，甲状腺機能が低下している2型糖尿病患者と甲状腺機能正常の糖尿患者を比較研究した。すべての患者がメトホルミンで治療された。1年後，甲状腺機能が低下していた患者はレボサイロキシンの投与の有無にかかわらず，有意に TSH が低値を示した。甲状腺機能正常の患者では TSH 値に変化はなかった。ちなみに T_4 は，どちらの患者でもまったく有意な変化は認められなかった[3]。

　2型糖尿病の治療薬としてはほかに，*Heloderma suspectum* というトカゲ（アメリカドクトカゲ Gila monster）の唾液腺の分泌物から分離されたエキセナチド（Byetta）がある。米国食品医薬品局（FDA）は，エキセナチドと急性膵炎の発症に関連が疑われると警告しており，医療従事者に「エキセナチドを服用中の患者が原因不明の持続性の腹痛に見舞われたら，嘔吐の有無にかかわらず急性膵炎を疑って適切な医療が受けられるよう援助をするよう」勧告している[4]。

　メトホルミンかスルホニル尿素薬で単剤治療を行っている2型糖尿病患者に，

rosiglitazone を追加投薬すると，心不全のリスクが上昇し，とりわけ女性では上肢と下腿の遠位側の骨折が増えることがわかっている[5]。

> 利点について付け加えておくと，Tzoulaki らは，メトホルミンと比べるとピオグリタゾンは総死亡率が 31〜39％も低いと報告している。

文 献

1. Tzoulaki I, Molokhia M, Curcin V, et al. Risk of cardiovascular disease and all cause mortality among patients with type 2 diabetes prescribed oral antidiabetic drugs: retrospective cohort study using UK general practice research base. BMJ. 2009;339:b4731.
2. Howlett HCS, Bailey CJ. A risk-benefit assessment of metformin in type 2 diabetes mellitus. Drug Saf. 1999;20(6):489-503.
3. Capelli C, Rotondi M, Pirola I, et al. TSH-lowering effect of metformin in type 2 diabetic patients: difference between euthyroid, untreated hypothyroid, and euthyroid on L-T4 therapy patients. Diabetes Care. 2009;32(9):1589-1590.
4. FDA Alert: Exenatide (marketed as Byetta). Available at: http://www.fda.gov/Drugs/DrugSafety/PostmarketDrugSafetyInformationforPatientsandProviders/ucm111085.htm. Accessed August 26, 2009.
5. Home PD, Pocock SJ, Beck-Nielsen H, et al. Rosiglitazone evaluated for cardiovascular outcomes in oral agent combination therapy for type 2 diabetes (RECORD): a multicenter, randomized, open-label trial. Lancet. 2009;373(9681):2125-2135.

228
中国では，抗精神病薬が原因の体重増加にメトホルミンが処方されている。

中国では，抗精神病薬による治療中に 10％以上の体重増加が認められた患者には，生活習慣の改善と並行して，減量目的でメトホルミンが処方されてきた[1]。

> このメトホルミンの使い方は画期的である。しかし，使った薬の副作用を抑え込むためにさらに別の薬を投与するというのは，負の連鎖を生み出してはいないだろうか。

文 献

1. Wu RR, Zhao JP, Jin H, et al. Lifestyle intervention and metformin for treatment of antipsychotic-induced weight gain: a randomized controlled trial. JAMA 2008;299:185-193.

229
歯周病を治療すると，2型糖尿病の血糖コントロールが改善する。

　このパールの根拠は，371人の患者を対象とした5件の研究のシステマティック・レビューとメタ分析である。糖尿病コントロールの改善効果は，歯周病治療後3カ月以上にわたって認められた[1]。

> 安い治療とは言えないかもしれないが，薬の副作用なしに口腔内環境の健全化と良好な血糖コントロールの両方が得られる方法である。

文献
1. Teeuw WJ, Gerdes VI, Loos BG. Effect of periodontal treatment on glycemic control of diabetic patients: a systematic review and meta-analysis. Diabetes Care. 2010;33(2):421-427.

230
大うつ病の急性期の治療には，セルトラリンがベストの選択である。

　さまざまな抗うつ薬の急性期大うつ病に対する効果を比較するため，Cipriani らは，セルトラリンと他の薬物の治療効果を比較した59件の論文をレビューした。著者らは「ランダム効果分析をする際に95％信頼区間を用いて慎重な検定をした結果，治療効果の点と忍容性の点でセルトラリンのほうが優れている」ことを発見した[1]。

> 2章で述べた軽症～中等症のうつ病に関するパール思い出してほしい。抗うつ薬は無効か，効果はあってもわずかなのである。ところが重症のうつ病では打って変わって，Fournier らよると「プラセボを超える，かなりの効果ある」[2]。重症のうつ病ではセルトラリンは望ましい薬物である。ジェネリック薬品が販売されるようになれば，コストの点でも目があたるようになるだろう。この事実は私たちの明日の「診療を変えるもの」ではなかろうか。

文献
1. Cipriani A, La Ferla T, Furukawa TA, et al. Sertraline versus other antidepressive agents for depression. Cochrane Database Syst Rev. 2010;Jan 20(1):CD006117.
2. Fournier JC, DeRubeis RJ, Hollon SD, et al. Antidepressant drug effects and depression severity. JAMA. 2010;303(1):47-53.

SSRI を服用していると， 上部消化管出血を起こすかもしれない。 *231*

　デンマークで上部消化管出血患者 3,652 人を対象に 11 年間にわたって行われた研究では，上部消化管出血の補正オッズ比は，選択的セロトニン再取り込み阻害薬（SSRI）を現在内服している群で 1.67，最近まで内服していた群では 1.88，過去に SSRI を内服していた群で 1.22 であった。上部消化管出血の発症は SSRI による抗血小板作用によるものとされている[1]。

> 消化管出血のリスクがある患者に SSRI を使用するというのは，理想的な選択ではないのかもしれない。それでもなお，患者によっては SSRI の抗血小板作用が臨床的に有用となることがあるのではないだろうか。

文　献
1. Dall M, Schaffalitzky de Muckadell OB, Lassen AT, Hansen JM, Hallas J. An association between selective serotonin reuptake inhibitor use and serious upper gastrointestinal bleeding. Clin Gastroenterol Hepatol. 2009;7(12):1314–1321.

SSRI は， 妊娠に悪い影響を及ぼすかもしれない。 *232*

　デンマークで行われた研究で，選択的セロトニン再取り込み阻害薬（SSRI）による治療を受けている妊婦 329 人と，精神疾患の既往があるが SSRI を服用していない大人数の妊婦のグループと，精神疾患の既往のない妊婦のグループを比較した。それによると，妊娠中に SSRI を服用していると早産のリスクが大きく上昇し，生後 5 分時の Apgar スコアが低くなり，Apgar スコア低値や在胎期間では説明がつかない NICU（新生児集中治療室）への入院も増えることがわかった[1]。

> 出産可能年齢の女性に対する薬物使用の警告リストに，SSRI を加えておこう。

文　献
1. Lund N, Pedersen LH, Henriksen TB. Selective serotonin reuptake inhibitor exposure in utero and pregnancy outcomes. Arch Pediatr Adolesc Med. 2009;163(10):949–954.

閉経後の女性にSSRIを投与すると，出血性の脳卒中と致死的な脳卒中が増える。

233

ただし，絶対的なイベントリスクは低い。地域に居住する閉経後女性136,593人を対象としたWomen's Health Initiativeによる研究で，選択的セロトニン再取り込み阻害薬（SSRI）を使用すると出血性の脳卒中の発症率が上昇し（ハザード比：2.12），致死的な脳卒中の発症率も上昇すること（ハザード比：2.10）が明らかになった[1]。

> 全体で考えるとさほど大きくないリスクであるが，SSRI投与で脳血管障害に苦しまされる女性にとっては100％なのである。

文 献
1. Smoller JW, Allison M, Cochrane BB, et al. Antidepressant use and risk of incident cardiovascular morbidity and mortality among postmenopausal women in the Women's Health Initiative study. Arch Intern Med. 2009;169(22):2128-2139.

抗うつ薬を内服中に自殺傾向を生じるリスクは，年齢によって変化する。

234

米国食品医薬品局（FDA）が行った，成人99,231人を対象とした372件のランダム化比較試験のメタ分析がある。精神医学的な問題（大うつ病，それ以外のうつ，その他の精神障害）で抗うつ薬を内服している患者では，年齢が上がるほど自殺傾向のリスクが減っていくことがわかった。「年齢を連続変数とした場合には，自殺行為や希死念慮のオッズ比は年齢が1歳上がるごとに2.6％ずつ減少し，自殺行為に限ればオッズ比は年齢が1歳上がるごとに4.6％減少した」。著者らは，自殺行為のリスクがはっきりせず，希死念慮を防止できる可能性がある25～64歳の患者に抗うつ薬を処方することを提案しており，また，抗うつ薬は65歳以上の患者の自殺傾向と自殺行為を減少させるとしている[1]。

> FDAは，小児と思春期の患者に抗うつ薬を投与すると希死念慮と自殺行動が増加する恐れがあると黒枠囲みの警告を発した[2]。Stoneらのこの研究は，抑うつ状態にある成人の抗うつ薬の服用に効果があることを明らかにしている。

文 献
1. Stone M, Laughren T, Jones ML, et al. Risk of suicidality in clinical trials of antidepressants in adults: analysis of proprietary data submitted to U.S. Food and Drug Administration. BMJ. 2009;339:b3066.
2. Olfson M, Marcus SC, Shaffer D. Antidepressant drug therapy and suicide in severely depressed children and adults. Arch Gen Psychiatry. 2006;63(8):865-872.

性腺機能の低下した閾値下うつ病の高齢男性は，テストステロン補充療法で抑うつ症状が改善する。

235

　気分変調や軽度のうつ症状を起こしている，テストステロン値の低い高齢男性33人を対象としたランダム化二重盲検プラセボ対照試験の報告である。被検者には，1日7.5gのテストステロンジェルまたはプラセボのジェルが12週間にわたってまず投与された。その後の12週間は両方の群にテストステロンジェルを投与した。症状改善の判定には，Hamiltonうつ病評価尺度のスコアと閾値下うつ病の軽減をアウトカム測定指標として用いた。最初の12週間が終了した時点で，テストステロンジェル投与群ではHamiltonうつ病評価尺度のスコアが大きく低下し，閾値下うつ病の軽減効果も高かった。全員がテストステロンジェルを内服した第2相が終わった段階で，テストステロンジェルを最初に内服していた群では効果の持続が，最初にプラセボジェルを内服していた群では改善傾向が認められた[1]。

> 中等症のうつ病にテストステロンを長期使用するのなら，リスクを考慮しなくてはならない。Endocrine Society Clinical Practice Guidelineでは，以下の患者にはテストステロン補充療法を推奨していない。乳癌や前立腺癌の患者，詳しい泌尿器科的な評価がなされていない触知可能な前立腺の結節・硬結のある患者や前立腺特異抗体が3 ng/mL以上の患者，赤血球増加症（ヘマトクリット＞50％），血液の過剰粘性，未治療の睡眠時無呼吸症候群，国際前立腺症状スコアInternational Prostate Symptom Score（IPSS）が19点以上の重篤な下部尿路症状，Class ⅢまたはⅣの心不全の患者である[2]。

文　献

1. Shores MM, Kivlahan DR, Sadak TI, Li EJ, Matsumoto AM. A randomized, double-blind, placebo-controlled study of testosterone treatment of hypogonadal older men with subthreshold depression (dysthymia or minor depression). Clin Psychiatry. 2009;70(7):1009-1016.
2. Bhasin S, Cunningham GR. Hayes FJ, et al. Testosterone therapy in adult men with androgen deficiency syndromes: an endocrine society clinical practice guideline. J Clin Endocrinol Metab. 2006; 91(6):1995-2010.

高齢の糖尿病患者に抗精神病薬を投与すると，高血糖による入院のリスクが高まる。

236

　これは，抗精神病薬の投与を開始した66歳以上の糖尿病患者13,817人を対象とした研究の結果である。これらの患者のうち1,514人（11％）が高血糖で入院した。糖尿病に対する治療がインスリンであろうと経口血糖降下薬であろうと薬物療法を行っていなかろうと，差はなかった[1]。抗精神病薬は，定型薬でも非定型薬でも高血糖のリスクが指摘されていて，とりわけ初回治療時にリスクが高いことがわかった。

抗精神病薬の何らかの代謝作用で高血糖が起こっているのか，それとも服薬による気分の変調で食欲が増進して高血糖になったのか，一体どちらなのだろうか。

文　献
1. Lipscombe LL, Levesque L, Gruneir A, et al. Antipsychotic drugs and hyperglycemia in older patients with diabetes. Arch Intern Med. 2009;169(14):1282–1289.

237
小児と思春期の患者の初期治療に第 2 世代の抗精神病薬を用いると，体重が増加する。

　Corell らは，さまざまな精神的な問題で 4 種類の抗精神病薬（アリピプラゾール，オランザピン，クエチアピン，リスペリドン）のうちの 1 つを内服している 4～19 歳の患者 205 人を対象に研究を行った。平均観察期間である 10.8 週間後には，すべての薬物群で体重が増加した。オランザピン群が最も増加して 8.5 kg，最も少なかったアリピプラゾール群で 4.4 kg であった。ちなみに抗精神病薬を服用していない対照群では，わずか 0.2 kg の体重増加を認めただけだった[1]。

　これは，代謝に対する薬物の影響なのだろうか，それとも気分変調による食欲増進なのだろうか。

文　献
1. Correll CU, Manu P, Olshanskiy V, Napolitano B, Kane JM, Malhotra AK. Cardiometabolic risk of second-generation antipsychotic medications during first-time use in children and adolescents. JAMA. 2009;302(16):1765–1773.

238
Alzheimer 病患者が抗精神病薬を内服していると，死亡リスクが高まる。

　このエビデンスは，抗精神病薬を服用している Alzheimer 病患者 165 人を対象としたランダム化プラセボ対照平行二群間非連続治療試験（a randomized, placebo-controlled, parallel, two-group treatment discontinuation trial）から得られた。参加者の半分は抗精神病薬の内服を継続し，残りの半分は途中からプラセボに変更した。12 カ月間の経過観察の後，累積生存率は抗精神病薬を内服していた群で 70％，プラセボ群で 77％であった[1]。

この研究は，変数（薬）を加えていくのではなく減らしていくという，普通あまりみられない研究デザインである。全参加者が研究の開始時には抗精神病薬を内服していて，半分は途中からプラセボに変更された。とてもうまい研究デザインである，と私は思う。

文　献
1. Ballard C, Hanney ML, Theodoulou M, et al. The dementia antipsychotic withdrawal trial (DART-AD): long-term follow-up of a randomized placebo-controlled trial. Lancet Neurol. 2009;8(2):151-157.

長鎖 ω-3 脂肪酸は，精神疾患の発症予防に役立つ。

239

　Amminger らは，思春期と若年の患者を対象にオーストリアのウィーンの大規模公立病院で行われた研究について報告している。参加者には ω-3 多価不飽和脂肪酸またはプラセボが 12 週間投与され，40 週にわたって経過観察された。81 人の参加者のうち 76 人（93.8％）は最後まで経過観察ができた。参加者のうち，プラセボを摂取していた 40 人中 11 人が精神疾患を発症したのに対して，ω-3 脂肪酸を摂取していた 41 人では 2 人であった[1]。

　このように ω-3 脂肪酸には良好な効果があるのだから，すでに何かしらの治療を受けていたとしても，精神疾患へ移行するリスクが高い若年患者に ω-3 脂肪酸を投与することは理にかなっていると思われる。

文　献
1. Amminger GP, Schafer MR, Papageorgiou K, et al. Long-chain omega-3 fatty acids for indicated prevention of psychotic disorders: a randomized, placebo-controlled trial. Arch Gen Psychiatry. 2010;67(2):146-154.

さまざまな降圧薬があるが，冠動脈疾患と脳卒中の予防効果についてはほとんど差がない。

240

　心筋梗塞後に β 遮断薬を投与するのは再発予防効果を見込んでいるからであるし，カルシウム拮抗薬には若干の脳卒中予防効果があるかもしれない。しかし，147 件のランダム化比較試験のメタ分析の結果では，どの降圧薬でも冠動脈疾患と脳卒中の予防効果は同等であった[1]。

　年齢によってもあまり大きな効果の差はないようである。Turnbull らが行ったメタ分析では，年齢による相対リスクの減少があるかを降圧薬の種類ごとに調べている。

190,606人の患者が参加した31件の研究をレビューしたところ,「年齢による降圧作用の違いははっきりとは認められず,降圧薬の種類による冠動脈疾患の発症率にも差がなかった」[2]。

> 年齢を問わず血圧を下げることには利益があるが,あるタイプの降圧薬が抜きんでて優れているということはないようだ。何がよい選択で,何がよくないかをしっかり読み取っていくことが重要であるし,降圧薬のタイプごとの利点についても不確かであるから,よくよく調べていかねばならない。

文 献

1. Law MR, Morris JK, Wald NJ. Use of blood pressure lowering drugs in the prevention of cardiovascular disease: meta-analysis of 147 randomized trials in the context of expectations from prospective epidemiologic studies. BMJ. 2009;338:b1665.
2. Turnbull F, Neal B, Ninomiya T, et al. Effects of different regimens to lower blood pressure on major cardiovascular events in older and younger adults: meta-analysis of randomized trials. BMJ. 2008;336(7653): 1121–1123.

241 高血圧治療の導入に,少量のサイアザイドはよい選択だろう。

　58,040人の患者を対象とした24件の研究を扱ったCochraneデータベースのレビューでは,次のような結論がでている。「最初に少量のサイアザイドを投与すると総罹患率と総死亡率が低下する。アンジオテンシン変換酵素(ACE)阻害薬やカルシウム拮抗薬を最初に投与しても同様の効果があるかもしれないが,根拠は強くはない。高用量のサイアザイドやβ遮断薬を最初に使用しても,効果は少量のサイアザイドに劣る」[1]。

　どのタイプの降圧薬でもだいたい効果は同じであるという通念に風穴を開けるために,患者91,561人が参加した13件のランダム化比較試験についてCochraneデータベースのレビューが行われ,β遮断薬の効果が検証されたが,降圧療法の導入薬としてβ遮断薬を支持する結論は得られなかった。Wiysongeらの報告では,β遮断薬が脳卒中を減らす効果は比較的弱く,プラセボや未治療群とβ遮断薬内服群を比較しても心血管疾患の予防効果に差はなく,サイアザイドを含む他の降圧薬と比較してもアウトカムを改善する効果はさらに弱いという傾向を認めた[2]。Cochraneデータベースの別のレビューで,KahnとMcAlisterは,高齢者にあえて使うメリットがないのであればβ遮断薬を第1選択薬として使用すべきではないとする一方で,β遮断薬を若年患者に投与すると「血管疾患の罹患率と死亡率が有意に下がった」としている[3]。

> もちろん費用は薬物の処方の重要な決定要因である。少なくとも費用が安いという点で,サイアザイドは好ましい薬物である。1920年代にLindsayは「高血圧症の治療では,どの薬を選ぶかではなく,どう処方するかが重要である」[4]と書いているが,このことについて振り返って考えてみるよい機会かもしれない。

文献

1. Wright JM, Musini VM. First-line drugs for hypertension. Cochrane Database Syst Rev. 2009;July 8(3):CD001841.
2. Wiysonge CS, Bradley H, Mayosi BM, et al. Beta-blockers for hypertension. Cochrane Database Syst Rev. 2007;Jan 24(1):CD002003.
3. Kahn N, McAlister FA. Re-examining the efficacy of beta-blockers for the treatment of hypertension: a meta-analysis. CMAJ. 2006;174(12):1737–1742.
4. Lindsay JA. Medical axioms, aphorisms and clinical memoranda. London: H.K. Lewis Co.; 1923. Page 86.

---

242 高血圧の治療では, 単剤を増量するよりも複数薬を併用したほうが降圧効果は大きい。

　Wald らは, 10,968 人の参加者からなる 42 件の臨床試験をレビューして, 降圧薬について, 単剤で用量を倍増した場合と, サイアザイド, β遮断薬, アンジオテンシン変換酵素（ACE）阻害薬, カルシウム拮抗薬のうちから 2 剤を用いた場合の降圧作用の増強効果を調べた。「単剤で 2 倍量を処方をするのと比べて, 2 剤を併用処方するほうが約 5 倍の降圧効果が認められた」と結論づけている[1]。

> 確かに降圧薬を 1 つ追加すると, 治療が複雑になったり, 新たな副作用が生じたり, 治療費も増えるかもしれない。しかしこの研究結果を踏まえると, 増量ではなく新たな降圧薬を追加するほうが得策ということも多いだろう。ケースによるが, これはきっと明日の「診療を変えるもの」となることだろう。

文献

1. Wald DS, Law M, Morris JK, Bestwick JP, Wald NJ. Combination therapy versus monotherapy in reducing blood pressure: meta-analysis on 11,000 participants from 42 trials. Am J Med. 2009;122(3):290–300.

---

243 降圧目標値を標準（140〜160/90〜100 mmHg）より低くしても, 死亡率や罹患率は下がらない。

　このパールは, 22,089 人の患者が登録された 7 件の臨床試験のレビューの結論からそのまま引用したものである[1]。一方で Lancet に掲載された論文は, 非糖尿病患者 1,111 人を対象としたランダム化非盲検試験では, 収縮期血圧の降圧目標を 140 mmHg に設定した群（$n=553$）と 130 mmHg に設定した群（$n=558$）を比較検討している。主要エンドポイントは追跡調査開始から 2 年後の時点での心電図上の左室肥大とされた。

140 mmHg に設定した群では 17.0％に，130 mmHg に設定した群では 11.4％に左室肥大が認められた。心血管疾患に関する複合エンドポイントも，厳格に降圧した群のほうが発症率は低かった。論文の著者らは「この結果は，高血圧症の非糖尿病患者に現在の推奨値よりも低めに降圧目標を設定することを支持している」と考えている[2]。

> ちょっと考えてみよう。低めの降圧目標を設けても期待された罹患率と死亡率の低下がなかったという上記の研究は，Cochrane データベースのレビューで，研究対象は 22,000 人以上である。もう一方の Lancet に掲載されたもっと低い降圧目標を主張する研究は，参加者は 1,111 人で，降圧薬に市場をもつ 3 つの製薬会社から資金提供を受けて行われた。臨床的な判断を下すうえで，どちらに信用が置けるだろうか。

文 献

1. Arguedas JA, Perez MI, Wright JM. Treatment blood pressure targets for hypertension. Cochrane Database Syst Rev. 2009;Jul 8(3):CD004349.
2. Verdecchia P, Staessen JA, Anteli F, et al. Usual versus tight control of systolic blood pressure in non-diabetic patients with hypertension (Cardio-Sis): an open-label randomized trial. Lancet. 2009;374(9689):525-533.

重症の高血圧症でも無症候性であれば，降圧療法を急ぐ必要はないかもしれない。 244

重症の高血圧症（収縮期血圧 ≧ 180 mmHg，拡張期血圧 ≧ 110 mmHg）はたいていの場合，数日から数週間のうちに徐々に生じてくる[1]。終末器官の損傷を示す症状がなければ，一般に緊急で降圧をする必要はない。積極的な降圧によって，低血圧症や脳などの重要臓器が低灌流に陥る可能性があり，かえって危険である[2]。

> 心血管系リスクの状況しだいで，降圧療法のアプローチ法は変わってくる。これといった心血管系の危険因子がない患者と比べると，明らかな終末器官の損傷がなくても，警戒すべき心血管系リスクをもつ無症候性の重症高血圧症の患者では，積極的な降圧療法が必要になってくる。

文 献

1. Kessler C, Youdeh Y. Evaluation and treatment of severe asymptomatic hypertension. Am Fam Physician. 2010;81(4):470-476.
2. Decker WW, Godwin SA, Hess EP, Lenamond CC, Jagoda AS, for the American College of Emergency Physicians Clinical Policies Subcommittee (Writing Committee) on Asymptomatic Hypertension in the ED. Clinical policy: critical issues in the evaluation and management of adult patients with asymptomatic hypertension in the emergency department. Ann Emerg Med. 2006;47(3):237-249.

245
β遮断薬を投与されている患者は，投与されていない患者と比べると手術による貧血に耐性がない。

　この研究では，術後24時間以内にβ遮断薬を投与された1,153人の患者と，投与されていない群を比較している。有害な主要心血管イベントの発症率は，β遮断薬投与群で6.5％，投与されていない群で0.3％であった。ここで鍵になるのは，この差は術後のヘモグロビン値が術前よりも35％以上低下した患者にのみ認められたことである[1]。

> 手術が原因の重篤な貧血は，β遮断薬による心保護作用にも打ち勝つほど強力なようだ。

文　献
1. Beattie WS, Wijeysundera DN, Karkouti K, et al. Acute surgical anemia influences the cardioprotective effects of beta-blockade: a single-center, propensity-matched cohort study. Anesthesiology. 2010;112(1):25-33.

246
心房細動と心不全を合併した患者では，リズムコントロールには心拍数のコントロールにまさる利点はない。

　心房細動と慢性心不全がある患者の治療では，臨床的なアウトカムという点で，リズムコントロール（洞調律の維持）には心拍数のコントロールにまさる利点はなく，シンプルに心拍数をコントロールするほうがよい[1]。これは，左室駆出率が35％以下で心不全症状と心房細動の病歴がある患者1,376人を対象とした研究の結果である。患者はほぼ同じような2つのグループに無作為に振り分けられた。1つのグループはリズムコントロールをねらいとした治療を受け，もう1つのグループは心拍数のコントロールを目標に治療された。37カ月後の時点で，心血管疾患による死亡はリズムコントロール群で27％，心拍数コントロール群では25％であった。

> リズムコントロールを試みることに利点は認められなかった。心不全患者では心房細動のリスクが高まるとともに，心房細動が死亡の予測因子の1つであることを考慮すると，臨床に直結する研究であるといえる[1]。

文　献
1. Roy D, Talajic M, Nattel S, et al. Rhythm control versus rate control for atrial fibrillation and heart failure. N Engl J Med 2008; 358:2667-2777.

心房細動では，ゆるやかに心拍数をコントロールするほうが，厳格にコントロールするよりも効果的である。

247

　心房細動の患者を，ゆるやかに心拍数コントロールする群（安静時心拍数 110/min 未満）と厳格にコントロールする群（安静時心拍数 80/min 未満，中等度の運動時に 110/min 未満）に無作為に割付けて 2～3 年経過観察をし，心血管が関連した死亡，心不全による入院，脳卒中，全身性の塞栓症，出血，生命を脅かす不整脈の発症率を調べた。著者らは「慢性（永続性）心房細動の患者では，ゆるやかに心拍数をコントロールしても厳格なコントロールと効果は変わらず，容易に治療目標に到達した」と結論している[1]。

> ゆるやかに心拍数をコントロールすることで，望ましくない薬の副作用も減るようだ。ただし，著者らは「症状と副作用の発症頻度は両群で同等であった」と報告している[1]。

文　献
1. Van Gelder I, Groenveld HF, Crijns HJG, et al. Lenient versus strict rate control in patients with atrial fibrillation. N Engl J Med. 2010;362(15):1363–1373.

急性の心原性脳梗塞では，抗凝固療法はベストな選択ではないかもしれない。

248

　急性心原性脳梗塞の患者 4,624 人を対象とした 7 件の研究のメタ分析で，著者らは「早期に抗凝固療法を行っても，虚血性脳卒中の再発は有意には減少せず，死亡や後遺症の明らかな減少はなく，頭蓋内出血の発症が増えることが示唆された」と結論づけている[1]。

> 前述した心房細動と心不全に関する事実も併せて考えると，Paciaroni らの研究で参加者の 82％（$n=3{,}797$）が心房細動であったという点は非常に興味深い[1]。

文　献
1. Paciaroni M, Agnelli G, Micheli S, Caso V. Efficacy and safety of anticoagulant treatment in acute cardioembolic stroke: a meta-analysis of randomized controlled trials. Stroke. 2007;38(2):423–430.

スタチンには，脂質降下作用以外にも さまざまな有益な効果がある。

　HMG-CoA レダクターゼ阻害薬（スタチン）は心不全患者の左室駆出率を改善し，心不全悪化による入院率を下げる。これは，各種のスタチンとプラセボを比較した 10,192 人の参加者からなる 10 件の研究のメタ分析による結論である。スタチンの種類によっていくぶん差があり，例えばシンバスタチンはロスバスタチン（クレストール）よりも左室駆出率を改善するようだ[1]。

　英国の General Practice Research のデータベースを用いた症例対照研究では，胆嚢摘出術を受けた 27,035 人について検討しており，そのうちの 2,396 人がスタチンの投与を受けていた。この胆嚢摘出を受けた 27,035 人を，スタチン投与を受けていた患者 8,868 人を含む 106,531 人の対照群と比較した。著者らは「スタチンを長期使用していると胆嚢摘出術を必要とするような胆石症が減る」と報告している[2]。

　American Journal of Medicine に掲載されたメタ分析では，200,607 人の患者を対象とした 65 件の臨床研究について検証している。研究者たちによれば「このメタ分析は，冠動脈疾患の有無にかかわらず，スタチンが脳卒中の発症率を下げることを示唆している」[3]。

　オレゴン州ポートランドにある私たちの施設で，前立腺癌患者 100 人と年齢補正した前立腺特異抗原が正常な対照群の患者で症例対照研究が行われた。研究者らは，スタチンを内服していると前立腺癌の発症率が有意に低下した（オッズ比：0.38）と指摘している。不思議なことに，この逆相関は Gleason スコアが 7 点以上の活動性の高い癌だけに認められた。著者らは，「スタチンの内服は全前立腺癌，とくに活動性の高い前立腺癌のリスクを減らすことが示唆される」[4]としている。

　周術期の疾病や死亡の主な原因は心血管に関する合併症である。Durazzo らによれば，スタチンを周術期に投与すると，高コレステロール血症の有無にかかわらず心血管イベントが減るようだ。そのメカニズムは冠動脈のプラークの安定化によるものと推測されている[5]。Schouten らも，血管手術を受ける患者へのフルバスタチンの投与で同様の効果を報告している[6]。このような研究が，すべての患者の周術期にスタチンをルーチン投与しないでいいのか，という Brookes らの疑問に結びついた。彼らは，スタチンには「その血中脂質降下作用を上回る，周術期の心血管合併症や敗血症のリスクを軽減する望ましい効果がある」と指摘している[7]。

> そうだとすれば誰しもこう思うだろう。なぜ手術を受ける患者でスタチン投与を中止するのか。なぜすべての成人に投与しないのか。なぜ子どもには投与しないのか。フッ化物は添加するのに，飲料水にスタチンを添加しないのはなぜか。そう，スタチンには考慮すべき副作用があるからだ。では，それについてみていこう。

文 献

1. Lipinski MJ, Cauthren CA, Biondi-Zoccai GG, et al. Meta-analysis of randomized controlled trials versus placebo in patients with heart failure. Am J Cardiol. 2009; 104(12):1708–1716.
2. Bodmer M, Brauchli YB, Krähenbühl S, Jick SS, Meier CR. Statin use and risk of gallstone disease followed

3. Briel M, Studer M, Glass TR, Bucher HC. Effects of statins on stroke prevention in patients with and without coronary heart disease: a meta-analysis of randomized controlled trials. Am J Med. 2004;117(8): 596–606.
4. Shannon J, Tewoderos S, Garzotto M, et al. Statins and prostate cancer risk: a case-control study. Am J Epidemiol. 2005;162(4):318–325.
5. Durazzo AE, Machado FS, Ikeoka DT, et al. Reduction in cardiovascular events after vascular surgery with atorvastatin: a randomized trial. J Vasc Surg. 2004;39(5):967–976.
6. Schouten O, Boersma E, Hoeks SE, et al. Fluvastatin and perioperative events in patients undergoing vascular surgery. N Engl J Med. 2009;361(10):980–989.
7. Brookes ZL, McGown CC, Reilly CS. Statins for all: the new premed? Br J Anaesth. 2009;103(1):99–107.

スタチンを使用すると，いくつかの副作用が起こりうる。

250

なるほどそのとおりだが，スタチンが使われはじめて間もない頃に恐れられていた肝毒性は，問題になるほどのものではないことがわかっている。低用量～中等量のスタチンでは肝機能障害の有意なリスクはない[1]。さらに，もともと肝酵素の値が高い患者の研究で，スタチンによる肝毒性のリスクは高くないことが示唆されている[2]。

横紋筋融解症は依然として生命を脅かす副作用だが，幸いそう頻繁にお目にかかるものではない[3]。Lenzは，身体活動性の高い患者がスタチンを服用すると筋障害のリスクが高まると指摘しており，家族性高コレステロール血症のあるプロのアスリートを対象とした研究では，22人中16人はスタチンに対する忍容性が低かった[4]。

Duke大学メディカルセンターからは，スタチンが関与して起きた60例に及ぶ記憶喪失が報告された。さまざまなスタチンで記憶の問題が起こることがわかっており，認知障害を起こした患者の半数はスタチン開始後2カ月以内に発症していた[5]。

Sattarらは，91,140人を対象とした13件のスタチンに関するランダム化比較試験について検証した。それによると，スタチンによる治療で糖尿病のリスクが9%高まり，思いがけないことに高齢者でそのリスクが最も高かった。言い換えると，255人の患者をスタチンで4年間治療すると新たに1人が糖尿病を発症する，ということになる。著者らは，糖尿病の発症リスクに比べれば，スタチンで得られる冠動脈疾患の発症リスクの減少という利点のほうが大きいとしている[6]。

スタチン内服に忍容性がない患者にはもう1つオプションがある。Beckerらは，紅麹 red yeast rice（着色料として用いられる）がLDLコレステロール値を低下させる作用を調べた。スタチン内服を続けることができなかった脂質異常症の患者を，無作為に180 mgの紅麹を1日2回摂取する群（$n=31$）と紅麹と見分けのつかないプラセボを摂取する群（$n=31$）に割付け，24週間観察した。同時にすべての参加者が生活習慣改善プログラムにも参加した。観察開始から12週と24週の時点で，紅麹を摂取した群では有意にLDL値が低下したが，肝酵素，CPK（クレアチンホスホキナーゼ），痛みの度

合いといったスタチンによる筋障害を疑う所見については，両群で差は認められなかった[7]。

以上を総合的に勘案すると，適切な臨床適応にのっとってスタチンを使用すれば，指摘されているリスクを上回るだけの利益がありそうだ。しかし，患者は筋障害の症状に用心しなくてはならないし，めったにないとわかっていても認知機能に関する影響にも注意しなくてはならない。

文 献

1. de Denus S, Spinler SA, Miller K, Peterson AM. Statins and liver toxicity: a meta-analysis. Pharmacotherapy. 2004;24(5):584–591.
2. Chalasani N, Aljadhey H, Kesterson J, Murray MD, Hall SD. Patients with elevated liver en zymes are not at higher risk for statin hepatotoxicity. Gastroenterology. 2004;126(5):1287–1292.
3. Schreiber DH, Anderson TR. Statin-induced rhabdomyolysis. J Emerg Med. 2006;31(2): 177–180.
4. Lenz TL. Are physically active individuals taking statins at increased risk for myopathy? Am J Lifestyle Med. 2009;3(4):287–289.
5. Wagstaff LR, Mitton MW, Arvik BM, Doraiswamy PM. Statin-associated memory loss: analysis of 60 case reports and review of the literature. Pharmacotherapy. 2003;23(7):871–880.
6. Sattar N, Preiss D, Murray HM, et al. Statins and risk of incident diabetes: a collaborative meta-analysis of randomized statin trials. Lancet. 2010;375(9716):735–742.
7. Becker DJ, Gordon RY, Halbert SC, French B, Morris PB, Rader DJ. Red yeast rice for dyslipidemia in statin-intolerant patients. Ann Intern Med. 2009;150(12):830–839.

251
トリプタン製剤は，複雑な片頭痛（片麻痺性や脳底動脈性）には使うべきではない。

　1991年にスマトリプタンが，初の5-ヒドロキシトリプタミン受容体作動薬，つまりトリプタン製剤として登場した。この新しい薬は，米国女性の18％，男性の6％が生涯で経験する片頭痛の治療に向けての大きな一歩であった。トリプタン製剤は広く処方されており，かなりの効果があり，概して安全性も高い（心配事の1つにセロトニン症候群のリスクがあるが，それについては11章で述べる）。片頭痛でこの薬を検討するときは，重要な注意事項が1つあって，脳底動脈性片頭痛と片麻痺性片頭痛には使用してはならないのである。これについて完全な意見の一致をみていないことはすぐに説明するが，この2つの「複雑」な片頭痛症候群には血管攣縮と一致する特徴がある（私が慎重に言葉を選んでいることに注意してほしい）。脳血管攣縮が起きているときに，血管収縮作用を基本にもつ薬物を投与するのは非論理的で危険なことと思われる。このような使い方が禁じられているのは，たぶん米国の医家向け医薬品集"Physicians' Desk Reference"に禁忌と太字で警告されているのがいちばんの理由である。だからこの2つのタイプの片頭痛に対する処方はおっかなくて「適応外」になっているのだろう[1]。

　このような禁止状態を非難する人もいないわけではなく，「脳底動脈性片頭痛では血

管攣縮状態にあることを示すデータはない」という主張もある[2]。また，フィンランドのグループは，家族性または孤発性の片麻痺性片頭痛を1回以上起こしてトリプタンを使用しても，虚血性脳疾患や心疾患を起こさなかった一連の患者76人の例をもとに，「ほとんどの片麻痺性片頭痛にトリプタンは安全かつ効果的と思われる」と結論づけた[3]。

> このようなトリプタン製剤の使用を擁護する論文が散見されるにもかかわらず，私は自らの情報源と臨床推論に信を置いており，脳底動脈性片頭痛と片麻痺性片頭痛の患者には使用するのを避けている。

文 献

1. Physicians' Desk Reference, 2009, page 1476.
2. Kaniecki RG. Basilar-type migraine. Curr Pain Headache Rep 2009; 13(3):217-220.
3. Artto V, Nissilä M, Wessman M, et al. Treatment of hemiplegic migraine with triptans. Eur J Neurol 2007; 14(9):1053-1056.

252

群発頭痛には，高流量の酸素が効果的かもしれない。

群発頭痛はまれな頭痛で女性よりも男性に多く，症状をコントロールするのがとても難しい。Cohenらは群発頭痛患者109人を，酸素を投与する群（100％酸素を12 L/minで吸入）とプラセボとして高流量の室内気を投与する群に無作為に割付けた。エンドポイントは痛みが消失すること（群発頭痛におなじみの私たちにとって注目すべきアウトカム）か，または15分以内に十分に痛みが緩和することとした。効果を認めたのは，室内気を投与したプラセボ群では20％であったのに対して，酸素投与群では78％に及んだ[1]。

> 酸素は生理学的に脳血管を非特異的に収縮させるので，それで血管性頭痛に効果があるのだろう。介入研究（酸素吸入）で副作用を起こさなかった，という事実も意義深い[1]。このような要求にかなう薬物はめったにない。

文 献

1. Cohen AS, Burns B, Goadsby PJ. High-flow oxygen for treatment of cluster headache: a randomized trial. JAMA. 2009;302(22):2451-2457.

バレニクリンは，危険な精神症状を引き起こす可能性がある。

　禁煙に広く使われているバレニクリン（チャンピックス）は，失神や精神的な副作用を引き起こす可能性がある[1]。2007年の第4四半期には，処方薬のなかではバレニクリンによる重篤な副作用の報告がいちばん多かった。これに促されて2008年2月に，米国食品医薬品局（FDA）はバレニクリンの精神的な副作用に関するPublic Health Alertを発した[2]。

　2008年5月に，米国薬物安全使用協会Institute for Safe Medication Practices(ISMP)は強い口調でバレニクリンの安全な使用を訴えている。「航空機，電車，バスその他の車両を操作する人々にバレニクリンを使用することに，われわれは安全上の懸念を抱いている。薬物の影響で覚醒状態や身体の制御機能を損なえば，甚大で重篤な事故につながりかねない。原子力発電所，高層建築用クレーン，生命維持用の医療装置などの操作にあたる人々もこれに該当する。突然の意識消失，発作，筋痙攣，視覚障害，幻覚，妄想症，精神異常の報告を受けて，われわれはこのような環境にある人々へのバレニクリンの使用は安全ではないと考える。これまで報告がなかったため，どの程度の規模で事故による死亡や傷害を引き起こしてきたかは未調査である。このような報告が明らかになるまでは，連邦航空局は航空機パイロットのバレニクリンの使用を承認していた」[3]。この勧告に従って連邦航空局は，現役勤務の航空機パイロットと航空管制官はバレニクリンによる治療を受けてはならないとする声明を発表した[4]。

> 　バレニクリンによるこのような精神症状は，ニコチン離脱症状をはるかに超えるほどの大きな影響がありそうだ。どうやらすべての事実が，バレニクリンを処方する患者には服用中の運転は危険であると警告しておくように，かたく命じているようである。したがってこの事実は「診療を変えるもの」といってよいだろう。
> 　統計データはどうなっているだろうか。ISMPは227例の自殺または希死念慮または自殺行動，397例の精神異常，525例の敵意や攻撃性について報告をしており，そのうちの41例では殺人念慮が認められた[3]。今度，車を運転しているときに，近づいてくる車のドライバーが禁煙中でバレニクリンを内服していたら，と想像してみるとよいだろう。
> 　しかし，一方で1つだけバレニクリンについて明るい話題がある。Pattersonらは，禁煙治療を希望する喫煙者67人を対象に二重盲検被験者内交差試験を行った。プラセボ内服中に比べると，バレニクリンの内服中には有意にプラスの効果があり，注意力の持続や作業記憶の向上が認められた[5]。

文献
1. Pumariega AJ, Nelson R, Rotenberg L. Varenicline-induced mixed mood and psychotic episode in a patient with a past history of depression. CNS Spectr 2008;13(6):511–514.
2. Pharmacology Watch. December, 2008. Page 2.
3. Moore TJ, Cohen MR, Furberg CD. Strong safety signal seen for new varenicline risks. The Institute for Safe Medication Practices. Published May 21, 2008. Available at: http://www.ismp.org/docs/varenicleStudy.asp/ Accessed March 12, 2010.
4. McIntyre RS. Varenicline and suicidality: a new era in medication safety surveillance. Expert Opin Drug Saf. 2008;7(5):511–514.

5. Patterson F, Jepson C, Strasser A, et al. Varenicline improves mood and cognition during smoking abstinence. Biol Psychiatry. 2009;65(2):144–149.

254 妊娠中に抗てんかん薬による治療を受けると，子どもの認知機能が障害を受けるリスクがある。

　2009年に報告された研究によると，胎児期に子宮内でバルプロ酸に曝露されると，3歳の時点での認知機能が悪くなるリスクが高まることが指摘されている。障害の程度は用量に依存していた。よく処方されるカルバマゼピン(テグレトール)，ラモトリギン(ラミクタール)，フェニトインでは，このような報告はなかった[1]。

> 妊娠中はすべての薬が胎児に影響を及ぼす可能性がある。バルプロ酸に曝露されるケースがいくつかある。バルプロ酸は頭痛の予防薬としても処方されるが，頭痛は妊娠可能年齢の女性によく認められる症状なので気をつけなくてはならない。

文　献
1. Meador KJ, Baker GA, Browning N, et al. Cognitive function at 3 years of age after fetal exposure to antiepileptic drugs. N Engl J Med 2009;360(16):1597–1605.

255 アシクロビルの経口投与に，帯状疱疹後神経痛の予防効果はなさそうである。

　Cochraneデータベースのレビューで，Liらは1,211人を対象とした6件のランダム化比較試験について検討している。これによると，急性期にヘルペスの皮疹を認めてから4カ月後と6カ月後の時点での帯状疱疹後神経痛の有病率について，アシクロビル(ゾビラックス)による治療群とプラセボ群には有意差は認められなかった。

> このような状況では，いまだに直観的に抗ウイルス薬が投与されているようだ。抗ウイルス薬は急性期の症状のある期間を短縮する可能性はある。この臨床試験の参加者総数をみれば，大規模研究というほどのものではない。このLiらの研究は，最終的な答えを出したものではなく，大規模な多施設ランダム化試験が必要であることを示したものだろう。

文　献
1. Li Q, Chen N, Yang J, et al. Antiviral treatment for preventing postherpetic neuralgia. Cochrane Database Syst Rev. 2009;April 15(2):CD006866.

Bell 麻痺の治療にステロイドは役に立つ。抗ウイルス薬は効果的かもしれないし，そうではないかもしれない。

　De Almeida らは，Bell 麻痺の患者 2,786 人を対象とした 18 件の研究をレビューした。回帰分析では，副腎皮質ステロイドと抗ウイルス薬を併用すると，相乗効果によってどちらか単独で治療した場合よりも効果的であるという結果がでている。結論として「Bell 麻痺では副腎皮質ステロイドを使用すると治癒不十分となるリスクが低下することがわかっている。抗ウイルス薬は，副腎皮質ステロイドと併用すると追加の効果があるかもしれない」[1]。

　まずまず明快な研究結果と思われたが，それも，この論文がでたのと同じ月に別の有名雑誌に掲載された Quant らの報告を見るまでのことであった。Quant らのメタ分析では，ステロイドのみで治療した Bell 麻痺の患者（$n=574$）とステロイドと抗ウイルス薬で治療した患者（$n=571$）の合計 1,145 人を対象とした 6 件の臨床試験についてレビューしている。研究者らは「Bell 麻痺患者に対するステロイド治療に抗ウイルス薬を加えても，ステロイドのみの治療と比べて，顔面筋の一部だけでも麻痺が改善するというような追加の効果は認められなかった」と結論づけた[2]。

　Sullivan らは，Bell 麻痺患者 496 人を無作為にプレドニゾロン，アシクロビル，プレドニゾロンとアシクロビルの併用，プラセボによる治療群に割付けて比較研究を行った。一次アウトカムは顔面機能の回復とした。彼らは「Bell 麻痺の患者を早期にプレドニゾロンで治療すると，発症から 3 カ月と 9 カ月の時点での完治率は有意に改善する。アシクロビル単独治療の効果や，プレドニゾロンにアシクロビルを併用した場合の追加の効果に関しては根拠がない」と結論づけている[3]。

> この 3 つの報告によって，Bell 麻痺にステロイド治療は効果的であるが，抗ウイルス薬単剤での治療は効果がないことがわかった。ステロイドと抗ウイルス薬の併用についていえば，「追加の効果があるかもしれない」ので得点 1 点，それに対して追加の効果はないという論文が 2 つあるので（うち 1 件はランダム化比較試験）得点 2 点，今のところスコアは 1 対 2 で効果がないという結果に軍配が上がっている。

文献

1. de Almeida JR, Al Khabori M, Guyatt GH, et al. Combined corticosteroid and antiviral treatment for Bell palsy: a systematic review and meta-analysis. JAMA. 2009;302(9): 1003–1004.
2. Quant EC, Jeste SS, Muni RH, et al. The benefits of steroids versus steroids plus antivirals for treatment of Bell palsy: a meta-analysis. BMJ. 2009;339:b3354.
3. Sullivan FM, Swan IR, Donnan PT, et al. Early treatment with prednisolone or acyclovir in Bell palsy. N Engl J Med. 2007;357(16):1598–1607.

急性副鼻腔炎の治療では，抗菌薬も点鼻ステロイド薬も効果的ではない。

　Williamson らは，非再発性の急性副鼻腔炎の成人患者 240 人を対象に二重盲検ランダム化プラセボ対照試験を行った。患者は「抗菌薬と点鼻ステロイド」「点鼻ステロイドとプラセボ抗菌薬」「抗菌薬とプラセボ点鼻ステロイド」「プラセボ抗菌薬とプラセボ点鼻薬」の 4 つの治療のうちの 1 つを受けるように無作為に分けられた。抗菌薬は 1,500 mg のアモキシシリンを 1 日 3 回に分けて 7 日間投与，点鼻ステロイドは各鼻腔に 1 日に 200 mg のブデソニドを 10 日間投与した。治療の結果としては各グループ間に大きな差はなく，論文の著者も「プライマリ・ケアの設定で行われる急性副鼻腔炎の治療では，抗菌薬も点鼻ステロイドも効果がなく，併用しても効果は認められなかった」としめくくっている[1]。

> 2 つだけ思いついたことがある。まずはじめに，研究対象となった患者の症状は軽微ではないということだ。この研究の対象患者の選定基準では，急性副鼻腔炎の特徴（片側優位の化膿性鼻漏，片側優位の局所痛，両側性の化膿性鼻漏，鼻腔洞への膿の貯留）のうち 2 つ以上を満たす必要があった[1]。症状の重い患者を研究対象にしたので効果に有意差がでなかった可能性がある。
> 　そして 2 つ目はこうだ。この研究の結果は「経験を積んだ医師なら患者に何をなすべきかを知っている。とりわけいっそうの経験を積んだ医師ならば患者に何をすべきではないかを知っている」という Meador の格言を思い起こさせるものであった[2]。

文　献

1. Williamson IG, Rumsby K, Benge S, et al. Antibiotics and topical nasal steroid treatment of acute maxillary sinusitis: a randomized controlled trial. JAMA. 2007;298(21):2487–2496.
2. Meador CK. A little book of doctors' rules. Philadelphia: Hanley & Belfus; 1999. Rule number 25.

急性咽頭炎の補助的治療として，ステロイドは有効かもしれない。

　806 人の成人および小児を対象に，痛みに対する補助的治療としてステロイドを用いた 8 件のランダム化比較試験のレビューによると，「ステロイドを使用すると，プラセボに比べて統計学的に有意に早く痛みが軽減または消失した」。痛みの軽減は 8 件の研究すべてで報告されている。著者らは，重大な副作用はなかったと報告している[1]。

> 慎重なことに，著者らは，意気込みすぎてこの研究結果を臨床に利用しすぎないよう，注意を促している。咽頭炎の治療にステロイドが広く使われことになれば，痛みの軽減と起こりうる副作用を天秤にかける必要がでてくるからだ。それから抗菌薬の問題もある。この研究では，ほとんどの患者が同時に抗菌薬の投与を受けていた。もし抗菌薬を投与せずに，ステロイド単独で咽頭痛を治療をしたら，逆の結論になっていくのだろうか。このレビューは，

明日の診療を変えるものではない。というよりは，咽頭炎の痛みのコントロールに補助的にステロイドを使用することが，本当に安全で効果があるのか，さらなる研究の必要性を感じさせる。

文献
1. Korb K, Scherer M, Chenot JF. Steroids as adjuvant therapy for acute pharyngitis in ambulatory patients: a systematic review. Ann Fam Med. 2010;8(1):58–63.

259 気管支喘息に長時間作用型β作動薬を投与すると，喘息関連の挿管と死亡が増えるかもしれない。

これは36,588人のデータを集積した研究にもとづく主張である。著者らによると，長時間作用型β作動薬を使用すると，プラセボと比べて，喘息関連の挿管や喘息死が2倍に増えた[1]。

著者らは，喘息を長時間作用型β作動薬で治療すると，吸入ステロイド薬を併用していても悲劇的なイベントの発生リスクが高まると報告している[1]。

文献
1. Salpeter SR, Wall AJ, Buckley NS. Long-acting beta-agonists with and without corticosteroids and catastrophic asthma events. Am J Med. 2010;123(4):322–328.

260 SSRIは，早漏の治療に役立つかもしれない。

射精を遅らせる作用をもつとされる選択的セロトニン再取り込み阻害薬（SSRI）を，早漏の治療に使用した2009年のスペインの論文の意見である。これはメタ分析でもランダム化比較試験でもない。著者は，SSRIのなかでも「早漏防止にオンデマンド内服（頓服）するために特に開発された」dapoxetineを選択した。この薬は「早い吸収，1.3〜1.4時間という短い半減期，早い排泄」が特徴である[1]。

この論文をみて，果たしてこれまでにランダム化試験があったのかどうかPubMedを調べたくなった。Pryorらは，米国の121箇所で，同一の研究デザインで別個かつ並行して行われた，12週間にわたる2つのランダム化二重盲検プラセボ対照試験の総合解析を行った。この試験では，中等度〜重度の早漏症の男性870人を対象に，dapoxetine 30 mgまたは60 mgをオンデマンド投与した。どちらの投与量でも初回投与で効果を認め，薬物は「効果があり，忍容性もおおむね良好」であることがわかった[2]。

安全性に問題がなさそうなら，厄介な問題を抱えた患者は主流ではない治療法もいとわない，というのは家庭医であればよく経験することだ。われわれはSSRIの副作用を熟知している。しかるべき臨床状況にある患者であれば，医薬品の適応外使用について患者とよく話し合い，その内容を記録したうえで，私なら試してみるだろう。

文献

1. Owen RT. A novel treatment for premature ejaculation. Drugs Today. 2009;45(9):669-678.
2. Pryor JL, Althof SE, Steidle C, et al. Efficacy and tolerability of dapoxetine in treatment of premature ejaculation: an integrated analysis of two double-blind, randomized controlled trials. Lancet. 2006; 368(9539):929-937.

261
ホスホジエステラーゼ5阻害薬は，下部尿路症状の治療に効果があるかもしれない。

　McVaryらは，勃起障害と下部尿路症状を合併する45歳以上の男性を対象に，シルデナフィル（バイアグラ）に関する12週間の二重盲検プラセボ対照試験を行った。シルデナフィルを投与された群（$n=189$）は，プラセボ群（$n=180$）に比べて，勃起機能，前立腺症状スコア，QOLが大きく改善した[1]。

　MouliとMcvaryは，下部尿路症状と勃起障害には因果関係があるのかもしれないと述べている[2]。だから，常用量のホスホジエステラーゼ5（PDE5）阻害薬で両方に効果があるのかもしれない。

文献

1. McVary KT, Monnig W, Camps J Jr, Young J, Tseng L, von den Ende G. Sildenafil citrate improves erectile function and urinary symptoms in men with erectile dysfunction and lower urinary tract symptoms associated with benign prostatic hypertrophy: a randomized, double-blind trial. J Urol. 2007;177(3):1071-1077.
2. Mouli S, McVary KT. PDE5 inhibitors for LUTS. Prostate Cancer Prostatic Dis. 2009;12(4):316-324.

262
シルデナフィルは，低酸素状態での運動能力を増加させる。

　われわれの同僚がドイツで野心的な研究を行った。健康な登山家やトレッカー14人を対象に，低酸素下で運動（自転車エルゴメータによる運動負荷）中にさまざまなテストを行った。試験は標高の低い場所と高い場所とで行われた。標高の高い場所とは，何とエベレスト山のベースキャンプであった！　この14人はシルデナフィルまたはプラセボを服用した。標高の低い場所ではシルデナフィルは運動中の動脈血酸素飽和度を有

意に上昇させたが，高い場所ではこの効果は認められなかった。著者らは「シルデナフィルは，安静時では低酸素性肺高血圧を軽減させ，労作時ではガス交換と全身血圧を維持する」と結論づけた[1]。

> 意義深い論文であり，スポーツ医学，高所医学，運動生理学などあらゆる関連分野の人々が読んでおくべきである。著者らは，正常酸素圧下でシルデナフィルの運動耐容能への効果を調査していないと慎重だが，そのような研究が実際に行われるのは遥か遠い先のことではないだろう。われわれは近い将来，パフォーマンスを高める薬（スポーツでだが）としてシルデナフィルがリスト入りするのを目の当たりにすることだろう。そして，すべてのPDE5阻害薬がこの研究に書いてあるような効果をもっているのかもわかるだろう。

文 献
1. Ghofrani HA, Reichenberger F, Kohstall MG, et al. Sildenafil increased exercise capacity during hypoxia at low altitudes and at Mount Everest base camp: a randomized, double-blind, placebo-controlled crossover trial. Ann Intern Med. 2004;141(3):169-177.

フェニトインは，わずかに増量しただけでも血中濃度が大幅に上昇する。 *263*

おそらくフェニトインは，Michaelis-Mentenの非線形薬理動態を示す代表的な薬物である。治療域の中間あたりでわずかに増量しただけで，血中濃度が大幅に高まって治療域を超えてしまうこともある[1]。

> 最近の医学部卒業生は，薬理学教師のお気に入りのトピックである非線形薬理動態をほぼ間違いなく学んでいる。しかし，記憶は薄れてしまうこともあるので，ここで思い出せてよかったのではないか。

文 献
1. Winter ME, Tozer TN. Phenytoin. In: Burton ME, Shaw LM, Schentag JJ, Evans WE, eds. Applied pharmacokinetics and pharmacodynamics: Principles of therapeutic drug monitoring. Ed 4. Philadelphia: Lippincott, Williams & Wilkins; 2005. Pages 464-490.

よく処方する薬でも，競技大会で制限または禁止されているものがある。 *264*

全米大学体育協会National Collegiate Athletic Association (NCAA) の選手やオリンピッククラスのアスリートを治療する際は，運動能力向上効果があるとして禁止されている薬物に注意する必要がある。以下は，NCAAが禁止している薬の例である[1]。

種類	例
神経刺激薬	アンフェタミン，メチルフェニデート（リタリン）
男性ホルモン	dehydroepiandrosterone (DHEA)，テストステロン
アルコールとβ遮断薬（ライフル競技のみ禁止）	アルコール，プロプラノロール
利尿薬	フロセミド，ヒドロクロルチアジド
ストリートドラッグ	ヘロイン，マリファナ
ペプチドホルモンと類似物	ヒト成長ホルモン，エリスロポエチン（EPO）
抗エストロゲン薬	クロミフェン，タモキシフェン
β_2作動薬	サルブタモール，サルメテロール

　禁止薬物の化学的類似物質も，たとえ記載がなくても禁止である。

　このリストとまったく同じではないが，国際オリンピック委員会/世界アンチドーピング機構が発行している禁止薬物リストもある[2]。

> リストについて2点ほど付け加えておこう。1つ目は，ドーピング検査に化学的に引っかからないようにアスリートたちが新しい薬物を使用するので，それに対処するためにリストがよく変更されること。2つ目は，意図的でなくともドーピングの問題は簡単に起こることである。例えば，よく使う利尿薬や喘息薬をNCAAは禁止薬物に指定している。治療で使う分には大丈夫だろうが，NCAAやその他の機構が設けている制限については，www.drugfreesport.comで情報を参照してほしい。

文献

1. 2009-2010 NCAA Banned Drugs. Available at: http://www.ncaa.org/wps/wcm/connect/53e6f4804e0b8a129949f91ad6fc8b25/2009-10+Banned+Drug+Classes.pdf?MOD=AJPERES&CACHEID=53e6f4804e0b8a129949f91ad6fc8b25. Accessed March 15, 2010.
2. The 2010 Prohibited List. World Anti-Doping Agency. Available at: http://www.wada-ama.org/en/World-Anti-Doping-Program/Sports-and-Anti-Doping-Organizations/International-Standards/Prohibited-List/ Accessed March 15, 2010.

症状のある単純性下部尿路感染症では，短期治療は長期治療と互角の効果がある。

　下部尿路感染症で治療を受けた高齢女性1,644人を対象に，その治療期間の差による効果の違いを調べた15件の研究について，Cochraneデータベースのレビューが行われている。抗菌薬の単回投与による治療を，短期投与（3～6日）と長期投与（7～10日）と比べると，治療後2週間での治癒についての結果は分が悪かった。長期的にみて，抗菌薬の単回投与と長期投与とでは有意差がなかった。たぶん最も重要なことは，抗菌薬の短期投与と長期投与を比較しても有効性に有意差を認めなかったことである[1]。

この研究によれば，治療の 3 つの選択肢のうちでは短期治療がベストだと思われる。

文　献
1. Lutters M, Vogt-Ferrier NB. Antibiotic duration for treating uncomplicated, symptomatic lower urinary tract infections in elderly women. Cochrane Database Syst Rev. 2008; Jul 16;(3);CD1535.

266
下気道感染症に抗菌薬を使うかどうかは，プロカルシトニン検査が有効な指標になる。

　スイスの 6 つの三次医療機関で，下気道感染症の患者 1,359 人（そのほとんどが重症）を対象として多施設ランダム化比較試験が行われた。ランダム化された一方のグループでは，ウイルス感染よりも細菌感染の可能性が高いことを反映する検査としてプロカルシトニン値を指標に治療を行った。もう一方のグループは医師の裁量で通常の治療を行った。2 群間で有害アウトカム（30 日以内に抗菌薬を必要とする再感染，合併症，ICU への入院，死亡）の割合はほぼ同じであったが，プロカルシトニン群では抗菌薬の使用が少なく，したがって抗菌薬による副作用も少なかった[1]。

　プロカルシトニン検査の費用はおよそ 45 ドル（英国では 30 ポンド）である[2]。不要な抗菌薬の使用を減らそうという最近の趨勢を考えれば，プロカルシトニン検査はコストパフォーマンスがよいとみなされるであろうか。

文　献
1. Schuetz P, Chrit-Crain M, Thomann R, et al. Effect of procalcitonin-based guidelines vs standard guidelines on antibiotic use in lower respiratory tract infections: the ProHOSP randomized controlled trial. JAMA. 2009;302(10):1059-1066.
2. Can procalcitonin testing reduce antibiotic prescribing for respiratory infections? Age and Ageing. Available at: http://ageing.oxfordjournals.org/cgi/content/full/35/6/625. Accessed March 15, 2010.

267
下気道感染症や鼻副鼻腔炎では，C 反応性蛋白のポイント・オブ・ケア検査が抗菌薬の使用を判断するのに役立つかもしれない。

　Cals らは，下気道感染症（$n=107$）と鼻副鼻腔炎（$n=151$）の患者 258 人を，C 反応性蛋白（CRP）検査を使用する群と通常の治療を行う群に無作為に割付けた。CRP 検査を使用した群では，対照群に比べて抗菌薬の処方が少なく（43.4％），後になって遅れて抗菌薬が投与される割合も少なかった（23％対 73％）。疾患からの回復については両群で同等の結果であり，CRP 検査を使用した群では患者の治療満足度が高かったと報

告された[1]。

　プロカルシトニンのように，CRPも細菌性かウイルス性かを鑑別するのに役立つと思われる。この事実はいつの日か「診療を変えるもの」となるだろう。それまではプロカルシトニンと同じように，こうしたポイント・オブ・ケアでの治療方針の決定が日常診療の一環として取り入れられるかどうかは，検査にかかる全体的なコストが鍵となるだろう。

文　献
1. Cals JW, Schot MJ, de Jong SA, Dinant GJ, Hopstaken RM. Point of care C-reactive protein testing and antibiotic prescribing for respiratory tract infections: a randomized controlled trial. Ann Fam Med. 2010;8(2):124–133.

268 マラリア予防にプリマキンを処方する前に，G6PD欠損症の可能性がないかを考える。

　グルコース-6-リン酸デヒドロゲナーゼ（G6PD）欠損症の人がプリマキンを内服すると，重篤で死に至る可能性のある溶血を引き起こす[1]。

　G6PD欠損症はかなりよくみられるが，一般的に無症状な，X連鎖遺伝病である[2]。無症状とはいっても，もちろんイベントを引き起こす薬や食物を摂取しない限りということである。ジアフェニルスルホン，ナリジクス酸, nitrofurantoin, sulfacetamide, スルファピリジンなども，G6PD欠損症の患者にとっては危険である。

文　献
1. Primaquine. Centers for Disease Prevention and Control. The Pre-travel consultation. Available at: http://wwwnc.cdc.travel/yellowbook/2010/chapter-2/malaria.aspx. Accessed March 15, 2010.
2. Mason PJ, Bautista JM, Gilsanz F, et al. G6PD deficiency: the genotype-phenotype association. Blood Rev. 2007;21(5):267–283.

269 乳児のワクチン接種の順序は重要である。

　Ippらは，2種類の小児ワクチンの同時接種を受けた乳児120人を対象に研究を行った。2種類とは，ジフテリア，ポリオ，破傷風，無細胞百日咳，インフルエンザ菌b型（DPTaP-Hib）ワクチンと結合型肺炎球菌ワクチン（PCV）である。乳児の半数はDPTaP-Hibを先に，残り半数はPCVを先に接種した。評価は，ビデオ記録を用いたModified Behavioral Pain Scale，両親による10段階のランクづけ，泣いたか泣かなかったか，によって行われた。研究者は，PCVよりDPTaP-Hibを先に接種した群で有意に痛みが少なかった（$p<0.001$）と報告した。

この論文の著者はどうしてこの研究を思いついたのだろうかと不思議に思うが，しかし，とても簡単に定期予防接種の不快感を減らしてあげられる方法を提供してくれている。日常の「診療を変えるもの」になるだろうか。たぶんそうなるだろう。

文 献

1. Ipp M, Parkin PC, Lear N, et al. Order of vaccine injection and infant pain response. Arch Pediatr Adolesc Med. 2009;163(5):469–472.

小児の急性胃腸炎で軽度～中等度の脱水があり，経口補液ができない場合は，オンダンセトロンが嘔吐コントロールに効果的である。

1～10歳の患者106人に，オンダンセトロン（ゾフラン）またはプラセボを投与するというランダム化比較試験が行われた。点滴による補液が必要となったのは，プラセボ群（$n=55$）では30人（54.5％），オンダンセトロン投与群（$n=51$）では11人（21.6％）であった。入院が必要になったのは，プラセボ群では12.7％，オンダンセトロン群では5.9％であった[1]。

ほかにも6件のランダム化二重盲検プラセボ対照試験を検証したシステマティック・レビューとメタ分析があり，オンダンセトロンは持続性嘔吐のリスク，経静脈的補液の必要性，胃腸炎の小児患者の嘔吐による入院を減らす，という結論に至っている[2]。

毎年約150万人の小児が胃腸炎と脱水で病院を受診しており，小児の入院の原因の13％が「下痢」によるものである[3]。選択的5-ヒドロキシトリプタミン受容体拮抗薬であるオンダンセトロンの液剤や口腔内崩壊錠は，多くの場面で役立つことがある。とりわけプロクロルペラジン，プロメタジン，メトクロプラミドといった従来の制吐薬でみられる錐体外路症状や鎮静といった問題を，この薬は最小限に抑えることができる。

文 献

1. Roslund G, Hepps TS, McQuillen KK, et al. The role of oral ondansetron in children with vomiting as a result of acute gastritis/gastroenteritis who have failed oral rehydration therapy: a randomized controlled trial. Ann Emerg Med. 2008;52(1):22–29.
2. DeCamp LR, Byerley JS, Doshi N, Steiner MJ. Use of antiemetic agents in acute gastroenteritis: a systematic review and meta-analysis. Arch Pediatr Adolesc Med. 2008;162(9):858–865.
3. Malek MA, Curns AT, Holman RC, et al. Diarrhea-and rotavirus-associated hospitalizations among children less than 5 years of age: United States, 1997 and 2000. Pediatrics. 2006;117(5):1887–1892.

271 経口ビスホスホネート製剤が非定型大腿骨転子下骨折の原因になるとは、まだ証明されていない。

　これは米国食品医薬品局（FDA）が2010年3月10日付で公表した医薬品安全情報の結論である。

　ビスホスホネート製剤の使用と非定型大腿骨骨折の関連が取り上げられてきており、FDAは今もなおその真偽を確かめるべく取り組んでいる。その「明らかな関連性はない」という結論は、患者22,318人を対象とする2つの大規模研究に関するAbrahamsenらのレビューによって支持されている[1]。Blackらによる後続の研究でも「ビスホスホネート製剤を使用したことによる有意なリスクは認めなかった」[2]。

> ビスホスホネート製剤と非定型大腿骨骨折の関連がそもそも取りざたされたのは、おそらくこの薬物と顎骨壊死との関連を証拠づけた報告に引きずられたためだろう[3]。さしあたり、この問題の結論について断定するのはやめておこう。

文献

1. Abrahamsen B, Eiken P, Eastell R. Subtrochanteric and diaphyseal femur fractures in patients treated with alendronate: a register-based national cohort study. J Bone Miner Res. 2009;24(6):1095-1102.
2. Black DM, Kelly MP, Genant HK, et al. Bisphosphonates and fractures of the subtrochanteric or diaphyseal femur. N Engl J Med. 2010;362(19):1761-1771.
3. Woo SB, Hellstein JW, Kalmar JR. Systematic review: bisphosphonates and osteonecrosis of the jaws. Ann Intern Med. 2006;144(10):753-761.

272 記憶障害がある高齢者に運動をさせると、認知機能が改善するかもしれない。

　この見解は、記憶障害を訴える50歳以上の170人を対象とした研究によるものである。対象者は家庭を拠点に運動プログラムを受ける群と、教育と通常ケアを受ける群に無作為に割付けられた。そのうちの138人が18カ月間の追跡調査を受けた。対象者はさまざまな認知症/Alzheimer病の計測値を用いて評価された。研究者らは、記憶障害の自覚症状ある成人対象者に6カ月間の運動プログラムを行うと、18カ月の追跡調査期間中に、若干ではあるが認知機能の改善がみられたと報告している[1]。

> 研究の参加者に薬の副作用が1つもなかったのは、喜ばしいことである。

文献

1. Lautenschlater NT, Cox KL, Flicker L, et al. Effect of physical activity on cognitive function in older adults at risk for Alzheimer disease. JAMA. 2008;300(9):1027-1037.

慢性緊張性頭痛には，ビタミン D 欠乏が関与しているかもしれない。

273

インドで行われた，緊張性頭痛と骨軟化症に関連するビタミン D 欠乏のある患者 8 人の研究である。ビタミン D とカルシウムで治療を行うと，すべての患者で頭痛と骨軟化症の両方が改善された。

どんな集団でも慢性緊張性頭痛があるかとたずねれば，全部とはいかないけれども，ほとんどが「イエス」という返事をするだろう。ビタミン D 欠乏を改善することで，慢性緊張性頭痛という世界的な問題が解決するのであれば，それはとても興味深いことではないだろうか。実際にそのようなケースにはありそうだ。

文 献
1. Prakash S, Shah ND. Chronic tension-type headache with vitamin D deficiency: casual or causal association? Headache. 2009;49(8):1214-1222.

再発性アフタ性口内炎にビタミン B_{12} は試してみる価値がある。

274

再発性アフタ性口内炎の患者 58 人を対象にランダム化二重盲検プラセボ対照試験を行い，31 人には毎日 1,000 μg のビタミン B_{12} 舌下錠を投与し，対照群の 27 人にはプラセボを投与した。5 カ月と 6 カ月の時点で，対照群に比べて治療群では発病期間，潰瘍の数，痛みの程度が有意に軽減された。治療の最終月の段階でアフタ性潰瘍を認めなかったのは，対照群でわずか 32.0％であったのに対し，ビタミン B_{12} 内服群では 71.4％であった[1]。

ビタミン B_{12} による治療は，安全・安価でかなりの効果がありそうで，私が薬に求めているものをすべて満たしている。

文 献
1. Volkov I, Rudoy I, Freud T, et al. Effectiveness of vitamin B12 in treating recurrent aphthous stomatitis: a randomized, double-blind, placebo-controlled trial. J Am Board Fam Med. 2009;22:9-16.

抗酸化ビタミンを補充しても，心臓発作などの血管イベントや悪性腫瘍その他の主要なアウトカムのリスクは減らない。

　英国の研究で成人 20,536 人を対象に，抗酸化ビタミン（ビタミン C 250 mg，ビタミン E 600 mg，βカロチン 20 mg）を毎日投与する群とプラセボを投与する対照群に無作為に割付けて経過観察が行われた。両群で平均して 83％の被検者が 5 年の観察期間を終了することができた。データを解析したところ，総死亡，血管イベントによる死亡，それ以外の原因による死亡に両群間で有意差は認められなかった。心筋梗塞や脳卒中の発症率，両疾患による死亡率にも有意差は認められなかった。ビタミンの補充は安全にかかわる問題なしにビタミンの血中濃度を上昇させるが，最終的に抗酸化物質の補充では「どのタイプの血管疾患，悪性腫瘍，その他の主要なアウトカムについても，5 年死亡率も発症率も有意に減らすことはない」であろうと結論された[1]。

　高価な治療薬ですら効果は十分ではない。それを考えるとビタミン補充で何ともならないのは，当然わかりきったことだろう。

文　献

1. Heart Protection Study Collaborative Group. MRC/BHF Heart Protection Study of antioxidant vitamin supplementation in 20,536 high-risk individuals: a randomized placebo-controlled trial. Lancet. 2002;360(9326):23–33.

10章
薬物の特異的反応と予期せぬ効果

> 薬好きなところは，ヒトと動物と区別する大きな特徴だろう。
>
> Sir William Osler, Bean and Bean [1]

　ヒトは，道具をつくるための道具を使う唯一の生物種と思われる。ここで William Osler 卿はホモ・サピエンスの特筆すべきもう1つの特性を挙げている。私たちは確かに多くの薬物を摂取しており，当然のことながら多くの副作用に悩まされている。

　26歳の Terri K. は小学校で1年生を教えている。学校で熱をだして世話をした教え子の男子児童が，髄膜炎菌性髄膜炎で入院したと報せを受けた。かかりつけ医に電話で相談してみたころ，医師はリファンピシンを予防内服するよう彼女に勧めた。
　予防薬を服用しはじめた翌日，彼女は尿や涙が明るいオレンジ色がかった赤色になっているのに気づいて慌てた。その日の午後には，ジムでトレーニングに励んでいると，体中の汗の珠が赤くなっていることに気がついた。急いでかかりつけ医に電話をすると，リファンピシン服薬でときにみられる有害とはいえない影響と伝えられ，安心した。かかりつけ医はこう言った。「副作用について事前に話しておくべきだったね」。

　リファンピシンによって尿や体液の色が変わるという事実は，30年以上も昔から知られている[2]。尿，涙，汗だけではなく，喀痰や唾液，便にも色調の変化が起こる。そのためソフトコンタクトレンズの色が永久的に変わってしまうこともある。赤く色づいた尿で衣服が染まることもあるので，Terri にとってはまったく害のない影響とはいえない。リファンピシン投与の有無は血尿の鑑別診断にもかかわってくるわけである。
　無数の薬物が倦怠感，悪心，頭痛など諸々の症状を引き起こす。この章では，われわれが日常使う薬物が引き起こす，ちょっと変わっていて，予想しがたく，ときには深刻な影響について述べようと思う。衣類とコンタクトレンズにのみ深刻なトラブルではあるが，リファンピシンによる体液の赤色変化は，奇妙だが特異的な薬物反応のよい例だろう。
　薬物の予期せぬ影響を考慮するうえで，すべてが有害とは限らないことを指摘しておきたい。実際，予期せぬ反応が有用な場合もあることを，いくつかの例を挙げて説明し

たい．

　香港の Tam らの研究では，診療録を調査したところ，投薬の 2.03％で薬物トラブルがあったという．これは任意報告の 4 倍にもあたる[3]．この研究によると，β 遮断薬，利尿薬，アンジオテンシン変換酵素（ACE）阻害薬，アスピリン，NSAID でトラブルが多く，すべての有害薬物反応の 82％を引き起こしていた．まずは，これらの薬物からみていこう．

文　献

1. Bean RB, Bean WB. Aphorisms by Sir William Osler: New York: Henry Schuman; 1950. Chapter 3.
2. Snider DE, Farer SL. Rifampin and red urine. JAMA. 1977; 238(15):1628.
3. Tam KW, Kwok HK, Fan YM, et al. Detection and prevention of medication misadventures in general practice. Int J Qual Health Care. 2008; 20(3):192-199.

β遮断薬は，乾癬を起こしたり，悪化させたりする。　276

　Yilmazらは，β遮断薬誘発性の乾癬の症例を報告している。細胞レベルでの機序が示唆されている[1]。

　β遮断薬は一般に，高血圧症の治療薬として長期にわたって服用されるので，投薬開始から数週間後あるいは数カ月後に乾癬が生じたときは，β遮断薬とこのまれな作用との関係に医師が気づかないのを目にすることがある。

文　献
1. Yilmaz MB, Turhan H, Akin Y, Kisacik HL, Korkmaz S. Beta-blocker-induced psoriasis: a rare side effect - a case report. Angiology. 2002; 53(6):737-739.

スピロノラクトンを投与すると，テストステロン／エストラジオールの分泌割合が変化する。これが一因となって女性化乳房が起こる。　277

　女性化乳房はスピロノラクトン使用時のよく知られた副作用である。しかし，なぜ起こるのだろう。

　Roseらは，高血圧患者16人の性ホルモンレベルを測定した。10人を対照群とし，6人にスピロノラクトンを投与したところ，女性化乳房を起こした。治療を継続していくと，対照群に比べてスピロノラクトン群では，血中テストステロン値が低くなる一方でエストラジオール値が高くなっていた[1]。

文　献
1. Rose LI, Underwood RH, Newmark SR, Kisch ES, Williams GH. Pathophysiology of spironolactone-induced gynecomastia. Ann Intern Med. 1977;87(4):398-403.

アセタゾラミドには奇妙な副作用が2つある。指先がヒリヒリしたり，炭酸飲料がまずくなる。　278

　高山病の予防や治療に用いられる炭酸脱水酵素阻害薬は，酸塩基平衡を酸性に傾けることで換気を促進し，酸素化を改善する[1]。

　高地でいささか冒険旅行をしたことがある私自身も，この2つの作用を経験した。指先にヒ

リヒリ感を味わったときは，バックパックの紐が原因かと最初は思ったが，実は呼吸回数が増加しており，「過呼吸」の何らかの機序によって生じていたのである。ビールやシャンパンなど炭酸飲料の味がまずくなる理由ははっきりとはわからない。しかし確かにそうなるのである。GraberとKellerはこの現象を「シャンパンブルース」と名づけている[2]。

文 献
1. Burki NK, Khan SA, Hameed MA. The effects of acetazolamide on the ventilatory response to high altitude hypoxia. Chest. 1992;101(3);736-741.
2. Graber M, Kelleher S. Side effects of acetazolamide: the champagne blues. Am J Med. 1988;84(5):978-980.

279 ACE阻害薬とARBは，糖尿病の予防に役立つ。

　AndrewsとBrownは，レニン・アンジオテンシン系拮抗薬を服用した患者93,451人を対象とする13件の前向きランダム化比較試験を吟味した。その結果，2つの薬物とも糖尿病の発症を抑制する効果を示した。アンジオテンシン変換酵素（ACE）阻害薬群では糖尿病発症のオッズ比が28％低下し，一方，アンジオテンシン受容体拮抗薬（ARB）群では27％低下していた。

　予期せぬ薬物作用のすべてが有害作用とは限らないことを示す意味で，この研究を紹介した。薬物のよい面を学ぶためにも研究論文をもっと読もう。

文 献
1. Andraws R, Brown DL. Effect of inhibition of the renin-angiotensin system on development of type 2 diabetes mellitus (meta-analysis of randomized trials). Am J Cardiol. 2007;99(7): 1006-1012.

280 バルサルタンによる高血圧治療は，心血管イベントを抑制するかもしれない。

　血圧コントロール不良の日本人患者3,031人を，バルサルタン追加治療群とアンジオテンシン受容体拮抗薬（ARB）以外の追加治療群に無作為に割付け，3.7年間追跡した比較試験では，バルサルタン群で心血管イベント（脳卒中，一過性脳虚血発作，狭心症など）の発生が少なかった[1]。

　この研究でも，バルサルタン治療群で糖尿病の発症が減ることが示された[1]。

文 献
1. Sawada T, Yamada H, Dahlof B, et al. Effects of valsartan on morbidity and mortality in uncontrolled hypertensive patients with high cardiovascular risks: KYOTO HEART Study. Eur Heart J.

ARB は, Alzheimer 病および認知症の発症と進行を抑制するかもしれない。

281

　これは，心血管疾患がある退役軍人 819,491 人を 4 年以上にわたって追跡した研究の結論である。アンジオテンシン受容体拮抗薬（ARB）とリシノプリルその他の心血管治療薬が比較された。群間の血圧差がごくわずかであったにもかかわらず，Alzheimer 病および認知症の発症率と進行には大きな差があった。著者らは，「ARB は，アンジオテンシン変換酵素（ACE）阻害薬やその他の心血管治療薬と比較して，主に白人で構成される集団では Alzheimer 病および認知症の発症率と進行を有意に抑制した」と結論づけている[1]。

| 私自身は ARB のこの副効能を好きになりかけている。

文　献

1. Li NC, Lee A, Whitmer RA, et al. Use of angiotensin receptor blockers and risk of dementia in a predominantly male population: prospective cohort analysis. BMJ. 2010 Jan 12; 340: b5465. Doi: 10.1136bmj.b5465.

鎮痛薬を常用していると, 難聴になるかもしれない。

282

　2 年ごとに質問紙調査に回答してくれた 40〜74 歳の男性 26,917 人を対象とした研究によると，369,079 人年の鎮痛薬使用で 3,488 件の難聴の報告があった。対象となった鎮痛薬はアスピリン，アセトアミノフェン，NSAID であった。これらの鎮痛薬を常用者群とそうでない者の群で比較したところ，難聴のハザード比は常用者群で，アスピリン 1.12，アセトアミノフェン 1.22，NSAID 1.21 であった。当然のことながらアセトアミノフェンと NSAID では，常用期間がのびると難聴の発生率も増加した。この傾向は若い男性で強く認められた[1]。

| この場合，「常用」の定義が重要であると思う。この研究では 1 週間に 2 回以上の頻度で使用することとしているが，私個人としてはさほど頻用している状態とはいえないと思う。また，男性しか研究対象になっていないことに注意が必要である。

文献

1. Curhan SG, Eavey R, Shargorodshy J, Curhan CC. Analgesic use and the risk of hearing loss in men. Am J Med. 2010;123(3):231-237.

NSAID はさまざまな皮疹を引き起こす。 283

　最もよく報告されているのは，麻疹様発疹，蕁麻疹，血管性浮腫であるが，皮膚科的なさまざまな症状が起こる[1]。固定薬疹を例にとると，NSAID を使用するたびに同じ場所に再発するのである。ほかにも，Stevens-Johnson 症候群，血管炎，光線過敏症，青色皮斑様皮膚炎 livedo-like dermatitis，苔癬型発疹，発疹性薬疹，類天疱瘡などがある[1]。

> NSAID で消化器症状が起こりやすいことはよく知られているが，よく使うおなじみの薬のほかの副作用については忘れがちである。

文献

1. Sanches-Borges M, Cariles-Hulett A, Caballero-Fonseca F. Risk of skin reactions when using ibuprofen-based medicines. Expert Opin Drug Saf. 2005;4(5):837-848.

サリチル酸には，きわめて強い毒性がある。 284

　この事実の根拠となる 2 つの報告について話そう。どちらの報告にも，ウィンターグリーン油（98％サリチル酸メチル）や筋肉痛に使われる各種クリームに含有されるサリチル酸メチルが関係している。Davis は，茶さじ 1 杯（5 mL）以下のウィンターグリーン油を服用した 6 歳未満の幼児の「証拠十分な死」を複数報告している[1]。Scienceline によれば，茶さじ 1 杯のウィンターグリーン油は成人用のアスピリン 22 錠に相当する[2]。
　女子高校生のクロスカントリー選手 Arielle Newman が，筋肉痛部位にたいそうな量のサリチル酸メチル含有薬を塗布した後に急性サリチル酸中毒で死亡した話は衝撃的である[2]。報告では，その製品名は BenGay というものであったが，サリチル酸メチルはバイエル社の Muscle & Joint Cream や，Tiger Balm，Icy Hot などにも含有されている。ハーブ製剤や，フレーバーとして食物，キャンディー，歯磨き粉にも含まれていることがあるので注意したい。

> 私がサリチル酸の毒性を意識するようになったのは，若い時分に小さな町で働いていて，14 歳の女の子の家に往診に呼ばれていったときだった。母親は，2 日前より高熱というほどではないが熱が上がりっぱなし，という娘の状態をしきりと説明してくれた。4〜6 時間ごとにアスピリンをせっせと飲ませているのだがまったく効果がないという。呼ばれて私が朝に訪

問したときは，女の子は目を覚していたがまだ熱があり，しかも興奮して意識が錯乱気味であった。私の診断はサリチル酸中毒だった。少女の体格以上にアスピリンを過剰かつ頻回に服用させたのが原因だろう。私は鎮静させようとはせず，母親に少女の頭と胸を冷やすこと以外は何もしないよう指示した。同日，再度訪問すると，穏やかに寝ており，熱も下がったようだと母親から報告を受けた。

文 献

1. Davis JE. Are one or two dangerous? Methyl salicylate exposure in toddlers. J Emerg Med. 2007;32(1):63-69.
2. How can you overdose on BenGay? Available at: http://scienceline.org/2007/08/13/ask-cooper-bengaydeath/ Accessed February 4, 2009.

抗菌薬は，数々の神経毒性症状を引き起こす。

285

前述した Tam らの報告とは違って，私自身は有害な薬物反応のいちばんの原因は抗菌薬だ，と信じている（前述した Sanches-Borges らも私と同意見である）。確かにほとんどは，悪心，下痢，皮疹といったありふれたものである。しかし，さまざまな神経毒性作用など，深刻なものもある。

Snabely と Hodges[1] らのレビューをもとに，ここにいくつか挙げておこう。

副作用のタイプ	考えられる原因
中枢神経系への影響：頭蓋泉門の突出，痙攣，脳症，精神症状	ペニシリン，セファロスポリン，テトラサイクリン，スルホンアミド，クロラムフェニコール，コリスチン，アミノグリコシド，メトロニダゾール，イソニアジド，リファンピシン，サイクロセリン，ジアフェニルスルホン
脳神経への毒性：近視，視神経炎，難聴，回転性めまい，耳鳴	エリスロマイシン，サルファ薬，テトラサイクリン，クロラムフェニコール，コリスチン，アミノグリコシド，バンコマイシン，イソニアジド，エタンブトール
末梢神経症状：感覚異常，筋力低下，感覚障害	ペニシリン，サルファ薬，クロラムフェニコール，コリスチン，メトロニダゾール，イソニアジド，ジアフェニルスルホン

Wilson らは，セファロスポロリンでみられる神経毒性症状をわかりやすく概説してくれており，そこでは失見当識，錯乱，筋収縮，傾眠，ミオクローヌス，痙攣などが挙げられている[2]。これらすべてが，比較的安全と思われている抗菌薬で起こりうるのである。

抗菌薬の副作用が気掛かりであったら，まずは危険因子について考える。抗菌薬の神経毒性を高めるものとして最も要注意なのは腎機能障害である[2,3]。

文 献

1. Snavely SR, Hodges GR. The neurotoxicity of antibacterial agents. Ann Intern Med. 1984;101(1):92-104.
2. Wilson NS, Duhart B, Self TH. Cephalosporins: how to minimize the risk of neurotoxicity. Consultant. February 2010: 90-91.
3. Chow KM, Szeto CCV, Hui AC, Li PK. Mechanisms of antibiotic neurotoxicity in renal failure. Int J Antimicrob Agents. 2004;23(3):213-217.

286 テトラサイクリンとその誘導体は，永久歯に色素沈着を起こすことがある。

　テトラサイクリンが子宮内の胎児の歯牙形成期に色素沈着を起こすことはよく知られている。この薬とその誘導体が，同じように成人の歯牙に色素沈着を起こすことはあまり知られていないが，ニキビその他のさまざまな適応症に処方されていることを考えれば臨床的には大きな意味がある [1,2]。

　Sánchez らは，テトラサイクリンの半合成誘導体であるミノサイクリンで生じる色素沈着について報告している。ミノサイクリンは永久歯の歯冠部を黒ずませ，歯根部に黒色または緑色の色素変性を起こす。著者らによれば，テトラサイクリンとミノサイクリンによる色素沈着の発生頻度は 3～6％である。

> 色素沈着は，結膜，強膜，皮膚にも起こる。したがって，ニキビの治療など，特に長期間テトラサイクリンを処方する患者には，その可能性があることを伝えておく必要があるだろう。

文 献

1. Sánchez AR, Rogers R, Sheridan PJ. Tetracycline and other tetracycline-derivative staining of the teeth and oral cavity. Int J Dermatology. 2004;43(10):709-712.
2. McKenna BE, Lamey PJ, Kennedy JG, Bateson J. Minocycline-induced staining of the adult permanent dentition: a review of the literature and report of a case. Dent Update. 1999;26(4):160-162.

287 フルオロキノロン系抗菌薬は，腱炎や腱断裂を起すことがある。

　キノロン系抗菌薬が幼齢実験動物に軟骨変性を起こすことはよく知られている [1]。しかし皆さんは，レボフロキサシン（Levaquin）などのキノロン系抗菌薬も，腱炎や，ときに成人でアキレス腱断裂を引き起こすことをご存知だろうか。まれだが実際に起こっており，米国では 2008 年に「黒枠警告」としてこの副作用が注意喚起されている [2]。

> 断裂を起こすこともあるアキレス腱炎のリスクは，年齢，ステロイドの使用，腎障害によっ

て上昇し，腱の痛みがキノロン薬の使用直後に生じることもある。このようなリスクがある患者やキノロン薬を投与中の患者はすべて，腱の痛みに気づいたらすぐに薬を中止して，かかりつけ医を受診するようにしなければならない。

文　献

1. Stahlmann R. Cartilage-damaging effect of quinolones. Infection 1991; 19 Suppl 1: S38-46.
2. Fluoroquinolones and tendon injuries. The medical letter. 2008; 50 (1300):93.

288 フルオロキノロンの一部（すべてではない）は，糖代謝バランスを乱し，深刻な低血糖や高血糖を起こすことがある。

　退役軍人を対象に3年以上かけて行われた研究では，アジスロマイシンと比較すると，レボフロキサシンとガチフロキサシン投与群では深刻な低血糖や高血糖の発症率が著しく高まることが判明した。ただし，シプロフロキサシンではそのようなことはなかった[1]。

> この研究結果から2つのことが考えられる。1つ目は，糖尿病患者にフルオロキノロンを選択したときに糖代謝の問題が厄介になること。2つ目は，軟骨や腱に対する作用とは違って，糖代謝異常を引き起こしやすいという性質は，キノロン系に共通する作用ではなさそうだ，ということである。

文　献

1. Aspinall SL, Good CB, Jiang R, McCarren M, Dong D, Cunningham FE. Severe dysglycemia with the fluoroquinolones: a class effect? Clin Infect Dis. 2009;49(3):402-408.

289 フルオロキノロンを投与すると，複視が起こるかもしれない。

　FraunfelderとFraunfelderは，National Registry of Drug-Induced Ocular Side Effects（薬物誘発眼性副作用に関する全国登録調査研究）を調べた結果，フルオロキノロンの使用に関連した171件の複視症例があることを報告した[1]。薬物の使用開始から症状発現までの中央値は9.6日であった。

　この報告で興味深い点が1つある。171人の複視発症者のうち，17人は腱炎も合併していたのである。フルオロキノロン誘発性の腱障害の頻度が一般集団では0.14～0.4％であることを考えると，この腱炎の発症率は相当高い[2]。報告によれば，複視を訴えたのは年配者が多く（49人は60歳以上であった），1人は腎嚢胞があり，4人は副腎皮質ステロイドを服用していた。私には，171人の複視発症者のうち17人が腱炎を合併するというのは，予想以上に多いと思えて仕方がない。

文 献

1. Fraunfelder FW, Fraunfelder FT. Diplopia and fluoroquinolones. Ophthalmology. 2009;116(9): 1814-1817.
2. Fluoroquinolones and tendon injuries. The Medical Letter. 2008;50(1300):93.

製剤によって差はあるものの，SSRI は男性の射精遅延を引き起こす。   290

　オランダの Waldinger らは，被検者に自宅でストップウォッチを使って測定してもらいながら，膣内射精待機時間に対する選択的セロトニン再取り込み阻害薬（SSRI）の影響について研究を行った。対象となった薬物は fluoxetine，フルボキサミン（ルボックス），パロキセチン（パキシル）およびセルトラリンであった。膣内射精待機時間の延長は fluoxetine，セルトラリン，パロキセチンで認められ，特にパロキセチンで最長となった。フルボキサミンでは有意な射精遅延は認めなかった。

> 薬物が射精を遅延させたのではないとしたら，寝室でストップウォッチを使用したせいだ，ということになる。1 人 1 人の男性にぴったりの薬物を選べば，上述した SSRI の効果の違いをうまく利用できるかもしれない。9 章で述べたように，SSRI はもっと積極的に，早漏で悩んでいる男性の治療に使われてきている。

文 献

1. Waldinger MD, Hengeveld MW, Zwinderman AH, Olivier B. Effect of SSRI antidepressants on ejaculation: a double-blind, randomized, placebo-controlled study with fluoxetine, fluvoxamine, paroxetine, and sertraline. J Clin Psychopharmacol. 1998; 18(4):274-281.
2. Waldinger MD, Olivier B. Selective serotonin reuptake inhibitor-induced sexual dysfunction: clinical and research considerations. Int Clin Psychopharmacol. 1998; 13 Suppl 6: S27-33.

トラゾドンは，持続勃起を起こすことがある。   291

　このトラゾドンの副作用は，服用から 1 カ月以内に起こりやすく，1 日 150 mg 以内の用量で生じるようである。持続勃起発症の危険因子として年齢は重要ではなさそうだ[1,2]。トラゾドン使用で女性陰核の持続勃起を生じた例があるという報告さえある[3]。

> このような薬物の一風変わった副作用について，医師の生涯教育の場で講義したのはつい最近のことである。講演会の出席者のなかに，薬物乱用者向けのクリニックに勤務している女医さんがいて，彼女の患者がトラゾドンを「トラゾ立ち traz-erect」と呼んでいることを私に教えてくれた。

文　献

1. Warner MD, Peabody CA, Whiteford HA, Hollister LE. Trazodone and priapism. J Clin Psychiatry. 1987; 48(6):244-245.
2. Carson CC 3rd, Mino RD. Priapism associated with trazodone therapy. J Urol. 1988; 139(2): 369-370.
3. Pescatori ES, Engelman JC, Davis G, Goldstein I. Priapism of the clitoris: a case report following trazodone use. J Urol. 1993; 149(6):1557-1559.

292 非ベンゾジアゼピン系の催眠鎮静薬は，複雑な睡眠関連行動障害を引き起こす。

　文献レビューによって，非ベンゾジアゼピン系の催眠鎮静薬で複雑な睡眠関連行動障害を起こした計17人の患者に関する10件の報告が明らかとなった。17人のうち15人はゾルピデム，1人がzaleplon，もう1人がゾピクロン〔Rhovane（カナダのみ）〕を服用していた。複雑な睡眠関連行動障害として，睡眠下食事摂取，睡眠下会話，何かを操作しながらの夢遊症，睡眠下運転，睡眠下ショッピング，睡眠下セックスなど，さまざまな障害が報告されている[1]。

> ゾルピデムは副作用を引き起こしやすいのだろうか。それとも，単に安易に処方されすぎているのだろうか。

文　献

1. Dolder CR, Nelson MH. Hypnosedative-induced complex behaviors: incidence, mechanisms, and management. CNS Drugs. 2008; 22(12):1021-1036.

293 抗てんかん薬が処方されているてんかんその他の疾患では，自殺念慮や自殺行為のリスクが高まる。

　これは米国食品医薬品局（FDA）が2009年5月に更新した警告情報からそのまま引用したものである[1]。Bellらは，痙攣予防，精神疾患や「その他の」疾患の適応による抗てんかん薬の服用に関する199件のプラセボ対照試験のメタ分析について報告している。それによると，てんかんで抗てんかん薬を服用している患者群で，自殺念慮や自殺行為のオッズ比は1.8であった。著者らは，「てんかんで抗てんかん薬を服用している患者群ではオッズ比は有意に上昇するが，その他の適応で服用していた群ではそうではなかった」と述べている[2]。

ちょっと認識の違いがありはしないか。FDA はてんかんとその他の疾患で抗てんかん薬を服用している患者で自殺リスクが高まると述べている[1]。しかし Bell らは，その他の疾患群では自殺念慮や自殺行為のオッズ比上昇は認めなかったと主張している[2]。抗てんかん薬を服用しているてんかん患者で自殺念慮や自殺行動が約 2 倍に上昇するという報告には注目すべきであり，自殺念慮や自殺行為および抑うつの悪化を示す行動変化をモニタリングするのは理にかなっている[1]。一方，頭痛予防で抗痙攣薬を服用している何万人もの片頭痛患者はどうであろうか。頭痛患者でもリスクが上昇して特別なモニタリングが必要なのだろうか。

また，すべての抗痙攣薬のリスクが同じというわけではない。トピラマートと比較した場合の他の抗痙攣薬のハザード比は以下のとおりである。ガバペンチン 1.42，バルプロ酸 1.65，ラモトリギン 1.84，oxcarbazepine 2.07，tiagabine 2.41。暴力死のデータを検討してみても同様な結果であった[3]。このように自死や暴力死の点では，トピラマートが最も安全な薬物のようである。とはいっても，次に詳しく述べるようにこの薬物もまったく問題がないというわけではないのだが。

文 献

1. Suicidal behavior ideation and antiepileptic drugs: Update 5/5/2009. Available at: http://www.fda.gov/Drugs/DrugSafety/PostmarketDrugSafetyInformationforPatientsandProviders/ucm111085.htm/ Accessed August 12, 2010.
2. Bell GS, Mula M, Sander JW. Suicidality in people taking antiepileptic drugs: what is the evidence? CNS Drugs. 2009;23(4):281-292.
3. Patorno E, Bohn RL, Wahl PM. Anticonvulsant medications and the risk of suicide, attempted suicide or violent death. JAMA. 2010;303(14):1401-1409.

トピラマートは，認知機能障害を引き起こす。 *294*

いくつかの研究で同様の結果が得られている。Lee らは，計 20 人の患者を対象にトピラマートを服用させているときとさせていないときを調べた 2 つの研究を紹介している。さまざまな認知機能の評価を行ったところ，トピラマート服用中は成績が低下することが示された[1]。トピラマート服用の前後で検査した 18 人の患者群と対照群を比較した後向き研究では，トピラマート服用群のうち 5 人には認知機能低下と考えられる症状を認めた[2]。

> 片頭痛予防にトピラマートを服用している患者は多いが，認知機能が低下しているかもしれないことに全員が気づいているのだろうか。
> 5 人のイタリアの研究者が 3 頁も費やした興味深い記事に，トピラマート服用中に間欠的な高体温と発汗減少を経験した 1 人のてんかん患者の症例が報告されていた[3]。著者らの労力と割かれた頁数は別にしても，報告されたこの現象は，Meador の著書 "Doctors' Rules" の 31 番「1 つの作用しか引き起こさない薬はこれまでなかったし，唯一の反応しかしない人体というのもありえない」のよい例である[4]。

文 献

1. Lee S, Sziklas V, Andermann F, et al. The effects of adjunctive topiramate on cognitive function in patients with epilepsy. Epilepsia. 2003;44(3):339-347.

2. Thompson PJ, Baxendale SA, Duncan JS, Sander JWAS. Effects of topiramate on cognitive function. J Neurol Neurosurg Psychiatry. 2000;69:636-641.
3. Cerminara C, Seri S, Bombardieri R, Pinnci M, Curatolo P. Hypohidrosis during topiramate treatment: a rare and reversible effect. Pediatr Neurol. 2006;34(5):392-394.
4. Meador CK. A little book of doctors' rules II. Philadelphia: Hanley & Belfus, 1999. Rule 31.

295 カルバマゼピン（テグレトール）は，音感を変化させる。

音楽家にとっては至極厄介な問題となる，カルバマゼピン誘発性の音感変化を起こした2症例が日本から報告されている。

> この章では薬物の珍しい作用を取り上げているのだが，なかでもこれは，めったにお目にかからない副作用だろう。

文 献
1. Kobayashi T, Nisijima K, Ehara Y, Otsuka K, Kato S. Pitch perception shift: a rare side-effect of carbamazepine. Psychiatry Clin Neurosci. 2008;55(4):415-417.

296 フェニトイン静注による紫手袋症候群は，まれとはいえ深刻な合併症である。

医師であればフェニトインが，てんかんもちの若者をしばしば悩ます歯肉過形成症の原因になることは知っているだろう。静注したときのリスクについてはあまり知られていないが，紫手袋症候群 purple glove syndrome と呼ばれる，注射部位から遠位の手が疼痛・腫脹・変色に悩まされるまれな合併症が生じることがある。ひどい場合には手術も必要になる[1]。

> 実際に紫手袋症候群の患者や写真をみたことがあれば，なぜそんな名前がついたのかわかるだろう。Google の画像検索で写真は見つけられるが，私が検索したときは，この症候群の犠牲者に無料相談を行っているという法律事務所の客引き広告も見つかった。

文 献
1. Chokshi R, Openshaw J, Mehta NN, Mohler E. Purple glove syndrome following intravenous phenytoin administration. Vasc Med. 2007; 12(1):29-31.

297
スマトリプタンなどのトリプタン製剤は，虚血性大腸炎を引き起こす。

　これまでにトリプタン誘発性の虚血性大腸炎や腸間膜虚血が複数報告されている[1,2,3]。HodgeとHodgeらは，現時点での最年少患者（35歳）を報告している。虚血の危険因子もなく，喫煙もせず，下痢や顕血便を認めないスマトリプタン誘発性の虚血性大腸炎を起こしていた[4]。

> スマトリプタンやその関連薬物が，単なる頭蓋内動脈の選択的収縮薬であったなら申し分なかった[1]。しかし，経験上はどの部位でも血管収縮作用がみられ，ときには冠攣縮や心筋梗塞を引き起こすことも知られている。とすれば，トリプタン製剤が腹腔内臓器に血液を供給する動脈にも虚血を引き起こすことに驚嘆することはなかろう。

文献
1. Knudsen JF, Friedman B, Chen M, Goldwasser JE. Ischemic colitis and sumatriptan use. Arch Intern Med. 1998;158(17):1946-1948.
2. Liu JJ, Ardolf JC. Sumatriptan-associated mesenteric ischemia. Ann Intern Med. 2000;132(7):597.
3. Schwartz DC, Smith DJ. Colonic ischemia associated with naratriptan use. J Clin Gastroenterol. 2004;38(9):790-792.
4. Hodge JA, Hodge KD. Ischemic colitis related to sumatriptan overuse. J Am Board Fam Med. 2010;23(1):124-127.

298
スマトリプタンを大量摂取すると，スルフヘモグロビン血症を起こす。

　Flexmanらは，両下肢コンパートメント症候群の手術を受けた42歳の男性に認められた「手術室の暗緑色の血液」と呼ばれる珍しいスルフヘモグロビン血症の症例について報告している。この患者は毎日200 mgのスマトリプタンを服用していた[1]。

> この現象はまさしく"fascinemia（魅惑血症）"と呼びたいが，2010年版の米国の医家向け医薬品集"Physicians' Desk Reference"には副作用としての記載はない。

文献
1. Flexman AM, Del Vicario G, Schwarz SK. Dark green blood in the operating theatre. Lancet. 2007 June 9;369(9577):1972.

299
ジギタリスは，
少量でも黄視を引き起こす。

　実際にジギタリスは，霧視，snowy vision（視雪症），光視症（視野に閃光が見える）など，さまざまな視覚症状を引き起こす。しかし，最も特徴的な副作用症状は色視症 chromatopsia で，Butler らによると，対象物が本来もつ客観的な色合いではなく別の色に知覚される色覚障害である。黄色と緑色の異常が多いようである。この視覚異常現象はジギタリス濃度が治療域にある場合はもちろんだが，それ以下でも起こる[1]。

> 歴史四方山話になるが，Lee は，オランダ後期印象派の画家 Vincent van Gogh（ゴッホ）はジギタリス誘発性の視覚障害に悩んでいたのではないかと推測している。Gogh 晩年の作品は黄色が強烈で，黄色の光輪が描かれているものも多い。この Lee の仮説は，キツネノテブクロ，つまりジギタリスの原料となる「葉っぱ」を持った自分の主治医を Gogh が 2 度描いている事実に依拠している。Gogh はニガヨモギでつくったアブサン酒を好んだといわれているが，これも黄視を引き起こすのである[2]。

文　献

1. Butler VP, Odel JG, Rath E. et al. Digitalis-induced visual disturbances with therapeutic serum digitalis concentrations. Ann Intern Med. 1995;123(9):676-680.
2. Lee TC. Van Gogh's vision: digitalis intoxication? JAMA. 1981;245(7):727-729.

300
ことによったら制酸薬は，
市中肺炎のリスクを高めるかもしれない。

　Laheij らは，364,683 人を対象に新規に発症した 5,551 例の肺炎について調べた。その結果，制酸薬を服用していない群での肺炎発症率が 0.6/100 人年であるのに対して，制酸薬投与群では 2.45/100 人年であった。プロトンポンプ阻害薬（PPI）を投与中の群は，PPI 中止後の群と比較して，調整後の相対リスクが 1.89 であった。また，H_2 受容体拮抗薬投与群では，非投与群と比較して肺炎発症の相対リスクが 1.63 倍に上昇していた[1]。

　同様の結果は，高リスク高齢者群で起きた 248 例の肺炎再燃を調べた研究でも得られた。著者らは，相対リスクの上昇は，退院後に制酸薬を開始した患者にのみ認められたとしている[2]。

　Sarka らは，80,066 人の肺炎発症患者と 799,881 人の対照患者によるコホート内症例対照試験を行ってその関連性を調べた。彼らによると，PPI の長期使用でなく，最近の PPI 治療の開始が「市中肺炎のリスクを大きく高めた」[3]。

> 胃酸が抑制されて上部消化管にいる病原体が口腔内や気道を汚染する，という理屈である。薬局で処方箋なしに簡単に制酸薬が購入できる現実を考えると，われわれは黙り込むしかな

い。たぶん特定の患者，特に以前に肺炎を起こしたことがある高リスク高齢者やほかの呼吸器感染症にかかっている患者への制酸薬投与のリスクについて議論する必要があるのだろう。

文　献

1. Laheij RJF, Sturkenboom MCJM, Hassing RJ. Risk of community-acquired pneumonia and use of gastric acid-suppressive drugs. JAMA. 2004; 292(16):1955-1960.
2. Eurich DT, Sadowski CA, Simpson SH, et al. Recurrent community-acquired pneumonia in patients starting acid-suppressing drugs. Am J Med. 2010; 123(1):47-53.
3. Sarkar M, Hennessy S, Yang YX. Proton-pump inhibitor use and the risk for community-acquired pneumonia. Ann Intern Med. 2008; 149(6):391-398.

301 遅発性ジスキネジアのような薬物誘発性運動異常症のいちばんの原因は，メトクロプラミドである。

　メトクロプラミドは，糖尿病性胃不全麻痺や，通常の治療では難治の胃食道逆流症に使われる。米国食品医薬品局（FDA）の 2009 年の報告書によると，3 カ月間を超えて使用すべきではないが，そもそも慢性の疾患の治療薬であり，この期間を超えて使われることもある，ということである[1]。

　現在，FDA は，メトクロプラミドを含有する薬物に関して添付文書に警告欄を設け，リスクを減らす方策をとることを求めている。

文　献

1. FDA requires boxed warning and risk mitigation strategy for metoclopramide-containing drugs. Available at: http://www.fda.gov/bbs/topics/NEWS/2009/NEW01963.html/ Accessed April 8, 2010.

302 エストロゲン＋プロゲステロンでホルモン補充療法を行っている閉経後女性は，肺癌になると死亡リスクが高い。

　これは，50～79 歳の女性 16,608 人が登録された Women's Health Initiative による研究で明らかになったことである。この研究では，女性たちはエストロゲンとプロゲステロンでホルモン補充をする群（$n=8,506$）とプラセボ群（$n=8,102$）に割付けられ，5 年以上追跡された。その結果，ホルモン補充群では 109 人が肺癌を発症したのに対し，プラセボ群では 85 人であった。著者らの結論によると，「閉経後女性にエストロゲンとプロゲステロンによるホルモン補充療法を行っても，肺癌の発症率は上昇しなかった

が，肺癌による死亡者数は増加した」[1]

> これは，特に喫煙女性に対してホルモン補充療法を行う際に，慎重にならざるをえないもう1つの理由である。

文　献
1. Chlebowski RT, Schwartz AG, Wakelee H. Estrogen plus progestin and lung cancer in postmenopausal women (Women's Heath Initiative trial): a post-hoc analysis of a randomized controlled trial. Lancet. 2009 Oct 10; 374(9697):1243-1251.

303
メトホルミンを長期投与すると，ビタミン B_{12} 欠乏症を起こすかもしれない。

Bell は，2型糖尿病患者でメトホルミンを使用している患者の30％にビタミン B_{12} 欠乏が生じたと報告している。彼は末梢神経障害を起こした1例も報告している[1]。

> この事実は，われわれの「診療を変えるもの」かもしれない。私は，少なくともビタミン B_{12} 欠乏の可能性を確認することなしに，長期メトホルミン使用患者に糖尿病性ニューロパチーの診断はしないだろう。私なら，メトホルミンを長期投与されている糖尿病患者には，ビタミン B_{12} の血中濃度のチェックをはじめるかもしれない。

文　献
1. Bell DSH. Metformin-induced vitamin B12 deficiency presenting as a peripheral neuropathy. Southern Med J. 2010; 103(3):265-267.

304
キニーネは，出血症状を伴う血小板減少症を引き起こす。

実際に多くの薬物が血小板減少症を引き起こす。ここでは，キニーネを取り上げよう。来週診察する患者でこの副作用に出会うのは，あなたかもしれないし，私かもしれないからだ。100年以上も前から，主にマラリア治療にまつわる歴史のなかで，キニーネが急性の血小板減少症を引き起こすことがわかっている[1]。今ではキニーネは，マラリアの治療や予防にはめったに使われない。もっと新しくて効果があり安全な薬物が手に入るからである。あなたや私がキニーネ誘発性血小板減少症に出会うとしたら，夜間の下肢のこむら返りをキニーネ錠で管理されている患者を診る場合である。このキニーネ治療は複数の研究論文や臨床試験のレビューで実際に支持されている[2,3,4]。問題なのは，研究ではキニーネの安全性が示唆されているものの，その多くが「短期間の治療」に限

定していることである[3]。このように注意喚起されているにもかかわらず，Aster と Bougie は，夜間の下肢のこむら返りに対するキニーネ治療がやはりキニーネ誘発性血小板減少症のいちばん多い誘因であろう，と述べている[1]。

> キニーネ誘発性血小板減少症の興味深い原因に「カクテル紫斑 cocktail purpura」と呼ばれるものがあり，これはキニーネ入り炭酸水を相当量飲んだときに起こる[5]。キニーネ入り炭酸水の歴史は，マラリア予防にキニーネを服用せざるを得なかったインド駐留英国兵にまでさかのぼることができる。キニーネはかなり苦味が強いので，意気盛んな兵士たちはキニーネをライム水やレモン水，またはしばしばジンに溶かし，味つけして飲んだのである。キニーネ入りの市販飲料が19世紀半ばにはじめて英国に紹介されたときに，キニーネを含有しているおかげで健康によいものと考えられた。

文　献

1. Aster RH, Bougie DW. Drug-induced immune thrombocytopenia. N Engl J Med. 2007;357(6):580-587.
2. Man-Son-Hing M, Wells G. Meta-analysis of efficacy of quinine for treatment of nocturnal leg cramps in elderly people. BMJ. 1995;310(6971):13-17.
3. Diener HC, Dethlefsen U, Dethlefsen-Gruber S, Verbeek P. Effectiveness of quinine in treating muscle cramps: a double-blind, placebo-controlled, parallel group, multi-center trial. Int J Clin Pract. 2002;56(4):243-246.
4. Butler JV, Mulkerrin EC, O'Keeffe ST. Nocturnal leg cramps in older people. Postgrad Med J. 2002;78:596-598.
5. Korbitz BC, Eisner E. Cocktail purpura: quinine-dependent thrombocytopenia. Rocky Mt Med J. 1973;70(10):38-41.

305 メフロキンは，急性精神病を引き起こす。

メフロキン（メファンキン）は，抗マラリア薬として予防と治療に使われる。副作用として，急性精神病を発症することがあり，数件の論文で紹介されている[1,2,3]。

> 自動車などを運転する予定のある人には慎重に処方する必要がある。アフリカのサファリで野生動物を間近に見に行く予定がある人も，たぶん要注意である。

文　献

1. Sowunmi A, Adio RA, Ouola AM, Ogundahunsi OA, Salako LA. Acute psychosis after mefloquine: report of six cases. Trop Geogr Med. 1995;47(4):179-180.
2. Havaldar PV, Mogale K. Mefloquine-induced psychosis. Ped Inf Dis J. 2000;19(2):166-167.
3. Dietz A, Frölich L. Mefloquine-induced paranoid psychosis and subsequent major depression in a 25-year-old student. Pharmacopsychiatry. 2002;35(5):200-202.

経口ビスホスホネート製剤には，浸潤性乳管癌の抑制効果があるかもしれない。

306

　2009年12月10日に行われた第32回 San Antonio Breast Cancer Symposium で発表された2つの研究によれば，閉経後骨粗鬆症で経口ビスホスホネート製剤を服用している女性は，浸潤性乳管癌の抑制効果が得られる可能性がある。カリフォルニア州ロサンゼルスの Harbor-UCLA メディカルセンターに勤務する医師の Rowan Chlebowski は，151,592人の女性が登録され，そのうち2,216人が経口ビスホスホネート製剤を服用していた Women's Health Initiative 試験のデータを分析した。その結果，経口ビスホスホネート製剤の服用者は，非服用者に比べて浸潤性乳管癌が32％少ないことが判明した。一方，ビスホスホネート服用者では，非浸潤性乳管癌 ductal carcinoma in situ（DCIS）の発生率が高かった。

　もう一方のイスラエルの Gar Rennert が発表した研究は，新規に診断された乳癌患者2,368人を対照群と比較した症例対照研究であった。研究者らは，ビスホスホネート服用者で乳癌発生率が34％低下し，統計学的にも有意であることを示した。この研究では両群間で DCIS の発生率に差は認めなかった。

> 本書の執筆時点では，上の2つの研究報告はまだ論文化されていないようである。私は読者が吟味できるようにすでに論文化されている研究を取り上げるのを旨としているけれども，臨床判断に影響する結果かもしれないので，今回の新しいデータについてここで述べた。

文献

1. Presented at the 32nd Annual San Antonio Breast Cancer Symposium, San Antonio, Texas, December 10, 2009. A report can be found at: Oral bisphosphonates may prevent invasive breast cancer. Available at: http://medscape.com/viewarticle/713714?src=mpnews&spon=er&&uac=95007MG/ Accessed April 8, 2010.

ドパミン作動薬は，病的な賭博癖を引き起こす。

307

　この思いもよらない副作用も，今ではかなり知られてきた。テレビの直販番組のコマーシャルでこの副作用に触れているのを私は見たこともある。しかし，実際はまれというほど頻度は低くない，というのが大事な点である。スコットランドで行われた Parkinson 病患者388人を対象にした試験では，ドパミン作動薬を服用している患者の8％が深刻なギャンブル依存状態になっていた[1]。

> われわれは，ドパミン作動薬を服用する Parkinson 病患者のギャンブル問題は，たぶん忘れずに監視できるだろう。しかし，夜間の下肢のこむら返りの患者でキニーネ誘発性紫斑が問

題視されるように，薬物誘発的にギャンブルに駆りたてられるのは Parkinson 病患者に限らない。プラミペキソール（ミラペックス）はいまや，むずむず脚症候群に対するはやりの治療薬だが，こうした患者も賭博癖という副作用からは免れられないのである。

文 献
1. Grosset KA, Macphee G, Pal G. Problematic gambling on dopamine agonists: not such a rarity. Mov Disord. 2006;21(12):2206-2208.

308 ホスホジエステラーゼ5阻害薬は，突発性の聴力障害を起こすことがある。

　2007年4月にインドの Mukherjee と Shivakumar は，シルデナフィル（バイアグラ）使用後に感音性難聴となった1例を報告している[1]。このわずか1例の報告に対して，米国食品医薬品局（FDA）はきわめて異例の早さで，同様の事案がないかを有害事象報告システムで拾いあげようとした。その結果，ホスホジエステラーゼ5（PDE5）阻害薬の使用に関連して29件の突発性の聴力障害事例が見つかった。今ではこれらの薬物の添付文書に，聴力障害の可能性があることが警告されている[2]。

> Mukherjee と Shivakumar は称賛に値する。彼らの論文には，次のような一節が記されている。「シルデナフィル誘発性の難聴に関して報告した者はこれまで誰もいなかった。われわれが知る限り，これが世界で最初のシルデナフィル誘発性感音性難聴の症例報告である」[1]。この2人が実際に最初の副作用の報告者のようである。

文 献
1. Mukherjee B, Shivakumar T. A case of sensorineural deafness following ingestion of sildenafil. J Laryngol Otol. 2007;121(4):395-397.
2. FDA Information for Healthcare Professionals: sildenafil (marketed as Viagra and Revatio), vardenafil (marketed as Levitra), tadalafil (marketed as Cialis). Available at: http://www.fda.gov/Drugs/DrugSafety/PostmarketDrugSafetyInformationforPatientsandProviders/ucm124841.htm/ Accessed April 8, 2010.

309 メチルフェニデートは，複雑な幻視を引き起こす。

　最近，注意欠陥・多動性障害 attention deficit hyperactivity disorder（ADHD）の治療でメチルフェニデート（リタリン）を処方された15歳の少年のようすが報告された。少年がこれをはじめて服用すると，ネズミの群れが彼の周囲を駆けまわり，寄ってきて匂いを嗅ごうとする幻覚に悩まされた。薬物を中止すると幻覚はおさまったが，それから7年後に再び服用すると，症状は再燃した[1]。

ADHD の子どもたちに長く使われてきたメチルフェニデートは，成人の ADHD の治療にも広く使われるようになってきた。ということは，このメチルフェニデートが誘発する複雑な幻視は，子どもたちでも大人でも認められるかもしれない。

文 献
1. Halevy A, Shuper A. Methylphenidate induction of complex visual hallucinations. J Child Neurol. 2009;24(8):1005-1007.

特発性頭蓋内圧亢進（別名「偽性脳腫瘍」）は，リチウム治療と関連していた。 *310*

頭蓋内腫瘍や水頭症がなく，局所的な神経症候もないにもかかわらず，頭痛・両側乳頭浮腫・頭蓋内圧亢進を三徴とする特発性頭蓋内圧亢進症 idiopathic intracranial hypertension（ICH）がある。Levine と Puchalski らは，双極性障害の治療でリチウムを服用していた 2 人の患者に ICH がみられたことを報告している[1]。

> 慢性頭痛の原因としては，片頭痛その他の疾患のほうがよくみられるとはいえ，ICH も鑑別診断の 1 つである。ICH は，肥満，ステロイド治療，下垂体機能不全，ビタミン A 中毒，頭部外傷，Addison 病，Cushing 病と関連して起こることもある。

文 献
1. Levine SH, Puchalski C. Pseudotumor cerebri associated with lithium therapy in two patients. J Clin Psychiatry. 1991;52(5):239-241.

HIV 感染者では，HIV 治療薬や合併症治療薬そのものに対する重症の皮膚反応のリスクがかなり高い。 *311*

薬物誘発性の副作用には Stevens-Johnson 症候群や中毒性表皮壊死剝離症などがあり，かなり重症となったり，死亡することさえある。このような激しい反応を起こす薬物として，サルファ薬や抗レトロウイルス薬などがある[1,2]。

> なぜ HIV 感染者は薬物に対して重症の皮膚反応を起こしやすいのだろうか。一見もっともらしい答えとしては，抗菌薬を筆頭として薬物に繰り返し曝露されているから，というのがある。そのほかに考えられる要因としては，免疫系の異常，体内をめぐっている薬物のアセチル化障害，さまざまな感染症の影響などがある。

文 献

1. Rotunda A, Hirsch RJ, Scheinfeld N, Weinberg JM. Severe cutaneous reactions associated with the use of human immunodeficiency virus medications. Acta Derm Venereol. 2003;83(1):1-9.
2. Slatore CG, Tilles SA. Sulfonamide hypersensitivity. Immonol Allergy Clin North Am. 2004;24(3):477-490.

312 ガドリニウム造影剤は，腎性全身性線維症を引き起こす．

　1997年にはじめて明らかになった腎性全身性線維症 nephrogenic systemic fibrosis（NSF）は，普段あまり気にとめないが，だからこそ注意すべき疾患であるといえよう。NSFは，腎機能障害がある患者に造影MRI検査でガドリニウム造影剤を投与した際に医原性に起こる，進行性で，多臓器を線維化していく疾患で，死に至る可能性も高い。2006年になってようやくこの疾患とMRI検査の関連が知られるようになった。重症の腎機能不全患者にガドリニウム造影剤を使用すると，患者の約4％がNSFを発症することが現在わかっている[1]。

> いったんNSFを発症したら死亡率は31％にも達するので，腎機能不全があると思われる患者にMRI検査を指示するときは慎重に検討しなければならない。

文 献

1. Schlaudecker JD, Bernheisel CR. Gadolinium-associated nephrogenic systemic fibrosis. Am Fam Phys. 2009;80(7):711-714.

11章
薬物の相互作用と多剤併用の冒険

> 何を処方するのであれ，
> すべては薬物療法という名の実験である。
>
> Taylor RB, Medical Wisdom and Doctoring [1]

2種類以上の薬を併用するのは，それ自体が冒険だといえる。次のケースをご覧いただきたい。

18歳の女性患者が，「ウイルス感染症とヒステリー症状」という暫定診断で入院となった。入院前から，モノアミンオキシダーゼ（MAO）阻害薬の phenelzine（Nardil）をもともと内服していた。病院のドアをくぐって90分後には不穏状態に対してペチジン（Demerol）が投与された。不穏は悪化し，患者は錯乱状態となってベッドのうえでのたうちまわりはじめた。そのためハロペリドール（セレネース）が投与されるに至った。

数時間後には患者は高熱をだし，呼吸停止，そして死に至った。

この患者は典型的なセロトニン症候群の特徴を示している。セロトニン症候群は，中枢神経および末梢受容体へのセロトニン刺激によって発症する。この症候群の特徴は，(1) 不穏，昏迷，幻覚などの精神状態の変化，(2) 振戦，腱反射亢進，筋痙攣などの身体症状，(3) 悪寒戦慄，頻脈，高熱などの自律神経の異常である。Boyer と Shannon は，「セロトニン症候群は，ほぼ無症状のケースから致死的な場合まで幅広い」[2] と述べている。併用するとセロトニン症候群を起こしやすい薬や漢方薬・ハーブの一部を，以下に紹介しておく。

MAO阻害薬：phenelzine など
トリプタン系：スマトリプタン（イミグラン）など
麦角アルカロイド（エルゴタミンなど）
ペチジン
dextroamphetamine：さまざまな感冒薬に含まれる
アンフェタミン抽出物やメチルフェニデート（リタリン）

三環系抗うつ薬：アミトリプチリン（トリプタノール）など
選択的セロトニン再取り込み阻害薬：fluoxetine など
セロトニン・ノルアドレナリン再取り込み阻害薬：トラゾドン（デジレル）など
クロルフェニラミン（ポララミン）
リチウム（リーマス）
オキシコドン（オキシコンチン），hydrocodone，フェンタニル
バルプロ酸（デパケン）
コカイン
漢方薬：セント・ジョーンズ・ワート（セイヨウオトギリソウ），ナツメグ，朝鮮人参など

　勘の鋭い読者なら，先に挙げた症例が1984年にニューヨーク市立病院で死去したLibby Zion の不幸な物語であることに気づかれただろう。このケースは大陪審で審理が行われ，インターンとレジデントが長時間連続勤務で睡眠不足であったこと，上級医による十分な監督がなかったことが主原因であると結論づけられた。その結果，週に80時間を超えて労働してはならず，病棟連続勤務24時間（申し送りにかかる時間を加味して実際には28時間）を上限とする研修医の労働時間規制がニューヨーク州ではじめて義務づけられ，その後米国全土に広まったのである[2,3]。

　この章では薬物相互作用，および薬物と漢方薬・ハーブの相互作用についていくつか例を挙げて紹介する。患者はあらゆる組み合わせで薬を内服するので，その相互作用の可能性は果てしない。文字どおり何百万とある薬物と薬物，および薬物と漢方薬・ハーブの相互作用のなかから，臨床的に特に重要と考えられるものを紹介したい。

文　献
1. Taylor RB. Medical wisdom and doctoring: the art of 21st century medicine. New York: Springer, 2010. Chapter 5.
2. Boyer EW, Shannon M. The serotonin syndrome. N Engl J Med. 2005;352(11):1112-1120.
3. Block AJ. Revisiting the Libby Zion case. Chest. 1994;105(4):977.

患者たちは 数多くの薬物や漢方薬・ハーブを服用しており，計り知れない薬物相互作用のリスクにさらされている。

313

　米国の研究で無作為抽出した市民に電話調査を行い，成人 2,590 人から回答を得た。半数の回答者が少なくとも 1 つの処方薬を内服しており，7％は 5 種類以上を内服していた。処方薬をとりわけ多用しているのがどういう人たちかというと，65 歳以上の女性であり，23％が 5 種類以上，12％は 10 種類以上を内服していた。回答者全体のうち，14％がハーブやサプリメントを内服していると回答した [1]。

　とすれば，薬の相互作用はどうなっているのだろうか。入院中の癌患者 100 人を対象に行われた薬物相互作用に関する研究を紹介しよう。この研究では，化学療法中またはホルモン療法中の患者は除外された。対象となった患者は平均 8 種類の薬を内服しており，63 人に薬物相互作用を疑わせる所見があり，うち 18.3％は重大な相互作用と思われた [2]。

　ブラジルで行われた別の研究では，ICU 入室中の患者 102 人のうち，72.5％が 311 の薬物相互作用の可能性にさらされていることが推定された [3]。

> 5 種類以上の薬を内服している患者は，薬理学のおとぎの国の住人であり，現代のコンピュータ・プログラムをもってしても計り知れない多くの有害反応のリスクにさらされている。

文　献
1. Kaufman DW, Kelly JP, Rosenberg L, Anderson TE, Mitchell AA. Recent patterns of medication use in the ambulatory adult population of the United States: the Slone survey. JAMA. 2002;287(3):337-344.
2. Riechelmann RP, Moreira F, Smaletz O, Saad ED. Potential for drug interactions in hospitalized cancer patients. Cancer Chemother Pharmacol. 2005;56(3):286-290.
3. Lima RE, De Bortoli-Cassiani SH. Potential drug interactions in intensive care patients at a teaching hospital. Rev Lat Am Enfermagem. 2009;17(2):222-227.

治療域の狭い薬物は，薬物相互作用による有害反応のリスクがとりわけ高い。

314

　薬物 A が薬物 B の血中濃度を上昇させると，薬物相互作用による有害反応が生じる。薬物 B の治療域が狭いと，中毒のリスクはいっそう高まる。以下に挙げる薬物の治療域は狭い。

　　フェニトイン
　　divalproex（バルプロ酸誘導体）

ジギタリス
フェノバルビタール
炭酸リチウム
プロカインアミド
プリミドン
キニジン
テオフィリン
タクロリムス

　Raebalらが患者17,748人を対象に行った研究では，治療域の狭い薬物を内服中の患者の多くで，血中濃度のモニタリングが行われていなかった。ジゴキシン，テオフィリン，プロカインアミド，キニジン，プリミドンに至っては，何と半数以上の患者でモニタリングが皆無という現状が明らかになった[1]。

　何が起こるか例を挙げてみよう。シプロフロキサシンとシメチジンはよく処方される内服薬だが，どちらもテオフィリンの血中濃度を上昇させる可能性がある。テオフィリンは確かに以前ほど処方されなくなったものの，薬局の棚から完全に姿を消したわけではない。この2剤は，テオフィリンで治療される喘息その他の慢性肺疾患で起こりうる症状に処方される[2,3]。詮索好きと言われるかもしれないが，過去の事実を私が調べてみると，インフルエンザの予防接種によってテオフィリンの排泄が遅延したなどという症例報告まで見つかった[4]。

文 献
1. Raebel MA, Carroll NM, Andrade SE, et al. Monitoring of drugs with a narrow therapeutic range in ambulatory care. Am J Manag Care. 2006;12(5):268-274.
2. Raoof S, Wollschlager C, Kahn FA. Ciprofloxacin increases serum levels of theophylline. Am J Med. 1987;82(4A):115-118.
3. Adebayo GI, Coker HAB. Cimetidine inhibition of theophylline elimination: the influence of adult age and the time course. Biopharm Drug Dispos. 2006;8(2):149-158.
4. Renton KW, Gray JD, Hall RI. Decreased elimination of theophylline after influenza vaccination. Can Med Assoc J. 1980;123(4):288-290.

315 薬物の組み合わせによっては，一方の薬の効果が低下する。

　例えば，リファンピシンと低用量ピルの組み合わせがそうである。167件の文献をレビューしたところ，抗菌薬，特にリファンピシンを内服していた女性で妊娠した例が少なくとも30例あった。このデータを解析した著者らは以下のように結論づけている。「リファンピシンは低用量ピルの効果を損なう。薬物動態の研究では，リファンピシン以外の抗菌薬にはこのような低用量ピルとの相互作用は認められない。しかし，個体レベルではテトラサイクリンやペニシリン系の抗菌薬を内服した際に，エチニルエストラジ

オールの血中濃度が大幅に低下する現象がみられる」[1]。

　Archer JSM と Archer DF は，文献レビューの末尾に「迷信」という表現まで持ち出して，こう結論づけた。「リファンピシン以外の抗菌薬が低用量ピルの避妊効果を低下させるとする仮説には，科学的また薬物動態学的な根拠は一切ない」[2]。

> ここで考えなければならないポイントが2つある。まず1つは，抗菌薬の使用と関連した低用量ピルでの避妊失敗の報告の多くには間接証拠しかなく，主観的で，係争がらみのものもあること。2つ目は，リファンピシンは毎日処方するような薬ではないが，テトラサイクリンやペニシリン，これらの仲間の抗菌薬は処方頻度が高いことだ。溶血レンサ球菌性咽頭炎は，若くて妊娠可能な女性に多く発症し，ペニシリンがいまだに第1選択薬である。また，低用量ピルを内服している若年女性の多くにニキビがあり，テトラサイクリン系の経口薬での治療は理にかなっているとされている。

文　献

1. Dickinson BD, Altman RD, Nielson NH, Sterling ML, for the Council on Scientific Affairs, American Medical Association. Obstet Gyn. 2001;98(5):853-860.
2. Archer JSM, Archer DF. Oral contraceptives efficacy and antibiotic interaction: a myth debunked. J Am Acad Dermatol. 2002;46(6):917-923.

不適切な処方を減らせば，薬物相互作用の大半が予防可能である。

316

　Steinman らは，5種類以上の薬を内服している65歳以上の外来患者196人を対象として研究を行った。128人（65％）に1種類以上の不適切な処方薬があり，112人（57％）にはそもそも適応がないか，無効，あるいは重複している薬物が認められた。不適切な薬物として特に多かったのが，抗ヒスタミン薬，ジギタリス，ループ利尿薬，プロトンポンプ阻害薬，三環系抗うつ薬，尿路の副交感神経遮断薬，点鼻用抗炎症薬，鎮静作用の強い抗ヒスタミン薬，NSAID などである[1]。

> この研究では，本来使用すべきなのに処方されていない薬物についてもつき止めた。降圧薬，抗凝固薬，脂質代謝改善薬，ニトログリセリン舌下錠，糖尿病治療薬，カルシウムである。プロトンポンプ阻害薬は，不適切な薬と使用すべき薬の両方のリストに代表選手として登場しているのが興味深い[1]。

　不適切な処方以外にも，薬物の有害反応のリスクとしては以下が挙げられる。

- 年齢：乳児，幼小児，高齢者は，薬物の代謝効率が悪い。
- 慢性疾患：腎疾患や肝疾患では代謝や排泄が遅延し，薬物の血中濃度が上昇しやすい。
- 急性疾患：重症感染症，脱水，糖尿病性アシドーシスなどの急性代謝異常は，薬物の代謝や排泄に影響する。
- 認知機能障害：思考力の低下した患者では，指示どおりに内服できず，過量投与に繋がりやすい。「1錠が効くなら，2錠3錠と飲めばもっといいに違いない」というように。
- 複雑な処方：処方が複雑であるほど間違いが起こりやすい。

文 献

1. Steinman MA, Landefeld CS, Rosenthal GE, Berthenthal D, Sen S, Kaboli PJ. Polypharmacy and prescribing quality in older people. J Am Geriatr Soc. 2006;54(10):1516-1523.

317
NSAIDは，アスピリンの心保護作用を鈍らせる。

　Gladdingらは，よく処方されるNSAID 6剤が抗血小板作用によってアスピリンの効果を阻害する可能性を調査した。6剤のうち，イブプロフェン，インドメタシン，ナプロキセン，チアプロフェン酸の4剤が，アスピリンの抗血小板作用を阻害し，残りのスリンダク，セレコキシブにはそのような作用はなかった[1]。ところが，その後にRimonらが行ったイヌの実験では，シクロオキシゲナーゼ2（COX-2）選択的阻害薬であるセレコキシブも低用量アスピリンによる抗血小板凝集作用を阻害するという結果だった[2]。

> Michigan大学Ann Arbor校のDr. William L. Smithはインタビューのなかで，対策として先に低用量アスピリンを内服し，少なくとも15〜30分は間隔を空けてセレコキシブを内服することを推奨している。なぜなら，「アスピリンは血小板に対して比較的素早く作用するから」である。彼は，2剤を同時に内服すると，低用量アスピリンの心保護作用はほぼ「皆無」とまでいい切っている[3]。
> 　NSAIDと低用量アスピリンの相互作用については，このような多くの研究結果を否定するような，ちょっと疑わしい製薬メーカーの宣伝広告とともに14章でもう一度取り上げる。

文 献

1. Gladding PA, Webster MW, Farrell HB, Zeng IS, Park R, Ruijne N. The antiplatelet effect of six non-steroidal anti-inflammatory drugs and their pharmacodynamic interaction with aspirin in healthy volunteers. Am J Cardiol. 2008;101(7):1060-1063.
2. Rimon G, Sidhu RS, Lauver DA, et al. Coxibs interfere with the action of aspirin by binding tightly to one monomer of cyclooxygenase-1. Proc Natl Acad Sci U S A. 2010;107(1):28-33.
3. Nainggolan L. Celecoxib could impede effects of low-dose aspirin. Medscape. Available at http://www.medscape.com/viewarticle/714041?src=mpnews&spon=34&uac=95007MG/. Accessed April 12, 2010.

318
NSAID（COX-2選択的阻害薬も含め）は，血中リチウム濃度を上昇させて中毒症を起こす可能性がある。

　米国食品医薬品局（FDA）の有害事象報告システムの情報とPubMedでの文献検索によると，リチウムの内服中にシクロオキシゲナーゼ2（COX-2）阻害薬を追加するとリ

チウムの血中濃度が上昇した，という報告が 18 例見つかるらしい[1]。

　この研究は COX-2 選択的阻害薬について調べたものだが，アスピリンやスリンダク，その他 14 種類の NSAID もリチウムの血中濃度を上昇させたという報告があるので，リチウム中毒をみたら NSAID の使用を疑うべきだろう[1]。

文　献
1. Phelan KM, Mosholdler AD, Lu S. Lithium interaction with the cyclooxygenase 2 inhibitors rofecoxib and celecoxib and other nonsteroidal anti-inflammatory agents. J Clin Psychiatry. 2003;64(11):1328-1334.

319
心血管疾患の予防でアスピリンとクロピドグレルを併用する場合，100 mg 以上のアスピリンは有害「かもしれない」。

　この見解は，心血管疾患があるか，複数のリスクのある患者 15,595 人を対象としたプラセボ対照二重盲検ランダム化比較試験の事後解析から導きだされたものである。クロピドグレル（プラビックス）は心筋梗塞や脳梗塞を起こす血栓形成を予防する目的で使用される抗血小板薬である。アスピリンのみを内服している場合，100 mg を超える用量を使用する意味はないとされている。併用した場合の効果に関してはどうもはっきりせず，統計学的有意差を認めなかった。ところが，「クロピドグレル併用例については，1 日 100 mg 以上のアスピリン投与群は，統計学的有意差はないものの，有効性の低下〔補正ハザード比 1.16（95％信頼区間（CI）：0.93〜1.44）〕と有害事象の増加〔補正ハザード比 1.30（CI：0.83〜2.04）〕を認めた」[1]。

　ここでいう有害事象の増加とは，重大または致死的な出血イベントの増加などを指している。私はこの研究を，高用量アスピリンに対する低用量アスピリン療法の優位性を示したものと理解している。二重抗血小板療法については議論を続ける必要がある。

文　献
1. Steinhubl SR, Bhatt DL, Brennan DM. Aspirin to prevent cardiovascular disease: the association of aspirin dose and clopidogrel with thrombosis and bleeding. Ann Intern Med. 2009;150(6):379-386.

320
「心筋梗塞や脳梗塞のリスクのある患者で血栓予防にクロピドグレルを使用する場合，オメプラゾールを併用していると効果が減弱する」。たぶんそうであろう。

　これは 2009 年 11 月 17 日に米国食品医薬品局（FDA）が発表した，クロピドグレル（プ

ラビックス）とオメプラゾール（オメプラール）の併用に関する警告情報からの引用である[1]。異議を唱える人もいるので「たぶん」と付け加えておいた。クロピドグレルは上部消化管症状を起こすので，プロトンポンプ阻害薬 proton pump inhibitor（PPI）がよく同時に処方される。これに関しては相反する研究結果があり，混乱を招いている。フランスの Gilard は，PPI による治療を受けている患者ではクロピドグレルの抗血小板作用が減弱すると報告している[2]。米国の退役軍人病院群が 8,205 人を対象に行った研究でも，「急性冠症候群で入退院した後にクロピドグレルと PPI を併用すると，クロピドグレル単剤と比較してアウトカムが悪く，PPI の使用が急性冠症候群に対するクロピドグレルの効果を減弱させることを示唆する」[3]としている。

一方，2 つのランダム化比較試験を含むその他の研究では，PPI がクロピドグレルの作用を減弱させることは認められていない[4,5]。Laine と Henneken はこれらを踏まえてこう述べている。「PPI がクロピドグレル内服患者に心血管イベントを増やすとする明らかなエビデンスはなく，因果関係はまだ明らかではない」[6]。

もちろん，ここには消化管出血の発生という別の問題点がある。テネシー州のメディケイド（低所得者用医療保険）患者 20,596 人を対象としたコホート研究で，処方歴と胃十二指腸出血または重大な心血管イベントによる入院とをつき合わせた。その結果，上部消化管出血による入院率は，PPI 併用群のほうがクロピドグレル単剤群よりも 50％低かったのである[7]。Rassen らは，冠動脈疾患の患者 18,565 人の診療録を調査し，クロピドグレル単剤群と PPI 併用群を比較してこう述べている。「ある 1 点を切り取ってみると，併用群の高齢者で心筋梗塞による入院や死亡率がわずかに増えているようにみえるものの，臨床的な意義はさほど大きいとは思われない。あるとしても，20％未満のリスク増にすぎないと思われる」[8]。

> クロピドグレルと PPI の併用に関する疑問は残るが，さらなるランダム化臨床試験を経ればもっとはっきりしてくるだろう。それまでどうするか，Laine と Henneken はこんな提案をしている。「PPI とクロピドグレルはどちらも血中半減期が短いので，内服タイミングを 12～20 時間ずらせば，理論上は CYP（シトクロム P450）代謝の競合阻害を予防し，臨床的な相互作用は最小限にとどまるはずである。PPI を朝食前に，クロピドグレルを眠前に，あるいは PPI を夕食前，クロピドグレルを昼食時に内服してはどうだろう」[6]。

文献

1. Information for Healthcare Professionals: Update to the labeling of clopidogrel bisulfate (marketed as Plavix) to alert healthcare professionals about a drug interaction with omeprazole (marketed as Prilosec and Prilosec OTC). U.S. Food and Drug Administration. Available at: http://www.fda.gov/Drugs/DrugSafety/PostmarketDrugSafetyInformationforPatientsandProviders/DrugSafetyInformationforHeathcareProfessionals/ucm190787.htm/. Accessed April 12, 2010.
2. Gilard M, Arnaud B, Cornily JC, et al. Influence of omeprazole on the antiplatelet action of clopidogrel associated with aspirin: the randomized, double-blind OCLA (Omeprazole Clopidogrel Aspirin) study. J Am Coll Cardiol. 2008;51(3):256-260.
3. Ho PM, Maddox TM, Want L, et al. Risk of adverse outcomes associated with concomitant use of clopidogrel and proton pump inhibitors following acute coronary syndrome. JAMA. 2009;301(9):937-944.
4. Siller-Matula JM, Spiel AO, Lang IM, Kreiner G, Christ G, Jilma B. Effects of pantoprazole and esomeprazole on platelet inhibition by clopidogrel. Am Heart J. 2009;157(1):148.e1-e5.
5. O'Donoghue ML, Braunwald E, Antman EM, et al. Pharmacodynamic effect and clinical efficacy of

clopidogrel and prasugrel with or without a proton pump inhibitor: an analysis of two randomized trials. Lancet. 2009;374(9694):989-997.
6. Laine L, Henneken C. Proton pump inhibitor and clopidogrel interaction: fact or fiction? Am J Gastroenterol. 2009;105(1):34-41.
7. Ray WA, Murray KT, Griffin MR, et al. Outcomes with concurrent use of clopidogrel and proton-pump inhibitor. Ann Intern Med. 2010;152(6):337-345.
8. Rassen JA, Choudhry NK, Avorn J, Schneeweiss S. Cardiovascular outcomes and mortality in patients using clopidogrel with proton pump inhibitors after percutaneous coronary intervention or acute coronary syndrome. Circulation. 2009;120(23):2322-2329.

321 carisoprodolとオキシコドンは，中枢神経系を抑制する。

ReevesとMackが報告した49歳の女性のケースを紹介する。腰椎の関節炎でもともとオキシコドン（オキシコンチン）1回40 mgを1日2回内服しているところへ，併用中のcarisoprodol（Soma）350 mg錠1回1錠1日4回を1日8～10錠に増量したら，中枢神経系の抑制と呼吸抑制が起こった。ナロキソン静注で速やかに回復したものの，著者らはSomaが代謝されると，中枢神経系の抑制作用と中毒性が指摘されている規制薬物のmeprobamateに変化することに注意を喚起している[1]。

アイダホ州の低所得者の調剤および診療報酬のレセプト解析研究で，carisoprodolとのその他の骨格筋弛緩薬を長期にわたって内服している人がそれぞれ340人と453人同定された。著者らによると，その他の骨格筋弛緩薬と比較して，carisoprodol内服中の患者はオピオイドも併用していることが多く，薬物依存症や乱用の既往も多かった[2]。一応紹介しておくと，われわれの大学附属家庭医療クリニックでは，患者がSomaを指定して処方を要求してきたら，物質乱用者の可能性が高いとみなしている。

文　献

1. Reeves RR, Mack JE. Possible dangerous interaction of OxyContin and carisoprodol. Am Fam Phys. 2003;67(11):2273.
2. Owens C, Pugmire B, Salness T, et al. Abuse potential of carisoprodol: a retrospective review of Idaho Medicaid pharmacy and medical claims data. Clin Ther. 2007;29(10):2222-2225.

322 SSRI，特にパロキセチンは，ホルモン反応性乳癌の治療薬であるタモキシフェンの効果を減退させることがある。

タモキシフェンと選択的セロトニン再取り込み阻害薬（SSRI）を併用している乳癌の女性2,430人の後ろ向きコホート研究では，374人（15％）が経過観察中に死亡していた。

原因として疑われたのは主にパロキセチン（パキシル）であった。タモキシフェンでの加療期間の50％以上でパキシルを併用していた患者では，乳癌による致死率が54％も高く，加療期間の75％以上で併用していた患者では91％も高かった。他の抗うつ薬では同様のリスクは認められなかった[1]。

タモキシフェンの抗エストロゲン作用は代謝物であるエンドキシフェンによるものだが，この変換には肝代謝酵素のシトクロムP450 2D6（CYP2D6）の働きを必要とする。個人の遺伝子型により酵素活性が低下している例もあるが，それ以上にパロキセチンなどの薬による阻害があることを指摘したい[2]。

> 乳癌になった女性の1/4が診断後の1年間にうつに苦しみ，さらにその半分が投薬治療を受ける。SSRIはそういった状況で合理的な選択薬と思われるので，タモキシフェンの効果を阻害するというこの報告は憂慮すべき事態である。
> 　問題なのはパロキセチンだけと考えるほど，誰もが楽観的なわけではない。fluoxetineもCYP2D6を阻害する可能性がある[3]。Lashは，citalopramならタモキシフェンと併用しても安全としている[4]。別の代替手段としては，SSRIによるうつ病治療が必要な患者には，タモキシフェンの代わりにアロマターゼ阻害薬を用いることだ[4]。この薬はCYP2D6に影響を受けない[3]。

文　献

1. Kelly CM, Juurlink DN, Gomes T, et al. Selective serotonin reuptake inhibitors and breast cancer mortality in women receiving tamoxifen: a population based cohort study. BMJ. 2010;340:c693. doi: 10.1136/bmj.c693.
2. Hoskins JM, Carey LA, McLeod HL. CYP2D6 and tamoxifen: DNA matters in breast cancer. Nat Rev Cancer. 2009;9(8):576-586.
3. Tamoxifen, SSRIs, and breast cancer recurrence. Pharmacology Watch. September, 2009; page 1.
4. Lash TL, Cronin-Fentin D, Ahern TP, et al. Breast cancer recurrence risk related to concurrent use of SSRI antidepressants and tamoxifen. Acta Oncol. 2010;49(3):305-312.

アデロールXRとアルコールの組み合わせは，心筋梗塞の発症と関連している。 *323*

若年男性がアデロールXR 15 mg 2錠とアルコールを同時摂取して，心筋梗塞を発症し死亡した例が報告されている[1]。アデロールはdextroamphetamineとアンフェタミンの合剤で，注意欠陥・多動性障害（ADHD）やナルコレプシーの治療に用いられるが，快楽のために用いるやからもいる。

> アルコールとは関連なく，アデロールのみで突然死が起こった症例も，少ないが報告されている。そのような報告20例（うち14例は小児）がきっかけとなり，カナダは2005年にアデロールXRの市販を中止した。米国食品医薬品局（FDA）はまだ判断を下していない[2]。

文　献

1. Jiao X, Velez S, Ringstad J, Eyma V, Miller D, Bleiberg M. Myocardial infarction associated with Adderall XR and alcohol use in a young man. J Am Board Fam Med. 2009;22(2):197-201.

2. Rosak J. U.S. regulators puzzled by Canada's ruling on safety of ADHD drug. Psychiatric News. 2005;40(5):2.

ACE 阻害薬と ARB を併用しても，一方を適量使用した場合と有効性は変わらず，むしろ有害事象が増える。

324

　アンジオテンシン変換酵素（ACE）阻害薬もアンジオテンシン受容体拮抗薬（ARB）も，血管リスクの高い患者に投与される。血管疾患が判明しているか，高リスクの糖尿病患者と考えられる患者を，ACE 阻害薬である ramipril（$n=8,576$），ARB であるテルミサルタン（$n=8,452$），双方を投与（$n=8,502$）の 3 群に割付けた研究が行われた。心血管死，心筋梗塞，脳梗塞，心不全による入院を主要アウトカムとして解析した。テルミサルタン群は ramipril 群に比べ，咳嗽と血管浮腫が少なかった。アウトカムに関しては，56 カ月の追跡調査の半分が経過した時点で，テルミサルタン群と ramipril 群には差がなかったが，著者らは「2 剤の併用に利点はなく，有害事象が増える」と結論づけた[1]。

　論文が発表されて 4 カ月後に，同じ研究グループが ACE 阻害薬と ARB に関する別の論文を発表した。ramipril 群が 8,576 人であるなど対象患者は同じで，割付けの手法も同じであった。違いは，この論文では腎保護作用をアウトカム測定指標として解析を行った点で，テルミサルタンとラミプリルの効果に差はないが，併用すると単剤よりも蛋白尿がかなり減るものの，最終的には腎のアウトカムは悪かった[2]。

> 　1 つ目の論文は New England Journal of Medicine に発表され，2 つ目の論文は著者陣に微妙な違いが加わって Lancet に発表された。つまり私は，双方の論文が別々の雑誌の査読に同時に回されていたものと考える。どちらも有名な雑誌だが，編集者はもう一方の論文の存在を知っていたのだろうか。1 つ目の論文に腎への作用が言及されていたら，何かが違っていただろうか。冷徹な査読委員であれば，研究グループから複数人を筆頭著者にするために，進行中の研究結果に新たなデータをわずかに加えて発表し直した重複発表だとみなしたであろうか[3]。この ONTARGET study の研究グループから，今後さらなる論文は発表されるのだろうか。

文献

1. ONTARGET Investigators, Yusef S, Teo KK, Pogue J, et al. Telmisartan, ramipril, or both in patients at high risk for vascular events. N Engl J Med. 2008;358(15):1547-1559.
2. Mann JF, Schmieder RE, McQueen M, et al (ONTARGET Investigators). Renal outcomes with telmisartan, ramipril, or both, in people at high vascular risk (the ONTARGET v): a multicentre, randomized, double-blind controlled trial. Lancet. 2008;372(9638): 547-553.
3. Taylor RB. The clinician's guide to medical writing. New York: Springer, 2005; page 217.

ST合剤とACE阻害薬またはARBの組み合わせは，高カリウム血症を引き起こす。

325

　Antoniouらは，アンジオテンシン変換酵素（ACE）阻害薬またはアンジオテンシン受容体拮抗薬（ARB）を定期内服中の66歳以上の患者に，ST合剤，アモキシシリン，シプロフロキサシン，ノルフロキサシン，nitrofurantoinが処方された場合についての研究を報告している。年齢，性別，併存症で群間調整が行われた。14年の追跡調査中に高カリウム血症による入院が4,148件発生し，ST合剤を内服した群はアンピシリン群と比べて何とその率が約7倍（補正オッズ比6.7）であった。その他の抗菌薬ではこのような現象は認めなかった[1]。

> 著者らは「他の抗菌薬と比較して，高カリウム血症による入院のリスクが著しく高まる」[1]と言っている。これを，MRSAを恐れて尿路感染症や皮膚感染症にST合剤を頻用しているわれわれの現実に立ち返って考えたい。この相互作用の知識は「診療を変えるもの」であり，レニン・アンジオテンシン系阻害薬を内服中の患者に対する抗菌薬の選択を変えるのではないか，と思う。

文献
1. Antoniou T, Gomes T, Juurlink DN, et al. Trimethoprim-sulfamethoxazole-induced hyperkalemia in patients receiving inhibitors of the renin-angiotensin system. Arch Intern Med. 2010;170(12):1045-1049.

フィブラート系とスタチンを併用すると，横紋筋融解症のリスクが高まる。

326

　Changらは，米国食品医薬品局（FDA）の市販後データベースを用いてスタチン単剤，およびスタチンとgemfibrozil併用時の横紋筋融解症の発生状況を調べた。全部で866例の報告があった。スタチン単剤のときは10万人あたり1人以下であったのに対し，併用の場合は4.24人と，発症リスクは何と4倍を超えていた[1]。

> スタチンによる横紋筋融解症はまれとはいえ，重篤な状態である。Changらは報告例の80％以上で腎不全を併発し，入院と透析が必要になったとしている。この横紋筋融解症のリスクが4倍以上になるとしたらたいへんなことである。ACCORD Study Groupの2型糖尿病患者5,518人を対象とするランダム化試験の結果も紹介しよう。「フェノフィブラートとシンバスタチンの併用はシンバスタチン単剤と比較して，致死的な心血管イベントも，致死的ではない心筋梗塞や脳梗塞も発症率は低下しなかった」[2]のである。

文献
1. Chang JT, Staffa JA, Parks M, Green L. Rhabdomyolysis with HMG-CoA reductase inhibitors and gemfibrozil combination therapy. Pharmacoepidemiol Drug Saf. 2004;13(7):417-426.
2. ACCORD Study Group. Effects of combination lipid therapy in type 2 diabetes mellitus. N Engl J Med. 2010;362(17):1563-1574.

327
ケトコナゾールは，メフロキンの血中濃度を上昇させる。

　メフロキン（メファキン）とケトコナゾール（Nizoral）を併用すると，抗マラリア薬であるメフロキンの血中濃度が上昇することが，ボランティアの健康成人男性8人を対象に行われたランダム化2相交差試験の結果わかっている[1]。

　メフロキンはマラリア流行地に旅行する際の予防薬としてよく処方される。同時に薬物誘発性の精神異常などの困った副作用でも知られていて（10章でも触れた），そのため血中濃度には特に気をつかう[2]。

> この相互作用について取り上げたのは，日常診療で十分ありうることだからである。マラリア予防薬をほしいといって来た患者が，実は爪真菌症にケトコナゾールを内服しているなんてことは，いかにもありそうな話ではないか。付け加えると，リファンピシンもマラリア予防や結核の治療に投与されるが，残念ながらこちらもメフロキンの血中濃度を上昇させる作用がある[3]。

文献
1. Ridtitid W, Wongnawa M, Mahatthanatrakul W, Raungsri N, Sunbhanich M. Ketoconazole increases plasma concentrations of antimalarial mefloquine in healthy human volunteers. J Clin Pharm Ther. 2005;30: 285-290.
2. Sowunmi A, Adio RA, Oduola AM, Ogundahunsi OA, Salako LA. Acute psychosis after mefloquine: report of six cases. Trop Geogr Med. 1995;47(4):179-180.
3. Ridtitid W, Wongnawa M, Mahatthanatrakul W, Chaipol P, Sunbhanich M. Effect of rifampin on plasma concentrations of mefloquine in healthy volunteers. J Pharm Pharmacol. 2000;52(10):1265-1269.

328
クラリスロマイシンとジギタリスを併用すると，ジギタリス中毒が起こる。

　これは複数の研究で報告されている。Zapaterらはジギタリス内服中の高齢者7人を対象に，クラリスロマイシンの投与前後でジギタリス濃度を測定する前向き観察研究を行った[1]。Tanakaらは，心不全で入院中に肺炎の治療や予防にクラリスロマイシンを投与された8人の患者で同様の研究を行っている[2]。双方の研究でジギタリス（ジゴキシン）濃度はクラリスロマイシン開始後に上昇している。Tanakaらの研究では，これが抗菌薬に用量依存性であることもつき止められている[2]。

> もう1つのよくあるシナリオは，心不全でジゴキシンを内服している患者が肺炎を発症し，抗菌薬が必要になるケースである。こういった状況では，薬物相互作用の可能性を十分考慮したい。

文献

1. Zapater P, Reus S, Tello A, Torrus D, Perez-Mateo M, Horga JF. A prospective study of the clarithromycin-digoxin interaction in elderly patients. J Antimicrob Chemother. 2002;50(4):601-606.
2. Tanaka H, Matsumoto K, Ueno K, Kodama M, Yoneda K, Katayama Y, Miyatake K. Effect of clarithromycin on steady-state digoxin concentrations. Ann Pharmacother. 2003;37(2):178-181.

329 シルデナフィルは，抗うつ薬に起因する女性の性交障害に有効である。

　これは，うつ病でセロトニン選択的または非選択的再取り込み阻害薬を投与され，その後に性交障害を訴えた 49 人の中年女性に関する研究で明らかになった。女性患者たちは抗うつ薬を継続しながら，性行為前にシルデナフィル（バイアグラ）かプラセボを内服するよう割付けられた。さまざまな性機能に関するスケールやうつ評価スケールで評価した結果，Hamilton うつ評価尺度では両群ともに寛解に至った一方で，シルデナフィルを内服した群ではプラセボ群と比較して性機能のスコアが高く，性機能に関連する有害反応は少なかった [1]。

> ある薬で起きた有害反応を緩和するために別の薬を飲む，というこの状況を真の薬物相互作用と呼んでよいものか迷うところだ。ただ，一般的にこのような状況ではプラセボが有効となるのを踏まえたうえで，さらに 2 群間に有意差があったとしたら，大したものだと思う。

文献

1. Nurnberg HG, Hensley PL, Heiman JR, Croft HA, Debattista C, Paine S. Sildenafil treatment of women with antidepressant-associated sexual dysfunction: a randomized controlled trial. JAMA. 2008;300(4):395-404.

330 ホスホジエステラーゼ 5 阻害薬とニトロ製剤を併用すると，危険な血圧低下を引き起こす。

　米国心臓病学会と米国心臓協会 American College of Cardiology/American Heart Association（ACC/AHA）のガイドラインでは，シルデナフィルを内服したら，その後 24 時間はニトロ製剤（硝酸塩）を飲まないように警告している [1]。タダラフィル（シアリス）もよく処方されるホスホジエステラーゼ 5（PDE5）阻害薬であるが，ニトロ製剤の併用は禁忌である [2]。Kloner らは，150 人の男性にタダラフィルまたはプラセボを毎日内服してもらい，ニトロ製剤の舌下錠を追加投与する研究を行った。その結果，タダラフィルとニトロ舌下錠の併用が血行動態に及ぼす影響（血圧を急降下させる）は，24〜48 時間持続することをつき止めた [1]。

映画 "Something's Gotta Give（恋愛適齢期）" を観たという映画ファンの読者なら，この薬物相互作用に覚えがあるだろう．Jack Nicholson 演じる Harry Sanborn という登場人物は 63 歳で，20 代の女性とつき合う．若い女性とのつやめかしいやりとりの末に，Harry は軽い心筋梗塞を起こすが，バイアグラを使っていたためにニトロ製剤が使えない事態に陥るのである．

文 献

1. Kloner RA, Hutter AM, Emmick JT, Mitchell ML, Denne J, Jackson G. Time course of the interaction between tadalafil and nitrates. J Am Coll Cardiol. 2003;42(10):1855-1860.
2. Tadalafil (Cialis). Epocrates Online. Available at: https://online.epocrates.com/u/10a3560?src=PK/. Accessed March 25, 2010.

---

331 禁煙すると，クロザピンの血中濃度が上昇する．

　De Leon らは，非定型抗精神病薬の用量決定に際しては，禁煙とクロザピン（クロザリル），もしかすると禁煙とオランザピンの組み合わせについても，注意が必要としている[1]．

> これは禁煙した結果，期せずして血中濃度の上昇が起こり，心筋炎，無顆粒球症，痙攣をはじめとする重大な副作用が起こりうるという，いやはや何とも，もっともな警告なのである．

文 献

1. de Leon J, Armstrong SC, Cozza KL. The dosing of atypical antipsychotics. Psychosomatics. 2005;46(3):262-273.

---

332 うつ病の治療は，2剤を組み合わせて開始すると有効かもしれない．

　Blier らは，大うつ病患者 105 人を対象に 4 種類の抗うつ薬の処方を無作為に割付けし，内服してもらう実験を行った．内訳は，fluoxetine 単剤，ミルタザピン＋fluoxetine，ミルタザピン＋venlafaxine，ミルタザピン＋bupropion の 4 種類である．Hamilton うつ評価尺度のスコアの推移を一次アウトカムとした．6 週間の内服治療後のスコアは，2 剤を併用した 3 群のほうが，単剤を使用した群よりも明らかによかったのである．

> 私も，夜間の不眠や日中の疲労感など，さまざまなうつの症状に対応しようとして複数の抗うつ薬を処方している．しかしこれまでは必ず単剤から開始して，後からもう 1 剤を追加してきた．はじめから 2 剤で治療するというのは，少なくとも私にとっては新鮮で，このアプローチの利点がもっと明らかになるよう，さらに大規模な研究結果が今後出てくることを期待したい．

文献

1. Blier P, Ward HE, Tremblay P, et al. Combination of antidepressant medications from treatment initiation for major depressive disorder: a double-blind randomized study. Am J Psychiatry. 2010;167(3):281-288.

やたらとたくさんの薬が，ワルファリンの血中濃度に影響を与える。   333

　Holbrook らの論文が，ワルファリンの作用を増強または阻害する可能性のある薬のリストをうまくまとめている[1]。この論文やその他の文献から，特に日常診療で処方することが多く，抗凝固療法をややこしくしてしまいそうな薬のうち，ごく一部をここに挙げておく[1~8]。

- ワルファリンの作用を増強させる薬，漢方薬・ハーブ，食物
  アセトアミノフェン
  アルコール
  アトルバスタチン
  シメチジン
  シプロフロキサシン
  cotrimoxazole（ST 合剤）
  クランベリージュース
  ジルチアゼム
  エリスロマイシン，クラリスロマイシン
  魚油
  マンゴー
  メトロニダゾール
  NSAID
  オメプラゾール
  プロプラノロール
  スルファメトキサゾール

- ワルファリンの作用を減弱させる薬，漢方薬・ハーブ，食物
  アボカド
  バルビツレート
  カルバマゼピン
  クロルジアゼポキシド
  griseofulvin
  nafcillin

リバビリン
リファンピシン
スクラルファート
トラゾドン
ビタミンK

以下にも疑いがかけられている。ナツシロギク，ニンニク，イチョウ葉エキス，朝鮮人参，緑茶，セント・ジョーンズ・ワート（セイヨウオトギリソウ），ビタミンKを含むマルチビタミンなどである[1,3,4,9]。

ワルファリンという名前は，Wisconsin大学の同窓生によるリサーチ財団 **W**isconsin **A**lumni **R**esearch **F**oundationを意味するWARF-と，前駆体であるクマリンcoumarinとの関連を示す接尾辞の-ARINを組み合わせたものである。クマリンは，腐ったスウィートクローバー入りの餌を食べた牛が出血をしたことがきっかけで発見された[10]。

文献

1. Holbrook AM, Pereira JA, Labiris R, et al. Systematic overview of warfarin and its drug and food interactions. Arch Int Med. 2005;165:1095-1106.
2. Ament PW, Bertolino JG, Liszewski JL. Clinically significant drug interactions. Am Fam Phys. 2000;61:1745-1754.
3. Gardner P, Phillips R, Shaughnessy AF. Herbal and dietary supplements: drug interactions in patients with chronic illnesses. Am Fam Phys. 2008;77(1):73-78.
4. Grant P. Warfarin and cranberry juice: an interaction? J Heart Valve Dis. 2004;13(1):25-26.
5. Suvarna R, Pirmohamed M, Henderson L. Possible interaction between warfarin and cranberry juice. BMJ. 2003;327(7429):1454.
6. Buckley MS, Goff AD, Knapp WE. Fish oil interaction with warfarin. Ann Pharmacother. 2004;38(1):50-52.
7. Schelleman H, Bilker WB, Brensinger CM, et al. Fibrate/statin initiation in warfarin users and gastrointestinal bleeding risk. Am J Med. 2010;123(2):151-157.
8. Fischer HD, Juurlink DN, Mamdani MM, Koop A, Laupacis A. Hemorrhage during warfarin therapy associated with cotrimoxazole and other urinary tract anti-infective agents: a population-based study. Arch Intern Med. 2010;170(7):617-621.
9. Jiang X, Williams KM, Liauw WS, et al. Effect of St John's wort and ginseng on the pharmacokinetics and pharmacodynamics of warfarin in healthy subjects. Br J Clin Pharmacol. 2004;57(5):592-599.
10. Taylor RB. White coat tales – medicine's heroes, heritage and misadventures. New York: Springer, 2008; page 62.

漢方薬やハーブ，サプリメントも処方薬との相互作用を起こす。

334

ワルファリンと，他の薬物，漢方薬・ハーブ，食物との相互作用について述べたので，このままハーブやサプリメントの相互作用全般についても述べることにしよう。ここではほんの数例を挙げておく。

高コレステロール血症でアトルバスタチンの一定量を3カ月以上内服している患者16人を対象として、市販のセント・ジョーンズ・ワート（セイヨウオトギリソウ）製品を併用する群としない群に無作為に割付けた研究がある。セント・ジョーンズ・ワートを摂取していた群では、総コレステロール値とLDLコレステロール値が、対照群と比べて明らかに高かった[1]。

　McRaeは、朝鮮人参を摂取するとジゴキシン血中濃度が上昇し、やめると低下、再度摂取したところ再び上昇した74歳の患者の症例を報告している[2]。

　Gardnerらはさまざまな薬とハーブ、サプリメントとの相互作用に関して疑わしい例をいくつも報告している。モノアミンオキシダーゼ（MAO）阻害薬と朝鮮人参を併用したら躁病のような症状や振戦・頭痛がでた、イチョウ葉エキスとMAO阻害薬を併用したら昏睡状態になった、選択的セロトニン再取り込み阻害薬（SSRI）とセント・ジョーンズ・ワートを併用したら傾眠やセロトニン症候群が起きた、といった患者の例が紹介されている。

> ハーブやサプリメントを摂っていることを患者が自分から言い出すとは限らない。これはベテラン医師なら承知しているはずだが、ときどきは思い起こす必要がある。患者は、そんなことを申告すると、医師に咎められたり見くびられたりする、と思っているかもしれない。医薬品外とされる代替薬が一般的になってきたことで、漢方薬・ハーブやサプリメントと薬との相互作用が起こる可能性は、ただでさえ増加の一途をたどっているのである。

文　献

1. Andrén L, Andreasson A, Eggertsen R. Interaction between a commercially available St. John's wort product (Movina) and atorvastatin in patients with hypercholesterolemia. Eur J Clin Pharmacol. 2007;63(10):913-916.
2. McRae S. Elevated serum digoxin levels in a patient taking digoxin and Siberian ginseng. CMAJ. 1996;155(3):293-295.
3. Gardner P, Phillips R, Shaughnessy AF. Herbal and dietary supplements: drug interactions in patients with chronic illnesses. Am Fam Phys. 2008;77(1):73-78.

プロバイオティクスは、抗菌薬に関連した下痢症を予防する。

　サプリメントと薬物の相互作用のすべてが有害なわけではないことを示すために、プロバイオティクス、すなわち生きた細菌や酵母をサプリメントとして摂取すること、の利点を示した3つの研究を紹介する。1つ目は総患者数1,862人に及ぶ10件の研究のメタ分析で、結論はこうである。「*Lactobacillus*（乳酸桿菌）単株を抗菌薬関連下痢症の予防目的で投与すると、成人患者ではプラセボと比較して抗菌薬関連下痢症の発症リスクが低下したが、小児患者では低下しなかった」[1]。

　急性中耳炎または急性気道感染症で抗菌薬を投与された小児患者269人を対象として、*Saccharomyces boulardii*かプラセボを無作為二重盲検で割付けすると、*S. boulardii*

に抗菌薬関連下痢症を予防する効果が認められた[2]。

　高齢者でも，プロバイオティクスは抗菌薬関連下痢症の予防に有効である。平均年齢74歳の入院患者にLactobacillusを投与するランダム化二重盲検プラセボ比較試験を行ったところ，対照群の34％に抗菌薬関連下痢症が発生したのに対し，プロバイオティクス群では12％にとどまり，有効と考えられた。絶対リスク低下率は17％（7〜27％）で，治療必要数（NNT）は6（4〜14）であった。

> 最後に挙げた研究で，抗菌薬投与中でLactobacillusを摂取しなかった高齢入院患者の，実に34％に抗菌薬関連下痢症が起こったというところに注目したい。何と3人に1人が抗菌薬の不快な副反応に襲われており，そのうちの結構な数が，安全かつ安価なプロバイオティクスによって予防できたかもしれないのだ。

文　献

1. Kale-Pradhan PB, Jassai HD, Wilhelm SM. Role of *Lactobacillus* in the prevention of antibiotic-associated diarrhea: a meta-analysis. Pharmacotherapy. 2010;30(2):119-129.
2. Kotowska M, Albrecht P, Szajewska H. *Saccharomyces boulardii* in the prevention of antibiotic-associated diarrhea in children: a randomized double-blind placebo-controlled trial. Aliment Pharmacol Ther. 2005;21(5):583-590.
3. Hickson M, D'Souza AL, Muthu N. Use of probiotic *Lactobacillus* preparation to prevent diarrhea associated the antibiotics: randomized double blind placebo controlled trial. BMJ. 2007;335(7610):80.

336 グレープフルーツは，多くの薬のバイオアベイラビリティを高める。

　グレープフルーツジュースは，シトクロムP450酵素である小腸壁のCYP3A4を阻害し，初回通過効果を低下させてバイオアベイラビリティ（生物学的利用率）を上昇させる作用があり，この作用は24時間持続することもある。以下に述べる薬はグレープフルーツジュースによって作用が増強するか，そう疑われている薬の一部である[1〜3]。

　フェロジピン
　terfenadine
　ベラパミル
　ニフェジピン
　nimodipine
　サキナビル
　シクロスポリン
　トリアゾラム
　ミダゾラム
　cisapride
　アトルバスタチン

ここに挙げなかった薬でも，まだ実験されていないだけで相互作用があるものは多いはずだ。

> グレープフルーツジュースが薬物の血中濃度に影響を及ぼすなんて，そもそもどうやって発見したのだろうか。
> 　実は，カルシウム拮抗薬であるフェロジピンとアルコールの相互作用を観察しているうちに運よく見つかったのである。バーテンダーが「グレイハウンド」と呼ぶ，アルコールの味を隠すためにグレープフルーツを加えたカクテルがあるが，研究者らもそうしたのだ。そして，フェロジピンとこのカクテルを同時に摂取するとフェロジピンの血中濃度が上昇することに気づいた，というわけだ[3]。

文　献

1. Fuhr U. Drug interactions with grapefruit juice: extent, probable mechanism and clinical relevance. Drug Safety. 1998;18(4):251-272.
2. Arayne MS, Sultana N, Bibi Z. Grapefruit juice-drug interactions. Pak J Pharm Sci. 2005;18(4):45-57.
3. Bailey DG, Malcolm J, Arnold O, Spence JD. Grapefruit juice-drug interactions. Br J Clin Pharmacol. 1998;46(2):101-110.

12章
アルコール，ニコチン，カフェイン

> ワインは最も健康によくて，衛生上よい飲料である。
>
> Louis Pasteur（1822〜1895）[1]

> タバコは間違いなく，人々を害し，絶滅させるようつくられた。
>
> 米国の詩人にして新聞編集人 Philip Morin Freneau
> （1752〜1832）[2]

> カフェインは，怠惰と勤勉の両方を促進する。喫茶店では，政治討論，芸術，社会参加といった生産的な怠惰だけでなく，賭け事やうわさ話といった，そもそも役に立たない怠惰をもカフェインは生み出す。職場では，几帳面さ，注意深さ，敏捷さが何時間も保てるように精神的・身体的刺激を注ぎ込む。工房では，芸術家の想像力と創造力を奮い立たせる。そして，カフェインは慎重に使用すればほとんどまったく害はない。薬だろうと何だろうとこのような働きをするものはほかにはない。
>
> Bennett A. Weinberg and Bonnie K. Bealer [3]

　社会的に人気のある嗜好物質についてこのように述べている上記4人には，いくつかの面白い裏話がある。Pastuer はもちろん医師でなく，当時のフランスのアルコール産業にかかわった産業化学者であった。牛乳を安全に飲むための部分熱殺菌法（低温殺菌法）は，パスツライゼーション pasteurization と呼ばれ，もともとはビールとワインが痛むのを防ぐために用いられた [4]。Freneau は米国の論客で国家主義者であり，Thomas Jefferson 大統領や James Madison 大統領の著述を出版していた The National Gazett 新聞の編集人であった。当時は習慣として社会的に受容されていた喫煙を彼が嫌悪していたことはあまり知られておらず，ともかく私には初耳だった。結局，肺癌と喫煙が関連づけられるのに1世紀半の時間を要した。Bennett A. Weinberg, Ph. D. はカフェインについての本の筆頭著者であり，主要な製造企業に薬学情報を提供する顧問医

師である．彼と共著者の Bonnie Bealer は好評だった 2001 年の本の出版後，翌年には "The Caffeine Advantage：How to Sharpen Your Mind, Improve Your Physical Performance, and Achieve Your Goals-The Healthy Way" という本を出している[5]．

　4 人の著者はみな，エタノール，ニコチン，カフェインといったわれわれに最も人気のある薬物についてコメントしており，そしてこれらはすべて処方の必要がない．彼らの共通点は，これらの薬物が認知機能に影響し，著しい副作用を引き起こし，そして特定の場合にのみ健康に役立つことがある，と述べていることだ．

　Harris J. は広告業界で成功した執行役員で 38 歳である．彼は心房細動の発作で病院の救急外来を同じ月に 2 回受診した．家では週に何度も「心臓の異常」を自覚し，10〜30 分で自然におさまっていたという．喫煙しておらず，特に重要な既往歴もなく，コーヒーはたまに飲む程度で，週に数回は運動していた．「気晴らし用」の薬物を含め，何も薬物は使用していなかった．日常的に昼食時にビールを 1 杯，マティーニを夕食前に 1 杯か 2 杯飲むということで，飲んだ後に彼の「心臓の異常」がはじまることが多いようであった．救急外来受診時に行った心臓に関する検査では，彼の血圧や安静時の脈拍は，2 回の受診時とも年齢相応であった．2 回とも心房細動のエピソードは救急外来で自然に改善し，以後の管理は彼の主治医が行うことになった．

　かかりつけ医は物質誘発性の心房細動を疑い，「何か薬を使う前にまずこうしてみよう」と Harris にコーヒーとアルコールを完全にやめるように助言した．カフェインや，特にアルコール飲料の摂取をやめると，心房細動のエピソードは，脈の間隔が不整になること以外ほとんどなくなったが，仕事では強いストレス下におかれるようになった．

　Harris J. は物質誘発性の心房細動を患っていたようであり，これは不法薬物でもアルコールでも起こる．Krishnamoorthy らは，アルコールや不法薬物を原因として，心電図上で心房細動または心房粗動が確認されて入院した 45 歳以下の入院患者 88 人について述べている．19 人（21.5％）は，アルコールが心異常の原因であった．85％の患者を 12 カ月追跡したところ，6 人が再度発作を起こしたが，その 6 人全員がアルコールや不法薬物の乱用を続けていたと報告した[6]．

　この 3 つの物質（エタノール，ニコチン，カフェイン）は至るところで消費されており，医師の処方する薬と多くの相互作用を起こして健康状態にさまざまな影響を与えるため，私はこの 3 つの合法的な気晴らし用の薬物を 1 つの章にまとめることにした．

文　献

1. Pasteur L. Études sur le vin, Pt. I, Ch. 2, Sect B. Quoted in Strauss MB. Familiar medical quotations. Boston: Little, Brown, 1968; page 8.
2. Freneau PM. Poems of Freneau, edited by Clark HH. New York: Harcourt, Brace, 1929.
3. Weinberg BA, Bealer BK. The world of caffeine: the science and culture of the world's most popular drug. New York: Routledge, 2001.
4. Taylor RB. White coat tales: medicine's heroes, heritage and misadventures. New York: Springer, 2008. Page 19.
5. Weinberg BA, Bealer BK. The caffeine advantage: how to sharpen your mind, improve your physical performance, and achieve your goals - the healthy way. New York: Free Press, 2002.
6. Krishnamoorthy S, Lip GYH, Lane DA. Alcohol and illicit drug use as precipitants of atrial fibrillation in young adults: a case series and literature review. Am J Med. 2009;122(9):851-856.

致命的な自動車事故の原因としては，処方薬と不法薬物を差し置いてアルコールが第1位である。

337

このパールは，致命傷を負ったドライバーを研究した West Virginia study によるものである。犠牲者にアルコールと薬物の検査を行ったところ，32.5％でアルコールが検出され，原因として最多であった[1]。

> 薬物についてはどうだろうか。この研究では，致命傷を負ったドライバーは不法薬物よりも処方薬を服用している傾向にあり，特に麻薬性鎮痛薬と抗うつ薬が多かった[1]。

文 献
1. Alcohol and other drug use among victims of motor vehicle crashes – West Virginia, 2004-2005. Morb Mortal Wky Rep. 2006;55:1293-1296.

週に7杯以上飲酒する乳癌患者は，対側にも乳癌ができるリスクが高まる。

338

　Li らはエストロゲン受容体陽性の浸潤性乳癌患者で対側にも2つ目の浸潤性乳癌を発症した365人の患者を対象に，ライフスタイルが癌に与える影響について研究した。対照群として，反対側には腫瘍がなく，片側のみエストロゲン受容体陽性の浸潤性乳癌を発症した726人の患者をマッチさせ比較した。乳癌患者が週に7杯以上アルコール飲料を飲むと，対側にも2個目を発症するリスクが上昇し，オッズ比は1.9であった。肥満がある患者（オッズ比1.4）や喫煙している（オッズ比2.2）患者でも2つ目を発症するリスクの上昇が認められた[1]。

> 乳癌が1つあること自体が，2つ目の乳癌を発症するリスクの上昇因子であるので，患者にとってはライフスタイルの改善がたいへん重要かもしれない。

文 献
1. Li C, Daling JR, Porter PL, Tang MT, Malone KE. Relationship between potentially modifiable lifestyle factors and risk of second primary contralateral breast cancer among women diagnosed with estrogen receptor-positive invasive breast cancer. J Clin Oncol. 2009; 27(32):5318-5321.

受傷直前にアルコールを急激に飲んでいると創傷治癒が遅れる。

339

　Radek らによると，組織がエタノールに急激に曝露されると，コラーゲン合成，血

管再造成，上皮再生など，創傷治癒に重要な働きを妨げるとのことである[1]。

「急激に」という言葉に注目したい。急激に飲む人々というのは，つまりは酔っ払いや泥酔者の婉曲表現であって，確かに彼らは創傷治癒が必要になるような傷を負う傾向にある。

文　献
1. Radek KA, Ranzer MJ, Dipietro LA. Brewing complications: the effect of acute ethanol exposure on wound healing. J Leukoc Biol. 2009;86(5):1125-1134.

薬物関連の性的暴行の原因は，アルコールがいちばん多い。　*340*

　MadeaとMusshoffらの文献レビューによると，薬物が助長して起きた性的暴行の40〜60％はアルコールが原因である。その他の薬物としては大麻とコカインがかかわっているようだ。ベンゾジアゼピン系や他の催眠薬といった，いわゆる「眠り薬 knock-out drug」が性的暴行にかかわるケースはごくわずかで，γ-ヒドロキシ酪酸（通称liquid ecstasy）についての医学的な報告はほとんど見つけることができない[1]。

　ただし，ここで述べられている文献調査は，主として犯罪など要報告事例のみのようだ。薬物に誘発されて起こした，後で後悔するような性的接触の実数は，報告されている件数の何倍もあるだろう。

文　献
1. Madea B, Musshoff F. Knock-out drugs: their prevalence, modes of action, and means of detection. Dtsch Arxtebl Int. 2009;106(20):341-347.

アフリカ系米国人の男性は特に，アルコール関連高血圧症の傾向があるようだ。　*341*

　アルコールの大量摂取と高血圧症のリスクが関係していることは広く一般に認められている。しかし患者はさまざまで，すべての人種や男女両性に同じように作用するとは限らない。8,334人を6年間追跡したコホート研究によると，毎週210g以上の「多量」のエタノールを摂取する人は，飲酒しない人に比べて高血圧症のリスクの上昇がみられた。さらにこの調査では，「少量〜中等量のアルコールを摂取する黒人男性は，飲酒しない人に比べて収縮期および拡張期血圧が高いが，ほかの人種の男女ではそのような傾向はみられなかった」[1]。

血圧測定で数値が高かったり，高血圧症の家族歴があるすべての酒をたしなむアフリカ系米国人男性にとって，これは重要なメッセージである．簡単にいえば，アフリカ系米国人男性には少量〜中等量のアルコール摂取であっても，高血圧症のリスク上昇がみられる，ということである．

文　献

1. Fuchs FD, Chambless LE, Whelton PK, Nieto FJ, Heiss G. Alcohol consumption and the incidence of hypertension: the Atherosclerosis Risk in Communities Study. Hypertension. 2001;37(5):1242-1250.

食事を摂らずに飲酒すると，アルコール関連高血圧症のリスクが高まるかもしれない． *342*

　35〜80歳の白人男女2,609人の地域住民を調査したところ，食事を摂らずに毎日飲酒する者は，飲酒の頻度がもっと低く，もっぱら食事しながら飲酒している者に比べて，統計学的に有意に高血圧症のリスクが高かった[1]．

　またこの調査は，ワイン，ビール，リキュールといったアルコール飲料の種類と高血圧症のリスクとの間には一貫した関連性はみられなかったとも報告している[1]．

文　献

1. Stranges S, Wu T, Dorn JM, et al. Relationship of alcohol drinking pattern to risk of hypertension: a population-based study. Hypertension. 2004;44(6):805-806.

アルコール摂取と高血圧症の関連は，すべての研究で確認されているわけではない． *343*

　アルコール摂取と高血圧に関する多くの研究は，この2つに関連があるという前提で始められる．一般的な声明にも「アルコール摂取と高血圧症には密接な関係があると立証されており……」[1]，「疫学的調査では，大量飲酒と高血圧症に関連があることが証明されており……」[2] とある．

　ところが，最近の研究ではアルコールと高血圧症の間には関連がないのではないかともいわれている．

　Halanychらは，さまざまな層からなる若年成人4,711人を20年にわたって追跡調査した．その結果，20年間の高血圧症の発生率は，飲酒しない者，以前飲酒していた者，少量飲酒者，中等度飲酒者，危険な状態にある飲酒者で，それぞれ25.1％，31.8％，20.9％，22.2％，18.8％であった（$p<0.001$）．統計学的にはベースラインでのアルコー

ル摂取量と高血圧症との間には関連が認められなかったが，例外的に，ヨーロッパ人を祖先にもつ米国人女性で現在飲酒していない者はリスクが低いようであった[3]。

> どのアルコール摂取パターンも血圧上昇とは関係ないようであるが，この研究では高血圧症のリスクに関係する相関因子が明らかになった。年齢，性，人種，BMI，学歴，収入，そして生活必需品や医療費の支払いが困難なこと，である[3]。

文 献
1. Fuchs FD, Chambless LE, Whelton PK, Nieto FJ, Heiss G. Alcohol consumption and the incidence of hypertension: the Atherosclerosis Risk in Communities Study. Hypertension. 2001;37(5):1242-1250.
2. Stranges S, Wu T, Dorn JM, et al. Relationship of alcohol drinking pattern to risk of hypertension: a population-based study. Hypertension. 2004;44(6):805-806.
3. Halanych JH, Safford MM, Kertesz SG, et al. Alcohol consumption in young adults and incident hypertension: 20-year follow-up from the Coronary Artery Risk Development in Young Adults Study. Am J Epidem. 2010;171(5):532-539.

344 週に1回程度の飲酒なら，胆石の予防になるかもしれない。

アルコール摂取の有益かもしれない効果についての話なので，どうか気楽にしてほしい。35～85歳の一般人から無作為に抽出された621人に超音波を用いて胆石の有無が確認され，5年後以後に再評価して，アルコール摂取と胆石の関係が調査された。調査者らは，胆石とアルコール摂取が逆相関することを発見した[1]。

> 彼らは胆石とLDLコレステロール値に正の相関関係があることも発見している。

文 献
1. Haldestram I, Kullman E, Borch K. Incidence of and potential risk factors for gallstone disease in a general population sample. Br J Surg. 2009;96(11):1315-1322.

345 女性がビールを飲むと骨量が増える，と報告された。

スペインで行われた研究で，平均年齢48.4歳の1,697人を対象に，カルシウム代謝に影響を与える可能性のある因子を測定したものがある。ビールを飲む人は，ワインしか飲まない人やどちらも飲まない人に比べて，超音波による骨密度測定で骨量値が多いということがわかった。この研究では，ビールを飲む人で骨密度が上昇しているのは，ビールに含まれる植物性エストロゲンが関連している可能性があると推測している[1]。

骨の健康によいとされるアルコール飲料は，ビールだけではない。米国化学会 American Chemical Society の第 239 回総会で配布された Times of India は，リュウゼツランに含まれる「フルクタン fructan」がいかに体内のカルシウム吸収を促すかについて紙面で報告している[2]。リュウゼツランはもちろん世界中のテキーラの原料である。さあ，骨を強くするためにみんなで飲もう。

文献

1. Pedrera-Zamorano JD, Lavado-Garcia JM, Roncero-Martin R, Calderon-Garcia JF, Rodriguez-Dominguez T, Canal-Macias ML. Effect of beer drinking on ultrasound bone mass in women. Nutrition. 2009;25(10):1057-1063.
2. Tequila plant may fight osteoporosis. The Times of India. Available at: http://timesofindia.indiatimes.com/articleshow/5718998.cms?prtpage=1/Accessed April 24, 2010.

346 アルコールを摂取すると，前立腺肥大症のリスクが低下する。

アルコール摂取と前立腺肥大症の関係を調べた 12 件の研究のメタ分析によると，毎日 36 g 以上のアルコールを摂取する人は，まったく飲まない人と比べて前立腺肥大症の尤度比が 35％低下していることが明らかになった[1]。

同じ報告の中で，著者らはアルコール摂取と下部尿路症状について触れている 4 件の研究のデータを紹介している。このうち 3 件では，アルコールと下部尿路症状の発症率上昇が関連していることを示唆している[1]。

文献

1. Parson JK, Im R. Alcohol consumption is associated with a decreased risk of benign prostatic hyperplasia. J Urol. 2009;182(4):1463-1468.

347 本態性振戦の症状がアルコール摂取後に劇的に改善することが多いのは，小脳のシナプス過活動を抑制するからである。

ほんの少量のアルコール摂取で本態性振戦の症状が抑えられることは以前から知られており，この現象を利用して他の振戦と鑑別するのに使えるのではないかともいわれている[1]。ポジトロン断層撮影法（PET）を用いた最近の研究のおかげで，その作用がどのようにして起こるかを知ることとなった。アルコール反応性の本態性振戦の患者 6 人と年齢をマッチさせた健康な対照群 6 人とを比較した調査で，Boecker らは，アルコール摂取後にみられる本態性振戦の反応は，小脳のシナプス過活動が減少するためであり，

これによって下オリーブ核に向かう入力信号が増強することを発見した[2]。

どんな病気でもアルコールを治療に使うことはめったにない[3]。本態性振戦に対するアルコールの有益な効果はいささか独特であるが，それでも本態性振戦を患う高齢者に魔法の治療法が見つかったのは確かだ。だからといってアルコールを摂り続けると，さまざまな問題を抱えることになる。

文献

1. Growdon JH, Shahani BT, Young RR. The effect of alcohol on essential tremor. Neurology. 1975;25(3):259-262.
2. Boecker H, Willis AJ, Ceballos-Baumann A, et al. The effect of ethanol on alcohol-responsive essential tremor: positron emission tomography study. Ann Neurol. 1996;39(5):650-658.
3. Lindsay JA. Medical axioms, aphorisms and clinical memoranda. London: H.K. Lewis Co., 1923. Page 152.

348
少量から中等量の飲酒は，冠動脈疾患の予防に役立つようである。

　多くの疫学的研究から，この話題について3件紹介しよう。Mukamalらは男性の医療専門職38,077人を対象に，12年間にわたりアルコール摂取と非致死性心筋梗塞および致死性冠動脈疾患の発生率について調査した。種類を問わず，少なくとも週3～4日はアルコール飲料を摂取していることと，心筋梗塞との間には負の相関がみられた[1]。

　スペインの男性15,630人と女性25,808人を中央値で10年間追跡したところ，調査者らは以下のように結論づけた。「29～69歳の男性では，アルコール摂取により冠動脈疾患の発生率が30%以上低下した」。女性ではあらゆる種類のアルコール摂取と冠動脈疾患の間に，p値は0.05以上だが，負の相関がみられた[2]。

　3つ目の報告は，1987年から2000年の間に行われた国民健康調査を2002年の国民死亡指数に関連づけて分析したものである。米国の成人に関しては，生涯アルコールを摂取しない人と比べてみても，少量～中等量のアルコール摂取は冠動脈疾患による死亡率と負の相関が認められた[3]。

　国民健康調査や国民死亡指数は，われわれがうっかり見逃してしまいそうな，心臓の健康によいアルコールの効果に乾杯したくなる重要な事実に光をあててくれている。この調査では，毎日3杯以上飲む人は，飲酒日に2杯飲む人に比べて冠動脈疾患による死亡リスクが上昇することを明らかにしている[3]。簡単にいうと，「少量～中等量」よりもたくさんアルコールを摂取すると，そこそこあった冠動脈疾患の予防効果が危険因子に変化するということである。

文献

1. Mukamal KJ, Conigrave KM, Mittleman MA, et al. Roles of drinking pattern and type of alcohol consumed in coronary heart disease. N Engl J Med. 2003;348(2):109-118.
2. Arriola L, Martinez-Camblor P, Larrañaga N, et al. Alcohol intake and the risk of coronary heart disease in

the Spanish EPIC (European Prospective Investigation into Cancer) cohort study. Heart. 2010;96(2):124-130.
3. Mukamal KJ, Chen CM, Rao SR, Breslow RA. Alcohol consumption and cardiovascular mortality among U.S. adults, 1987 to 2002. J Am Coll Cardiol. 2010;55(13):1328-1335.

妊娠中も，女性の11%はタバコを吸っている。 349

　タバコの煙に含まれるさまざまな化合物（ニコチンに限らない）が，発癌物質であるとともに胎児に害をなすことを考えると，10人中1人以上の妊婦がタバコを吸っているのには愕然とさせられる[1]。

> まず手始めに，煙草を吸う女性では，未熟児や低出生体重児を出産するリスクが2倍になるし[2]，子どもたちに対する有害作用はこれにとどまらない。それについて続けて述べていこう。

文献
1. Carl J, Hill A. Preconception counseling: make it part of the annual exam. J Fam Pract. 2009;58(6):307-311.
2. Oncken C, Dornelas E, Greene J, et al. Nicotine gum for pregnant smokers: a randomized controlled trial. Obstet Gynecol. 2008;112(4):859-867.

妊娠中に母親が喫煙していた新生児は，ニコチン離脱症候群などの神経毒性作用に見舞われる。 350

　PichiniとGarcia-Algarは，新生児のニコチン離脱症候群の特徴として「易刺激性，振戦，睡眠障害が，とりわけヘビースモーカーの母親から生まれた新生児に認められる」[1]と述べている。

　Brown医科大学の報告によると，母親の喫煙と新生児のニコチン離脱症状は用量反応的に相関することが明らかになった。調査対象は，ニコチンに曝露した新生児27人と対照群の満期産児29人で，すべての母親が1月あたり3杯以下のアルコール飲料を摂取していた。母親の自己申告と母親の唾液中の喫煙マーカーであるコチニンを測定することでニコチン曝露をモニターした。著者らは，タバコにさらされた乳児は興奮しやすく，緊張亢進状態にあると報告した。ストレス/禁断の徴候がある乳児ほど手がかかった。興奮しやすいこと，中枢神経系および視覚的なストレス，ストレス/禁断の徴候のすべてが，母親の唾液中のコチニン濃度と用量反応的に相関することがわかった[2]。

> ニコチンは常習性薬物だという証拠があるのだから，ほかに何が必要だろうか。

文 献

1. Pichini S, Garcia-Algar O. In utero exposure to smoking and newborn neurobehavior: how to assess neonatal withdrawal syndrome. Ther Drug Monit. 2006;28(3):288-290.
2. Law KL, Stroud LR, LaGrasse LL, Niaura R, Liu J, Lester BM. Smoking during pregnancy and newborn neurobehavior. Pediatrics. 2003;111(6):1318-1323.

351
母親が喫煙していると，子どものADHDのリスクが高まる。

5～16歳の1,452組の双生児研究によれば，遺伝的影響などの交絡因子を補正すると，母親の妊娠中の喫煙が，注意欠陥・多動性障害 attention deficit hyperactivity disorder（ADHD）の発症リスクに統計学的に影響することがわかった[1]。

さらに，ADHDのある対象者とない対象者を比較した2件の大規模な症例対象家族研究が行われている。この2つの研究で調査対象とされたADHDのある対象者（発端者）の兄弟（n＝536）に，妊娠中の母親の喫煙状況を確認することも含め，面接調査が行われた。結論はこうである。「すべての兄弟で，妊娠中の母親の喫煙は，行動障害その他の共変数とは独立して，有意にADHDと関連していた」[2]。

> アルコールはどうだろうか。念のために，小児の不注意および活動亢進症状に関する21,678件の報告のレビューをみると，喫煙と社会的逆境を考慮に入れると，妊娠中の少量のアルコール摂取は小児の不注意／活動亢進症状のリスクを高めなかった[3]。

文 献

1. Thapar A, Fowler T, Rice F, et al. Maternal smoking during pregnancy and attention deficit hyperactivity disorder symptoms in offspring. Am J Psychiatry. 2003;160(11):1985-1989.
2. Biederman J, Monateaux MC, Faraone SV, Mick E. Parsing the associations between prenatal exposure to nicotine and offspring psychopathology in a nonreferred sample. J Adolesc Health. 2009;45(2):142-148.
3. Rodriguez A, Olsen J, Kotimas AJ, et al. Is prenatal alcohol exposure related to inattention and hyperactivity symptoms in children? Disentangling the effects of social adversity. J Child Psychol Psychiatry. 2009;50(9):1073-1083.

352
妊娠中の喫煙者がニコチンガムを使用すると，出生体重と在胎期間が増える。

このパールは，妊娠中の喫煙者を2 mgのニコチンガムを使用する群（n＝100）と，年齢，人種／民族，喫煙歴をマッチさせたプラセボ群（n＝94）に無作為に割付けた研究によるものである。ニコチン濃度は，尿中コチニン濃度でモニターされた。出生体重はニコチン置換群（7ポンド3オンス，3,287 g）のほうがプラセボ群（6ポンド8オンス，

2,950 g）よりも重く，在胎期間も長かった[1]。

> 妊娠中のニコチンガムの使用は安全なのだろうか。ニコチン置換療法中の喫煙者の有害事象に関する研究（157 人の妊婦を含む）によると，「人種，不明確な妊娠歴，鎮痛薬の使用は重篤な有害事象と関係していたが，妊娠中に行ったニコチン置換療法への無作為な割付けは有意な要因ではなかった」[2]。

文 献

1. Oncken C, Dornelas E, Greene J, et al. Nicotine gum for pregnant smokers: a randomized controlled trial. Obstet Gynecol. 2008;112(4):859-867.
2. Swamy GK, Roelands JJ, Peterson BL, et al. Predictors of adverse events among pregnant smokers exposed in a nicotine replacement therapy trial. Am J Obstet Gynecol. 2009;201(4):354.e1-e7.

353
タバコを吸うと，大腸癌のリスクが高まる。

米国癌学会 American Cancer Society の疫学部門が，184,187 人を 13 年間追跡した前向き研究がある。他の危険因子やスクリーニングを補正すると，長期に及ぶ喫煙は大腸癌と関係しており，50 年以上の現役喫煙者で相対リスクは最も高いことが判明した[1]。

> この論文では，禁煙すると大腸癌リスクが低下するが，禁煙後どれくらい経過しているか，若いときに禁煙したかでその程度は変化する，とも報告している[1]。

文 献

1. Hannan LM, Jacobs EJ, Thun MJ. The association between cigarette smoking and risk of colorectal cancer in a large prospective cohort from the United States. Cancer Epidemiol Biomarkers. 2009;18(12):3362-3367.

354
無煙タバコは，心筋梗塞と脳卒中のリスクを高める。

フランスのリヨンにある国際癌研究機関 International Agency for Research on Cancer（IARC）が，スウェーデンと米国で行われた 11 件の観察研究をメタ分析した。彼らはこのように結論づけた。「無煙タバコ製品の使用と致死的な心筋梗塞および脳卒中のリスクに関連を認めたが，これは偶然ではないようだ」[1]。

> 無煙タバコの口腔癌のリスクに，心筋梗塞と脳卒中のリスクが加わった。国立癌研究所 National Cancer Institute（NCI）は，噛みタバコと嗅ぎタバコには 28 種の発癌物質が含まれている，と解説している[2]。

文献

1. Boffetta P, Straif K. Use of smokeless tobacco and risk of myocardial infarction and stroke: systematic review with meta-analysis. BMJ 2009;339:b3060. doi: 1136/bmj.b3060.
2. National Cancer Institute Fact Sheet. Available at: http://www.cancer.gov/cancertopics/factsheet/Tobacco/smokeless/Accessed April 25, 2010.

電子タバコといえども，安全ではない。　*355*

　以下は，2009年7月22日付の米国食品医薬品局（FDA）の声明文をそのまま引用したものである。「FDAは本日，サンプルの分析結果から，電子タバコには不凍液の成分であるジエチレングリコールなどの発癌物質や有害化学物質が含まれていることを発表した」。

　「電子タバコ（別名「e-cigarettes」）は，電池式の器具で，一般にニコチンとフレーバーその他の化学物質を充填したカートリッジを収容している。電子タバコは，（強い習慣性がある）ニコチンと他の化学物質を蒸気に変え，それを使用者が吸引する」。

　「この製品は市場で若者に売られており，ネット販売やショッピングセンターでたやすく入手できる。さらにこの製品には，FDAが認可するニコチン置換製品や従来のタバコにはある健康に関する警告表示がまったくない。各種のフレーバー（例えばチョコレートとミント）が選択できるので，若者の興味を引くであろう」[1]。

> タバコ産業は，まさにタバコの葉を巻いた紙巻タバコよりも有能なニコチン供給器具を生み出したようだ。否応なしに，電子タバコはあなたの近くの中学校に登場するかもしれない。これは，タバコでないから危険ではない，と考えるわれわれの若い患者と話しあうべきもう1つの健康被害である。

文献

1. FDA and Public Health Experts Warn About Electronic Cigarettes. Available at: http://www.fda.gov/NewsEvents/Newsroom/PressAnnouncements/ucm173222.htm/Accessed April 25, 2010.

禁煙カウンセリングを受けやすくする質問がある。「現在タバコを吸っていますか？」「やめる気はありますか？」の2つである。　*356*

　電子カルテのバイタルサインに関する質問に2つの質問（「現在タバコを吸っていますか？」と「やめる気はありますか？」）を加えると，診療録上に医師が記録したカウンセリング受診率が有意に高まった。899人の患者で調べたところ，このシンプルな介入によって喫煙者の特定率は18％から84％に高まり，禁煙計画のための評価の開始率

は 25.5％から 51％に高まった。調査者は「回帰分析では，禁煙計画のための評価を受けた患者ではカウンセリングを受ける可能性が 80％高まったことを示した」[1] と報告している。

> 喫煙者の 70％が毎年医師を訪ねていることを考慮すると，2 つの「バイタルサイン」質問法は，健康に有益な影響がある，低コストで時間効率の優れた介入法だ。

文　献

1. McCullough A, Fisher M, Goldstein AO, Kramer KD, Ripley-Moffitt C. Smoking as a vital sign: prompts to ask and assess increase cessation counseling. J Am Board Fam Med 2009;22(6):625-632.

喫煙は，2 型糖尿病のリスクを高める。 357

　いくつかの興味深い調査が進行中だ。まずリスクについて考えてみよう。スウェーデンで行われた 25～74 歳の男性 3,384 人を対象にした研究で，臨床診断された糖尿病の年齢補正リスクは，喫煙経験のない人と比べると，喫煙経験者で 1.88，現喫煙者で 1.74 だった[1]。

　Johns Hopkins 大学で行われた研究では，調査開始時には糖尿病のなかった中年成人 10,892 人を 9 年間追跡した。この追跡期間中に 1,254 人が糖尿病になった。そのうち，最も高いパックイヤー pack-years の喫煙歴がある人々では，喫煙経験のない人と比べると糖尿病を発症する補正ハザード比は 1.42 であった。この研究でも，喫煙は 2 型糖尿病発症の予測因子であった[2]。

> 　さらに奇抜な調査結果がある。スウェーデンで行われた研究でも，「スヌース snus」を使用するリスクを調べた。これは嗅ぎタバコを連想させる湿ったタバコ製品で上唇と歯ぐきの間に挟んで使用する。主にスウェーデンとノルウェーで使われており，噛みタバコとは違って唾を吐かないので，多くの無煙タバコ愛好者と彼らの家族が歓迎したのだろう。この研究では，喫煙タバコとは対照的に，このニコチン含有製品を使用しても糖尿病の有意なリスク上昇は認められなかった[1]。
> 　上記の Hopkins 大学の研究でも予想外の発見があった。喫煙は明らかに 2 型糖尿病と関連していたが，禁煙すると短期的にはリスクが高まり，禁煙後 3 年間が最も高く，ハザード比は 1.91 であった[2]。
> 　最後の知見は難問だ。Oxford 大学からの報告で，イングランドの患者 1,919 人を 6 年間追跡した。そのうち 1,216 人は調査開始時には網膜症はなかったが，この 6 年のうちに 22％が発症した。調査開始時に網膜症があった 703 人のうち 29％は，病状が評価尺度で 2 段階以上進行した。著者らは「網膜症の発生（発症率）は，基礎血糖値，6 年にわたる高血糖歴，高血圧，非喫煙と強く関連していた。網膜症にすでに罹患していた人では，病状の進行は高齢，男性，高血糖（HbA1c 高値で確認）に関連していた」[3] と報告している。この 2 つのサブグループで，「禁煙」が網膜症の発症と進行に好ましからぬ影響を及ぼした点に注意したい。

文　献

1. Eliasson M, Asplund K, Nasic S, Rodu B. Influence of smoking and snus on the prevalence and incidence of

type 2 diabetes amongst men: the northern Sweden MONICA study. J Intern Med. 2004;256(2):101-110.
2. Yea HC, Ducan BB, Schmidt MI, Wang NY, Brancati FL. Smoking, smoking cessation, and risk for type 2 diabetes. Ann Intern Med. 2010;152(1):10-17.
3. Stratton IM, Kohner EM, Aldington SJ, et al. UKPDS for incidence and progression of retinopathy in Type II diabetes over 6 years from diagnosis. Diabetologia. 2001;44(2):156-163.

358
タバコを吸ってもマリファナを吸っても，抗 HIV 薬アタザナビルの血中濃度は低下する。

2009 年に第 49 回の Interscience Conference on Antimicrobial Agents and Chemotherapy で発表された研究で，HIV 陽性で物質乱用障害のある患者（$n=32$）とない患者（$n=35$）のアタザナビルのトラフ濃度，ウイルス量，CD4 値が明らかにされた。物質乱用障害のない患者と比較すると，タバコとマリファナの使用者ではアタザナビルのトラフ濃度が有意に低く，タバコ使用者の 36％，マリファナ使用者の 50％では治療域以下であった[1]。

> この研究で報告された物質乱用障害は，タバコ（49％）が最も人気があり，それにアルコール（28％），オピオイド（19％），マリファナ（18％），コカイン（10％）が続いた。数字をちょっと足してみると，調査対象の多く（実際は 43％）が複数の物質乱用状態にあることがわかる。念のため言っておくと，アルコール，コカイン，オピオイドの使用は，アタザナビル濃度に影響を及ぼさなかった[1]。

文 献
1. Lennox J. Tobacco, marijuana use decreased blood concentrations. Abstract H-231. Presented September 12, 2009 at the 49th Interscience Conference on Antimicrobial Agents and Chemotherapy, San Francisco, California.

359
喫煙は，活動性結核のリスクを倍増させるかもしれない。

このパールは，台湾国民健康聞き取り調査 Taiwan National Health Interview Survey の 17,699 人を 3 年間追跡した Harvard School of Public Health の研究にもとづいている。著者らは，現在の喫煙が補正オッズ比で 1.94 と活動性結核のリスク上昇と関係していると報告した。1 日あたりの喫煙本数，トータルの喫煙年数，パックイヤー pack-years と，有意な用量反応相関が認められた[1]。

情報通の読者なら，台湾の結核の発症率は 100,000 人あたり 74.6 であるとか，先住民（289.8）と山岳地帯の住民（256.0）ではもっと高いとつぶやくかもしれない[2]。米国

ではどうかというと，結核の発症率は 100,000 人あたり 4.4 である[3]。まず浮かぶ疑問は，台湾の住民を対象に行われたこの研究の結果を米国に住んでいる人に一般化できるのか，ということである。これに答えるには文化，人種，環境など多くの問題がからんでくるので，現時点ではまだわからないだろう。

> 考えなければならないのは，米国の国境地帯に住む人たちの結核の相対的な発症率かもしれない。米国に住んでいるアジア人の結核発症率は非ヒスパニック系白人より 22.9 倍も高く，アジア系米国人の結核患者の 96.1％は外国生まれのアジア人である[3]。このデータからわれわれは，禁煙と結核スクリーニングにさらに努力を振り向けるとどのような人々が利益を得るかがわかってくる。

文 献

1. Lin HH, Ezzati M, Chang HY, Murray H. Association between tobacco smoking and active tuberculosis in Taiwan: prospective cohort study. Am J Respir Crit Care Med. 2009;180(5):475-480.
2. Hseuh PR, Liu YC, So J, Liu CY, Yang PC, Luh KT. Mycobacterium in Taiwan. J Infection. 2006;52(2):77-85.
3. Trends in tuberculosis - United States, 2007. MMWR Weekly. 2008;57(11):281-285.

喫煙と Parkinson 病とは，逆相関しているようだ。

360

喫煙すると Parkinson 病の予防になるようだ。Ritz らが集積データをメタ分析したところ，その効果は紙巻きタバコ，葉巻，パイプタバコでも同様であった。あらゆるタイプのタバコ使用に関する研究のほとんどで，紙巻きタバコは用量依存性に Parkinson 病の発症率を低下させるようだ。学歴，性別は関係なさそうである[1]。

Hancock らが，タバコによるリスク低下についてカフェインを調査項目に加えて調べたところ，「コーヒー摂取量の増加と Parkinson 病は逆相関していた」[2]。別の著者は，タバコに含まれる有害化学物質のなかでもニコチンは，脳のドパミン作動系を刺激することで何らかの保護作用を発揮しているかもしれない，と指摘している[3]。

> 学生に以上のような話をすると，そのうちの 1 人がすかさずこう質問した。「それならどうして，Parkinson 病患者をニコチンパッチで治療しないのですか？」。素晴らしいアイデアではないか。文献を調べてみると，ドイツのリューベックで行われたそのような臨床試験の報告を 1 つ見つけた。このよくデザインされた研究で Vieregge らは，タバコを吸わない Parkinson 病患者 32 人をニコチンパッチ群とプラセボパッチ群に割付けて 12 週間にわたって経過観察した。治療域の用量を投与し，予定期間いっぱい観察したが，経皮的ニコチン投与は Parkinson 病に対する付加的治療としての効果はなかった，と著者らは結論づけている[4]。

文 献

1. Ritz B, Ascherio A, Checkoway H. Pooled analysis of tobacco use and risk of Parkinson disease. Arch Neurol. 2007;64(7):990-997.

2. Hancock DB, Martin ER, Stajich JM. Smoking, caffeine, and non-steroidal drugs in families with Parkinson disease. Arch Neurol. 2007;64(4):576-580.
3. Quik M. Smoking, nicotine and Parkinson's disease. Trends Neurosci. 2004;27(9):561-568.
4. Vieregge A, Sieberer M, Jacobs H, Hagenah JM, Vieregge P. Transdermal nicotine in PD: a randomized, double-blind, placebo-controlled study. Neurology. 2001;57(6): 1032-1035.

361
ニコチンは，成人のADHDの症状をいくらか改善するようだ。

　DSM-IV基準で注意欠陥・多動性障害（ADHD）と診断された6人の喫煙者と11人の非喫煙者を比較した早期の研究がある。喫煙を一晩禁止したのちに喫煙者には21mg/日のニコチンパッチが，非喫煙者には7mg/日のニコチンパッチが与えられた。ニコチンによる治療効果は，Clinical Global Impressions（CGI）スケールなどさまざまな方法で測定された。その結果，ニコチンは持続的遂行能検査 continuous performance test（CPT）上の反応時間を有意に低下させ，時間推定を正確にしただけでなく，CGIのスコアが全体的に改善した。喫煙者だけでなく非喫煙者も改善したので，著者らは，ニコチンに好ましい効果があるとはいえ，離脱症状を考えると安心はできない，と主張している[1]。

　Duke大学の同じグループから続いて報告があり，こう結論している。「この小規模な研究（参加者40人）から，ニコチンによる治療が注意欠陥障害を改善し，コンピュータによる客観的な注意作業を向上させるという証拠が得られた」[2]。

> ADHDと喫煙には奇妙な関係があるようだ。まず最初に，ADHDの成人にはタバコ喫煙者が非常に多い。それからADHDでない成人と比べると，ADHDの人は禁煙すると易刺激性や集中力の低下などの離脱症状を経験しやすいようだ[3]。

文献
1. Levin ED, Conners CK, Sparrow E, et al. Nicotine effects on adults with attention-deficit/ hyperactivity disorder. Psychopharmacology. 1996;123(1):55-63.
2. Levin ED, Conners CK, Silva D, Canu W, March J. Effects of chronic nicotine and methylphenidate in adults with attention deficit/hyperactivity disorder. Exp Clin Psychopharmacol. 2001;9(1):83-89.
3. Pomerleau CS, Downey KK, Snedecor SM, Mehringer AM, Marks JL, Pomerleau OF. Smoking pattern and abstinence effects in smoker with no ADHD, childhood ADHD, and adult ADHD symptomatology. Addict Behav. 2003;28(6):1149-1157.

ニコチンは，認知機能を強化する。

　だからニコチンは，認知症などの治療で役割を果たす日がそのうち来るかもしれない。そう思わせる事情がいくつかある。1999年にDuke大学（Levinら）のグループは，Alzheimer病患者へのニコチンパッチの長期使用効果を評価するために二重盲検プラセボ対照交差試験を行った。彼らは「ニコチンパッチを使用すると注意に関して「勇気づけられる」持続的改善を認めたが，そのほかの認識や行動の領域では好ましい効果はなかった」[1]と報告している。

　LevinなどのDuke大学グループは，2006年の概要報告でこう述べている。「初期調査では，Alzheimer病，加齢による記憶障害，統合失調症，注意欠陥・多動性障害（ADHD）などさまざまな認識機能障害で，はっきりとした治療的効果が認められた」[2]。

　ある興味深い研究が，phencyclidine（PCP，統合失調症と関連する認知障害を起こすN-methyl-D-aspartate受容体拮抗薬）の反復投与が原因で起きた認知障害に対するニコチンの効果を調べている。この研究で使われたニコチンとPCPの投与量では答えは「効果なし」であったが，著者らはこう結論した。「長期的なニコチン使用そのものに認知機能改善効果があり，これは認知機能強化が喫煙行為の一因かもしれないという仮説を支持している」[3]。

> 　以上の3つの報告をみてきたが，私には少し思うところがある。まずはきつい質問だ。タバコについてそもそも主張しはじめたのはDuke大学のグループが最初だが，ニコチンの効果に関することとなると，このグループが文献上は優位に立っているようにみえるのは偶然の一致なのだろうか。報告のほとんどがニコチンパッチを使用した調査について述べているのであるから，たぶんこれは争点の1つになる。さらに私は，これらのパッチに含まれるニコチンの出所についてと，ニコチン関連の研究に対する支援がどこからでているかについても疑念をいだいている。
>
> 　第2に，私は患者に煙草を吸い始めるよう勧めることは絶対にないし，自分自身これまでタバコに火をつけたことはない。初期のAlzheimer病と診断されたなら，私なら何をするだろうか。セルフケアにまでよけいな世話を焼く善良な医師のように，ニコチンパッチを試してみてもよいのだろうか。
>
> 　それから，認知機能強化が喫煙行為の一因かもしれないという仮説である。論文の著者の意見は尊重するが，喫煙のごくわずかな役割をはっきりとした効果と思いたいとしても，それはニコチンが確実にもつ習慣性という特徴の前では影が薄いと思わずにはいられない。その証拠に233頁で述べた，喫煙する母親から生まれた新生児に離脱症状が認められたことを振り返っていただきたい。

文 献

1. White HK, Levin ED. Four-week nicotine skin patch treatment effects on cognitive performance in Alzheimer disease. Psychopharmacology. 1999;143(2):158-165.
2. Levin ED, McClernon FJ, Rezvani AH. Nicotinic effects on cognitive function: behavioral characterization, pharmacological specification, anatomic localization. Psychopharmacology. 2006;184(3-4):523-539.
3. Amitai N, Markou A. Chronic nicotine improves cognitive performance in a test of attention but does not attenuate cognitive disruption induced by repeated phencyclidine administration. Psychopharmacology. 2009;202(1-3):275-286.

米国食品医薬品局（FDA）には，いまやタバコを管理する権限がある。

363

2009 年 6 月 22 日に家庭内喫煙予防・タバコ規制法 Family Smoking Prevention and Tobacco Control Act が成立し，タバコの製造・ラベル表示・宣伝・販売に関する国内基準を定める権限を含め，タバコの管理については FDA に公的な権限が与えられた[1]。

> このように FDA はタバコを，自らの統制下に製造される唯一の製品であり，推奨どおりに使用すると，やがてその使用者を殺すことになるものとして監視しているのである。防ぎうる死の原因として米国では第 1 位の座にあるもの（3 章を参照）に対して，FDA がその新しい力をどのように行使するか，時が経てばおのずとわかるだろう。

文 献
1. Gostin LO. FDA regulation of tobacco: politics, law and the public's health. JAMA. 2009;302(13):1459-1461.

薬物のなかで最も広く使われているのは，カフェインである。

364

カフェインも，世界で最も消費されている気分転換薬 mood-altering drug である。カフェインが気分転換薬であるという事実は，われわれがこれを子ども向きの飲み物（コーラを考えてほしい）に添加していることを考慮すると，驚くべきことである[1]。

> 人によっては，たぶん医師のなかにも何人かいるだろうが，とてつもない量のコーヒーを平らげる。歴史のなかから代表例を挙げると，フランスの作家 Honoré de Balzac（1799〜1850）は，「カフェイン中毒で悪化した消化不良」によって 51 歳で死ぬまで，毎日 50 杯のコーヒーを平らげて彼の霊感を焚きつけた，と伝えられる[2]。

文 献
1. Weinberg BA, Bealer BK. The world of caffeine: the science and culture of the world's most popular drug. New York: Routledge, 2001.
2. Conradt S. Writers with strange sources of inspiration. Mental Floss. 2010;9(1):72.

ごくわずかな量でも，カフェインは認知機能を強化する。

365

Smit と Rogers は二重盲検被験者内研究を行った。23 人の被験者が一晩コーヒーを

断ったのち，カフェインまたはプラセボ摂取前に1回と摂取後に3回のテスト一式を完了した。カフェインの投与量は12.5〜100 mgであった。どの投与量でもカフェインは認知機能に影響を及ぼしたが，用量反応関係は認めなかった。彼らは次のように結論づけた。「一晩コーヒーを禁止したあとのカフェインの投与は，カフェインを含む一般的な飲物の1杯分未満の量でも，認知機能，気分，渇きに有意な影響を及ぼした」。また，カフェインの常用者でも，認知機能や気分に対するカフェインの効果に耐性は認めなかった[1]。

もう1つの面白い発見は，とりわけ大量のカフェインを常用している人々で認知機能の最大の強化を認めたことだ[1]。

もう1つ別の研究では，対象者（n＝23，上記の研究でも23人だが偶然の一致のようだ）に認知テストと疲労運動課題（人差し指を最大限度に随意収縮させる）を，単独および同時に行わせた。カフェインは単独課題と複合課題の両方で認知テストの成績を向上させたが，運動機能テストには効果を認めなかった[2]。

「一晩コーヒーを禁止したあと」のカフェイン摂取というのは，われわれも朝食のコーヒーで実行しているのではないか。紅茶やコーラの1人分には50 mg，マグカップ1杯の濃いコーヒーには100 mg以上のカフェインが含まれていることを考えると，SmitとRogersの研究で12.5〜25 mgの低用量のカフェインで明らかな効果があった点は興味深い。

文献

1. Smit HJ, Rogers PJ. Effects of low doses of caffeine on cognitive performance, mood and thirst in low and high caffeine consumers. Psychopharmacology. 2000;152(2):167-173.
2. van Duinen H, Lorist MM, Zijdewind I. The effect of caffeine on cognitive task performance and motor fatigue. Psychopharmacology. 2005;180(3):539-547.

カフェインを大量摂取しても，加齢による認識機能低下を防止する効果は期待できない。

366

このパールの表現には，私はかなり気を使った。関連しそうな研究が2つある。オランダの研究では，「日常的なカフェイン摂取は，健康な成人の加齢による認識機能低下を防止したり発症を遅らせたりすることができる」という，鍵となる仮説を検証している。成人1,376人が6年間追跡され，次のような結論に達した。どんなに「長い間日常的なカフェイン摂取を続けても，その効果は限定的で，集団レベルでみると加齢による認知機能の低下を実際に減らす効果はない」[1]。

2つ目の英国の研究は，70歳で認知機能の評価を受けた健康な成人で幼い頃のIQテストの結果が残っている923人の調査にもとづいている。結果は，カフェイン総摂取量と認識能力と記憶力の間にははっきりとした関係があることを示しているようにみえた。ところが，社会的地位と小児期のIQを考慮に入れると「これらの関連性のほとんどが有意ではなくなった」[2]。

私は，英国の Birth Cohort 1936 study の 2 つの副次的な調査結果に興味をそそられる。1 つ目は，調査者らが挽いたコーヒー（例えばフィルタとエスプレッソ）の摂取と認知テストのスコアとの「強い（こくのある robust）」関連に注目したことだ。2 つ目は，紅茶を飲む人よりコーヒーを飲む人のほうが，認知テストのスコアが高い傾向がありそうだということだ[2]。

文 献

1. van Boxtel MPJ, Schmitt JAJ, Bosma H, Jolles J. The effects of habitual caffeine use on cognitive change: a longitudinal perspective. Pharmacol Biochem Behav. 2003;75(4): 921-927.
2. Corley J, Jia X, Kyle JAM, et al. Caffeine consumption and cognitive function at age 70: the Lothian Birth Cohort 1936 study. Psychosom Med. 2010;72(3):206-214.

飲酒による認知障害をリバースする効果は，カフェインには期待できない。 *367*

　飲酒後に起こしてしまうかもしれない不適切で危険なふるまいは，カフェインを摂取すれば防げるだろうか。答えは明らかに否である。最近のマウスの実験で，逆刺激を用いて迷路の行き止まりを避ける学習を行った。アルコールを与えると，用量依存性にマウスの学習と不安が低下したが，一方で移動行動が増加した。マティーニを何杯か飲んで，くつろいではいるがエネルギッシュな人のことを考えてみるとよいだろう。マウスにカフェインを与えると，その後，エタノール誘発性の学習障害が持続した[1]。

　最近人気のあるアルコール＋栄養ドリンクの組合せについて考えてみよう。例えば，Spykes である（というか，であった）。若者を強く引きつけるような明るい色のついたボトルに入っていた。公衆衛生の専門家と両親が反対したおかげで，この飲料はもはや市場に出ていない[2]。人気のカクテルに，ウォッカ（その他のアルコール飲料）をカフェインを含む飲料（例えば Red Bull や Rock Star）で割ったものがある（キャッチコピーは Party Like a Rock Star）。これがずっと人気のある "Wide Awake Drunk（すっきり目覚めて酔っている）" のレシピである。

文 献

1. Gulick D, Gould TJ. Effects of ethanol and caffeine on behavior in C57BL/6 mice in the plus-maze discrimination avoidance task. Behav Neurosci. 2009;123(6):1271-1278.
2. Alcohol, energy drinks, and youth: a dangerous mix. Available at: http://www.marininstitute.org/alcopops/energy_drink_report.htm/ Accessed April 30, 2010.

カフェインによって，運動能力が強化できるスポーツがある（かもしれない）。 *368*

　多くのスポーツがある（卓球からスキー，重量挙げまで）。アスリートに関しては

2008年のBurkeによるレビューがあり，運動に対するカフェインの効果については数多くの研究があるが実際の運動能力は必ずしも予測できているわけではない，と指摘している。Burkeは「エリート選手のフィールド・ベースの研究と調査の不足」に言及している。この文献レビューの結論によると，中等量のカフェイン（除脂肪体重で約3 mg/kg）でパフォーマンス向上の利益が得られるスポーツは，持久力競技（マラソンのことだろう），止まっては走るstop-and-go競技（ラケット競技やバスケットボール），高度の負荷が1～60分持続する競技（水泳やボート）などである，ということだ[1]。

典型的な持久力競技と思われる自転車競技の研究をいくつかみてみよう。スコットランドのHunterらは，強化練習を積んだ8人のサイクリストに，カフェインの錠剤またはプラセボを100 kmのトライアルの前に投与し，その能力を調べた。カフェインで活気づけられたはずの選手は，普段の実力も発揮できず，100 kmのタイムもふるわなかった。論文はこう結論づけた。「カフェインはおそらく，競技開始時にすでにゴールが速度や距離としてあらかじめ決まっている持久力競技の運動能力を向上させるergogenicな効果はない」[2]。

その一方で，英国のMcNaughtonらが報告した研究では少し違う結果が出ている。十分な練習を積んだ6人のサイクリストにカフェインまたはプラセボを投与して調べた。6人のサイクリストは，プラセボ投与後と比較して，カフェイン投与後にはタイムトライアルで有意に長い距離を乗りこなした[3]。

Slivkaらは，エネルギー出納がマイナスの男性サイクリスト9人にカフェインや糖質を投与して調べた。結論はこうであった。「糖質と同時摂取すると，カフェインは脂肪の利用を増やし，エネルギー出納がマイナスの場合に糖質を単独利用をするときよりも非筋肉型のグリコーゲン糖質の利用を減らした。しかし，カフェインは20 kmのタイムトライアルの運動能力には効果がなかった」[4]。

最後に，Beedieらは十分な練習を積んだ6人の男性サイクリストを対象に研究を行ったが，選手には，競技前にプラセボか，4.5 mg/kgまたは9.0 mg/kgのカフェインを服用してもらうことを告げてあった。実際は全員にプラセボを投与した。選手は「用量依存性」の反応を示した。プラセボを飲んだと思い込んでいると，実力（ベースライン）よりも1.4％低い力を発揮した。中等量のカフェインを飲んだと思い込んでいると1.3％上回る力を発揮し，高用量のカフェインを飲んだと思い込んでいるとも3.1％上回る力を発揮した[5]。論理的な帰結は，カフェインのプラセボ効果は運動能力に影響を及ぼすことができる，ということだろう[1]。

> ここで紹介した報告のすべてが「運動能力（パフォーマンス）研究」を標榜している点に注意したい。実際のスポーツの競技／試合／大会を研究しようとすると，競争のルール，かけひき，競技相手との力の差などがあるので複雑である。さらにまた，われわれが短距離走，水泳，テニスで見かけるのとはかなり違ったことが自転車競技では起こる。だから，スポーツ競技の運動能力に対してカフェインに効果があるのかないのかは，いまのところはしっかりとした根拠のある事実がほとんどない，かなり遠回しの証拠しかない，民間伝承にたいそう近い領域のままなのである。

文　献

1. Burke LM. Caffeine and sports performance. Appl Physiol Nutr Metab. 2008;33(6): 1319-1334.

2. Hunter AM, St. Clair Gibson A, Collins M, Lambert M, Noakes TD. Caffeine ingestion does not alter performance during a 100-km cycling time-trial performance. Int J Sport Nutr Exerc Metab. 2002;12(4):438-452.
3. McNaughton LR, Lovell RJ, Siegler J, Midgley AW, Moore L, Bentley DJ. The effects of caffeine ingestion on time trial cycling performance. Int J Sports Physiol Perform. 2008;3(2): 157-163.
4. Slivka D, Hailes W, Cuddy J, Ruby B. Caffeine and carbohydrate supplementation during exercise when in negative energy balance: effects on performance, metabolism, and salivary cortisol. Appl Physiol Nutr Metab. 2008;33(6):1079-1085.
5. Beedie CJ, Stuart EM, Coleman DA, Foad AJ. Placebo effects of caffeine on cycling performance. Med Sci Sports Exerc. 2006;38(12):2159-2164.

コーヒーをたくさん飲むと，2型糖尿病のリスクが減る。

369

　さまざまな行為に関連して低下する健康上のリスクもある。Harvard大学公衆衛生部の2004年の研究と，もっと最近の2つの文献レビュー/メタ分析は，コーヒーに含まれる何かが糖尿病リスクを減らすと主張している。ボストンのSalazar-Martinezは，コーヒーおよび炭酸飲料の長期的効果と2型糖尿病の発症率を調べた。女性84,276人と男性41,934人を対象に12年以上経過観察したところ，習慣的なコーヒーの常用と2型糖尿病が用量依存性に逆相関することを発見した。つまり，男女を問わずコーヒーをたくさん飲んでいると糖尿病のリスクが低くなるようなのだ[1]。

　ブラジルのPimentelは18件のコホート研究を調べ，適度なコーヒー摂取（毎日4杯以上）は2型糖尿病のリスクを減らすと結論づけている[2]。オーストラリアで行われた457,922人を対象とするメタ分析の報告もある。この研究はリスクの低下を定量化しており，毎日飲むコーヒーが1杯増えるごとに「糖尿病の過剰相対リスクが7%低下した」[3]。Huxleyらのこの研究では，カフェイン抜きのコーヒーや紅茶でも糖尿病リスクが低下した。

> 面白いではないか。ブラジルとオーストラリアから，それぞれぴったり18件の研究をレビューした論文が同じ年に報告されたのだ。レビューした研究が少々重複しているからといって，何か問題があるだろうか。彼らは同じような結論に達し，それぞれがちょっと面白い「つぶやき」を論文に加えている。つまり臨床で気にかかるのは，糖尿病の家族歴のある患者にコーヒーや紅茶をもっとたくさん飲むようにはげます日がそのうち来るのだろうか，ということである。

文 献

1. Salazar-Martinez E, Willett WC, Ascherio A, et al. Coffee consumption and risk for type 2 diabetes mellitus. Ann Intern Med. 2004;140(1):1-8.
2. Pimentel GD, Zemdegs JC, Theodoro JA, Mota JF. Does long-term coffee intake reduce type 2 diabetes mellitus? Diabetol Metab Syndr. 2009;1(1):6.
3. Huxley R, Lee CM, Barzi F. Coffee, decaffeinated coffee, and tea consumption in relation to incident type 2 diabetes mellitus: a systematic review with meta-analysis. Arch Intern Med. 2009;169(22):2053-2063.

13章
思いもよらず，直観にも反するが，そうかもしれないこと

> 発見とはたいていの場合，
> 理論に含まれていなかった思いもよらない関連性のことである。
> もし理論に含まれていたとすれば，
> 予見できていたに違いないので発見の名に値しない。
>
> フランスの科学者 Claude Bernard（1813〜1878）[1]

74歳の女性 Harriet J. は，半年から1年かけて次第に進行してきた筋力低下，歩行困難，思考力低下を主訴に受診した。身体診察と検査では，皮膚の色素脱失，肝腫大，わずかな足背浮腫，末梢神経障害，年齢不相応の骨粗鬆症を認めた。さらに検査を進めることで，主治医が考えうる限りの悪性貧血その他の疾患は除外された。彼女の症状の原因はいったい何なのだろう。

ある日のこと，Harriet が来院すると，診療所には医学部の3年生が実習に来ており，次のように述べた。「おかしなことをいうと思われるでしょうが，入れ歯安定剤のせいで同じような症状になったとインターネットでみたことがあります」。

早速，主治医とその医学生がインターネットで検索してみると，入れ歯安定剤を原因とする銅欠乏症の報告が数編見つかった。どれもが Harriet と同じ症状であった。Harriet は長らく義歯を使用しており，毎日大量の入れ歯安定剤を使って義歯を固定していた。採血して調べると，銅の欠乏と亜鉛の過剰を認めた。亜鉛を含有する入れ歯安定剤を中止すると，やがて銅欠乏症（低銅血症）のあらゆる症状がすっかり改善した。

こんな思いがけないところからもヒントが得られる。この場合は，インターネット上で訴訟の依頼主を探し求めている法律事務所の宣伝サイトが謎を解く鍵になった[2]。主治医と医学生は2編の論文を調べた。1編は Nations らによる，大量の入れ歯安定剤を長年使用して神経症状を起こした4例の銅欠乏症の報告[3]。もう1編は Hedera らによる，銅欠乏症と亜鉛過剰症を認めた進行性の骨髄多発性神経障害の患者11例の報告で，すべてが入れ歯安定剤の不適切な使用が原因であった[4]。腸管での銅と亜鉛の吸収は競合的に行われるので，大量の亜鉛の摂取は銅の欠乏を起こす，というのがこの問題の生理学的な原因である。

セレンディピティ serendipity（思いもよらない幸運を見つけ出す才能）は，私の大好きな言葉の1つである。この言葉は，スリランカのペルシャ語名 Serendip に由来しており，英国の作家 Horace Walpole（1717～1797）が，思いがけない幸運に次々に出会うという特別な才能に恵まれた "The Three Princes of Serendip（セレンディップの3人の王子）" の物語にちなんで造語したものである。上述したケースでは，以前見たことのある入れ歯安定剤の毒性の被害に関する法律事務所の宣伝を医学生が思い出したことがセレンディピティ，Walpole の言葉を借りれば偶然の洞察力，の1例である。誰でもセレンディピティによって，入れ歯安定剤に含まれる亜鉛と銅欠乏を結びつけるきっかけが得られるだろうが，この思いがけない事実の発見は，確かに，仮説からスタートして得られるものではないと私は考える。

　この章には，本書執筆のために医学文献を渉猟しているときに見つけたさまざまのセレンディピティ的な発見，好奇心をそそる事実を集めた。これらを読み進めると，私はオスラーの「……ある時代の常識も，次の時代には非常識になる。昨日おかした愚行も明日には分別ある行いとなる」[5] という言葉を思い出す。なかには，ヒドロキシクロロキンを内服中の関節リウマチ患者は糖尿病発症のリスクが低いといった，われわれの一般常識に合致しない考え，つまり「境界（閾）概念 threshold concept」に属するものもあれば，われわれがいだいている信念体系からすれば直観に反しており，にわかには信じがたい事実，つまり「厄介な知識 troublesome knowledge」に出会うこともある[6]。この章では，低侵襲根治的前立腺摘除術の長期の影響や，「良性」本態性振戦の患者の悩ましい認知機能の低下について知ってほしいし，片頭痛への外科的治療法や，心不全患者の炎症プロセスに抗うつ薬が効果的かもしれないといった，何だか期待ができそうな話題もご覧にいれようと思う。

文　献

1. Bernard C. An introduction to the study of experimental medicine, Pt. I, Ch 2, Section (Translated by H.C. Green) Quoted in: Strauss MB. Familiar medical quotations. Boston: Little, Brown; 1968. Page 108.
2. Dangers of denture cream causing zinc toxicity. Available at: http://www.zinctoxicitylawyer.com/?gclid=CNCZ4MWluaECFRk7 gwodW0E-_Q/ Accessed May 4, 2010.
3. Nations SP, Boyer PJ, Love LA, et al. Denture cream: an unusual source of excess zinc, leading to hypocupremia and neurologic disease. Neurology. 2008;71(9):639-643.
4. Hedera P, Peltier A, Fink JK, Wilcock S, London Z, Brewer GJ. Myelopolyneuropathy and pancytopenia due to copper deficiency and high zinc levels of unknown origin II : the denture cream is a primary source of excessive zinc. Neurotoxicity. 2009;30(6):996-999.
5. Osler W. Aequanimitas with other addresses, 3rd edition. Philadelphia: Blakiston; 1932. Page 266.
6. Meyer JHF, Land R. Threshold concepts and troublesome knowledge: linkages to ways of thinking and practicing within disciplines. In: Improving student learning - ten years on. Rust C, editor. New York: Oxford University Press, 2003.

本態性振戦は，「良性」でないことが多い。

370

　本態性振戦 essential tremor は高齢者の神経疾患であり，運動障害としてはいちばん多い[1]。われわれはこの疾患の新たな症状について学んで，本態性振戦がもはや「良性」とはいえないことを知っておかねばならない。2001年の報告によると，本態性振戦患者18人と Parkinson 病患者18人を比較したところ，本態性振戦患者のほうが言語の流暢性と作業記憶に関する障害が大きかった。また，振戦の重症度と認知機能の低下の間に相関は認めなかった[2]。この知見は，Lombardi らが翌年に行った研究で，本態性振戦患者13人中12人が認知機能低下を示したことで裏づけられた[1]。2007年のスペインの Baerejo-Pareja らの報告によると，本態性振戦患者では206人中16人（7.8％）が認知症を発症し，対照群では3,685人中145人（3.9％）であった。したがって高齢の本態性振戦患者ではおおむね2倍の認知症のリスクがあると考えられる[3]。

　もっと最近のニューヨーク市の Columbia 大学の研究によると，筆跡のサンプルから本態性振戦を診断したところ，本態性振戦患者は認知症の有病率が高く（25.0％），認知症の発症リスクも高かった（18.3％）[4]。

> 本態性振戦に関連するリスクは認知機能の低下に限らない。本態性振戦患者250人を Parkinson 病患者127人と健常人127人の対照群と比べた研究では，本態性振戦患者では聴覚が低下しており，振戦が重症であるほど難聴を伴う傾向があった[5]。

文献

1. Lacritz LH, Dewey R Jr, Giller C, Cullum CM. Cognitive functioning in individuals with "benign" essential tremor. J Int Neuropsychol Soc. 2002;8(1):125-129.
2. Lombardi WJ, Woolston DJ, Roberts JW, Gross RE. Cognitive deficits in patients with essential tremor. Neurology. 2001;57(5):785-790.
3. Bermejo-Pareja F, Louis ED, Benikto-León J. Risk of incident dementia in essential tremor: a population-based study. Mov Disord. 2007;22(11):1573-1580.
4. Thawani SP, Schupf N, Louis ED. Essential tremor is associated with dementia: prospective population-based study in New York. Neurology. 2009;73(8):621-625.
5. Ondo WG, Sutton L, Dat Vuong K, Lai D, Jankovic J. Hearing impairment in essential tremor. Neurology. 2003;61(9):1093-1097.

急性の片頭痛に，アスピリンはスマトリプタンに劣らぬ頭痛軽快効果がある。

371

　20年前に市場に登場して以来，スマトリプタンは片頭痛の鎮痛薬としてゴールドスタンダードになった。製薬会社 GlaxoSmithKline は巨額の利益を手にし，似たようなトリプタン製剤がたくさん開発されている。よく知られている2010年の13件のラン

ダム化比較試験（対象者 4,222 人）のメタ分析によると，成人用アスピリン 3 錠（900〜1,000 mg）はスマトリプタン 50〜100 mg と同等の効果を示した。2 時間後の頭痛の軽快と痛みの消失をアウトカムとして測定したところ，アスピリンとスマトリプタンの効果に違いを認めなかった。アスピリン＋メトクロプラミドをスマトリプタン 100 mg と比較したところ，「トリプタン」は 2 時間後の痛みの消失に関しては優れていたが，頭痛の軽快を変数として測定すると差はなかった[1]。

> この論文は，特に 2 つの薬の価格の大きな違いを考えると，私が 1 章で述べた「診療を変えるもの practice changer」となる可能性がある。

文献
1. Kirthi V, Derry S, Moore RA, McQuay HJ. Aspirin with and without an antiemetic for acute migraine headaches in adults. Cochrane Database Sys Rev. 2010 April 14;4:CD008041.

372 片頭痛のトリガーサイトに対する外科的不活化術は，かなり効果があるかもしれない。

オハイオ州クリーブランドの Case Western Reserve 大学の形成外科・神経内科部門（この組み合わせはめったにないと思う）からの報告によると，片頭痛患者 75 人を，原因となるトリガーサイトに実際に手術を行う群と擬似手術群に無作為に割付け，片頭痛に特化した 3 種の方法で評価すると，実際の手術群 49 人中 41 人（83.7％）で片頭痛症状が少なくとも半減した。擬似手術群で片頭痛症状の半減を認めたのは 26 人中 15 人（57.7％）であった[1]。

> 著者らが指摘しているように，通常の治療では改善しない片頭痛患者が米国全土には 3,000 万人もおり，手術療法によって何らかの利益が得られるかもしれない。ここからは私の考えだが，片頭痛の痛みは主観的な要素をもっており，そのため治療薬として多くの薬が評価されている。だから，74 頁でも述べたように，私は学生たちにはまず，今ある薬物，果物，野菜の効果を試してみること，そうすれば半数には症状の半減が期待できる，と教えてきた。
> このように，患者の 83.7％に症状の半減を認めるという事実があるのだから，この治療法はこれまでの方法に比べてかなり効果的なようだ。

文献
1. Guyuron B, Reed D, Kriegler JS, Davis J, Pashmini N, Amini S. A placebo-controlled surgical trial of the treatment of migraine headaches. Plast Reconstr Surg. 2009;124(2):469-470.

片頭痛のある女性は，乳癌のリスクが低いらしい。 *373*

　これは米国シアトルの Fred Hutchinson Cancer Reserch Center など，9つの有名な研究センターを含んだ多施設共同，地域住民対象の症例対照研究の結果である。乳癌患者 4,568 人と対照群 4,678 人について解析したところ，片頭痛の既往がある女性はオッズ比 0.74 と乳癌の発症リスクが低く，この所見は片頭痛の誘因とされるアルコールの使用とは独立して認められた。さらに乳癌の発症リスクの低下は閉経前，閉経後を問わず認められた[1]。

> ここでみられた関係は，乳癌も片頭痛も，ある程度ホルモンが関与する疾患であるからのようだ[1]。

文　献
1. Li CI, Mathes RW, Malone KE, et al. Relationship between migraine history and breast cancer risk among premenopausal and postmenopausal women. Cancer Epidemiol Biomarkers Prev. 2009;18(7):2030-2034.

急性中耳炎の小児にはじめからアモキシシリンで治療を行うと，プラセボと比べて再発しやすい。 *374*

　急性中耳炎の子ども 168 人を対象に，アモキシシリンとプラセボの二重盲検ランダム化比較試験を行い，再発について 3.5 年間追跡した。

　アモキシシリン群では 75 人中 47 人（63％）に急性中耳炎が再発したのに比べ，プラセボ群では 86 人中 37 人（43％）であった。著者らは，この結果は「急性中耳炎の子どもに対する分別のある抗菌薬の使用についてもう 1 つの論点を提供した」と考えている[1]。

> この研究結果は私の直観と相容れないし，再発の報告を親の記憶に頼ってはいるけれど，この結果と解析は重要だと考える。
> 　また，アモキシシリン群では 21％がその後に耳鼻咽喉科領域の手術を受けているのに対し，プラセボ群では 30％であった点も興味深い。アモキシシリンがこれから起こることを抑制しているようにみえるからだ。

文　献
1. Bezankova N, Damoiseaux RA, Hoes AW, Schilder AG, Rovers MM. Recurrence up to 3.5 years after antibiotic treatment of otitis media in very young Dutch children: survey of trial participants. BMJ. 2009;338:b2525 doi: 10.1136/bmj2525.

急性中耳炎で抗菌薬の使用を控えると, 急性乳突炎の発症が増える。

375

急性乳突炎の発症率は上昇している。Thorne らによると, フィラデルフィア小児病院では 2000 年から 2007 年までに, 症例数で調整すると, 骨膜下腫脹を伴った急性乳突炎が増えていた[1]。

2010 年に, Brook が急性中耳炎に対する抗菌薬治療とその後の化膿性合併症について検討したところ, 抗菌薬治療を行った子どもでは急性乳突炎の発症は 1 万人あたり 1.8 人, 行わなかった場合は 1 万人あたり 3.8 人であった[2]。

1940 年代初頭, 戦時体制下にペニシリンは兵器の 1 つとして開発が急がれており, 急性乳突炎は耳の感染症の合併症として恐れられていた。そのころの子どもたちの多くには, 当時の治療法であった外科的な乳突洞削開術の瘢痕があった。

急性中耳炎に対する抗菌薬治療がその後の急性乳突炎のリスクを減らすのは確かなようだが, 一体どの程度の治療が必要なのだろうか。Brook がすでに数値を出しており, 急性乳突炎を 1 例予防するのに 4,831 人の急性中耳炎の子どもに抗菌薬治療を行う必要があると計算している。年長児ではこの治療必要数は減るが, それでも 2,000 は超える。英国全土で考えると, 急性中耳炎に対する抗菌薬の処方が 1 年あたり 738,775 件で, それをすべてやめると新たに 255 件の急性化膿性乳突炎が発症する, という代償を払うことになる[2]。

もちろんこれらの研究は, 髄膜炎, 横静脈洞血栓症, 慢性化膿性中耳炎など, 中耳炎を治療しなかった場合によくみられる合併症については触れていない[3]。

文 献

1. Thorne MC, Chewaproug L, Elden LM. Suppurative complications of acute otitis media: changes in frequency over time. Arch Otolaryngol Head Neck Surg. 2009;135(7):638-641.
2. Brook I. Antimicrobial therapy of otitis media reduces the incidence of mastoiditis. Curr Infect Dis Rep. 2010;12:1-3.
3. Poole MD. Otitis media complications and treatment failures: implications of pneumococcal resistance. Pediatr Infect Dis J. 1995;14(4 Suppl):S23-S26.

原発性乳癌にタモキシフェンによるアジュバント療法を行うと, 対側のエストロゲン受容体陰性の乳癌のリスクが高まるかもしれない。

376

エストロゲン受容体陽性の浸潤性乳癌がまず一側に発生したのち対側にも乳癌のできた患者 367 人を, 一側に乳癌が発生しただけの対照群 728 人と比較した研究では, 予想したとおり, タモキシフェン療法を 5 年以上行うとエストロゲン受容体陽性の対側の乳癌のリスクは減るが, エストロゲン受容体陰性の対側の乳癌の発症リスクが 4.4 倍に高まった[1]。

著者らが指摘するように，エストロゲン受容体陰性の対側の乳癌は「比較的まれな疾患」ではあるが，このタイプはエストロゲン受容体陽性の乳癌に比べて予後が悪い[1]。

文献

1. Li CI, Daling JR, Porter PL, Tang MT, Maline KE. Adjuvant hormonal therapy for breast cancer and risk of hormone receptor-specific subtypes of contralateral breast cancer. Cancer Res. 2009;69(17):6865-6870.

男性に乳癌が発生したら，おそらくホルモン受容体陽性である。

377

男性の乳癌は乳癌全体の1%を占める。遺伝的な危険因子としては，BRCA2の突然変異，Kleinfelter症候群，乳癌の家族歴などがある。その他の危険因子としては肥満，停留精巣，精巣摘除，放射線被曝，ユダヤ人が挙げられる[1,2]。

Giordanoらによる，男性の乳癌に関する1942年から2000年までの論文のレビューでは，男性乳癌の81%はエストロゲン受容体陽性であり，74%はプロゲステロン受容体陽性であった[2]。

男性乳癌でもホルモン受容体の状態について理解を深めることは重要である。なぜなら，女性の乳癌と同じく，再発や死亡のリスクがある場合にアジュバント療法が使用できるからである[3]。

文献

1. Weiss JR, Moysich KB, Swede H. Epidemiology of male breast cancer. Cancer Epidemiol Biomarkers Prev. 2005;14(1):20-26.
2. Giordano SH, Buzdar AU, Hortobagyi GN. Breast cancer in men. Ann Intern Med. 2002;137(8):678-687.
3. Giordano SH. A review of diagnosis and management of male breast cancer. Oncologist. 2005;10(7):471-479.

肺炎球菌多糖体ワクチンを成人に接種しても，思ったほどの肺炎予防効果はないかもしれない。

378

Hussらは，22件の研究（調査対象101,507人）のメタ分析を行ったが，解析した研究の質はさまざまであった。方法論的に質のよいものだけで解析すると，ワクチンの予防効果は肺炎球菌性肺炎〔相対リスク（RR）：1.20〕でもすべての肺炎（RR：1.19）でもほとんど認められなかった。老人や慢性疾患のある成人患者など，虚弱な人々についても検討しても，肺炎球菌性肺炎（RR：0.89）とすべての肺炎（RR：1.00）に対する予防効果はわずかであった[1]。

以上の結果は，2003年のCochraneデータベースによるランダム化比較試験のシステマティック・レビューについての結論「肺炎球菌多糖体ワクチン接種は，慢性疾患の有無を問わず成人や高齢者（55歳以上）の肺炎の発症や総死亡を減らさないようであるが，その一方で非ランダム化比較試験によれば，成人や免疫正常の高齢者（55歳以上）の侵襲的な肺炎球菌感染症という，より限定的なアウトカムの発生率を低下させるのに有効である」と合致する。この論文の著者らはおおよその治療必要数として，20,000件のワクチン接種で1人の感染を，50,000件のワクチン接種で1人の死亡を予防できるという，わかりやすい見積を示している[2]。

　2008年のCochraneデータベースのレビューは，上記の2003年の論文の改訂版であるが，22編の論文（調査対象62,294人）を解析している。侵襲性肺炎球菌感染症を予防するためのワクチン使用を支持する証拠が見つかったが，「すべての肺炎や死亡を防ぐために肺炎球菌多糖体ワクチンをルーチンに接種することを支持するほどのものではない」と結論づけている[3]。

　もう1つ紹介しておくと，市中肺炎患者3,415人の研究では，以前に肺炎球菌多糖体ワクチンを接種したことがある人は，ない人に比べ，死亡率やICUへの入院率が40%も低かった[4]。

> 個人的な感想だが，抗菌薬と予防接種を同列には論じられないとわかっていても，急性中耳炎の年長児で急性乳突炎を予防するための治療必要数（前述したように約2,000）と肺炎球菌性肺炎の予防のための肺炎球菌ワクチンによる治療必要数（約20,000）の違いには驚いた。

文献

1. Huss A, Scott P, Stuck AE, et al. Efficacy of pneumococcal vaccination in adults: a metaanalysis. CMAJ. 2009;180(1):48-58.
2. Dear K, Holden J, Andrews R, Tatham D. Vaccines for preventing pneumococcal infection in adults. Cochrane Database Sys Rev. 2003;(4):CD000422.
3. Moberley SA, Holden J, Tatham DP, Andrews RM. Vaccines for preventing pneumococcal infection in adults. Cochrane Database Sys Rev. 2008;(1):CD000422.
4. Johnstone J, Marrie TJ, Eurich DT, Majumdar SR. Effect of pneumococcal vaccination in hospitalized adults with community-acquired pneumonia. Arch Intern Med. 2007; 167(18):1938-1943.

成人のHIV感染者に肺炎球菌ワクチンを接種すると，肺炎球菌感染症の再発を予防する効果があるようだ。

379

　マラウィで行われた研究で，侵襲性肺炎球菌感染症から回復した患者496人〔主にヒト免疫不全ウイルス（HIV）感染患者〕を対象として，7価肺炎球菌結合型ワクチンの予防効果を調べた。著者らは「7価肺炎球菌結合ワクチンは，6Aなどの莢膜型（セロタイプ）による再発性成人HIV感染者を肺炎球菌感染症から守った」と結論づけて

いる[1]。

> 高齢者に対する肺炎球菌ワクチン接種についてどのように考えるにせよ，HIV 感染者は予防策を講じる必要がありそうだ。

文 献
1. French N, Gordon SB, Mwalukomo T, et al. A trial of 7-valent pneumococcal conjugate vaccine in HIV-infected adults. N Engl J Med. 2010;362(9):812-822.

スタチンは，慢性閉塞性肺疾患に有益かもしれない。

380

2 つの研究がこの結論を支持している。はじめに，カナダのバンクーバーにある British Columbia 大学による 9 件の研究のシステマティック・レビューでは，慢性閉塞性肺疾患（COPD）患者にスタチンを投与すると，さまざまなアウトカム評価指標の評価（運動耐容能，肺機能，COPD 急性増悪の回数，気管挿管の回数と時間，COPD による死亡率，総死亡率）について有益であることが示された[1]。

次に，オランダで行われた，末梢血管疾患で血管外科手術を受けた 3,371 人〔うち 1,310 人（39％）は COPD 患者〕を対象とする研究では，肺や肺以外の疾患による死亡について平均 5 年間の経過観察が行われた。その結果，COPD 患者では，肺癌のリスクの倍増〔ハザード比（HR）：2.06〕，肺以外の癌による死亡リスクの上昇（HR：1.43）と関連していた。しかし，スタチンを内服していた COPD 患者は，スタチンを内服していなかった COPD 患者に比べて肺癌による死亡が少なかった（HR：0.57）。同様に，スタチンを内服していた COPD 患者では肺外の癌による死亡も少なかった（HR：0.49）[2]。

> この 2 つの論文を読むと，高コレステロール血症がある COPD 患者にはスタチン処方の閾値を下げるべきではないかと思われる。非糖尿病性で，ネフローゼでもない蛋白尿を見つけたらアンジオテンシン変換酵素（ACE）阻害薬を勧めているように，そのうち，すべての COPD 患者にスタチンを処方する日が来るかもしれない[3]。

文 献
1. Janda S, Park K, FitzGerald JM, Etminan M, Swiston J. Statins in COPD: a systematic review. Chest. 2009;136(3):734-743.
2. van Gestel YR, Hoeks SE, Sin DD, et al. COPD and cancer mortality: the influence of statins. Thorax. 2009;64(11):963-967.
3. Ruggenenti P, Perna A, Gherardi G, et al. Renoprotective properties of ACE-inhibition in non-diabetic nephropathies with non-nephrotic proteinuria. Lancet. 1999;354(9176): 359-364.

381
スタチンは，
特に心血管疾患の患者で蛋白尿を減らし，
腎機能低下を遅らせるかもしれない。

　スタチン，慢性閉塞性肺疾患（COPD），蛋白尿について調べていたときに，偶然この論文と出会った。Sandhu らは，調査対象 39,704 人からなる 27 件の研究のメタ分析を行い，スタチンによる尿蛋白排泄効果と腎機能の変化を評価した。彼らは「スタチン療法によるアルブミン尿や蛋白尿の減少は，標準化平均差でみると統計学的に有意であった」と結論づけている。心血管疾患のある患者で最も有益であるようだ。

> 心血管疾患の患者の治療を考える際に心にとどめておくべき，スタチンのもう 1 つの利点である。

文献
1. Sandhu S, Wiebe N, Fried LF, Tonelli M. Statins for improving renal outcomes: a meta-analysis. J Am Soc Nephrol. 2006 Jul;17(7):2006-16.

382
スタチンは，
心不全が増悪している患者の左室駆出率を改善し，
入院のリスクを減らすかもしれない。

　3 種のスタチンのうち 1 種を投与した調査対象 10,192 人からなる 10 件の研究のメタ分析では，経過観察期間（3〜47 カ月）中に左室駆出率が 4.2％改善し，心不全増悪による入院が有意に減少した[1]。

> この項目は「スタチン讃歌」のようになってきたが，実のところ，検索しているうちに「全米の成人にスタチン療法を行うことを検討しなければならないかもしれない」と著者が考えている研究にまで行き着いた[2]。このメタ分析では，1 つの薬が何でもできるわけではなく，スタチンは心不全患者の心血管疾患による死亡や総死亡を減らすことはなかったし，一方でアウトカムを悪化させることもなかった[1]。Ray らによるメタ分析でも，「高リスク患者に対する一次予防でスタチンが総死亡を減らすという証拠は見つからなかった」[3]。

文献
1. Lipinski MJ, Cauthen CA, Biondi-Zoccai GG, et al. Meta-analysis of randomized controlled trials of statins versus placebo in patients with heart failure. Am J Cardiol. 2009;104(12): 1708-1716.
2. Muntner P, Mann D, Razzouk L, et al. Is measuring C-reactive protein useful for guiding treatment in women > or = 60 years and men > or = 50 years of age? Am J Cardiol. 2009;104(3): 354-358.
3. Ray KK, Seshasai SR, Erquo S, et al. Statins and all-cause mortality in high-risk primary prevention: a meta-analysis of 11 randomized controlled trials involving 65,229 participants. Arch Intern Med. 2010;170(12): 1024-1031.

若年時に虫垂炎と腸間膜リンパ節炎に罹患していると，成人になってから潰瘍性大腸炎になりにくい。

383

　コペンハーゲンの Frisch らが，小児期や思春期に虫垂炎で虫垂切除術を受けた患者，何と 1,110 万人年を経過観察したところ，炎症性腸疾患の家族歴の有無にかかわらず，虫垂切除術を受けていると成人期の潰瘍性大腸炎の発症が有意に少なかった。さらに，潰瘍性大腸炎の発症リスクが高いことで知られる炎症性腸疾患の家族歴がある群でも，虫垂切除術を行っていると発症リスクは半減していた[1]。

> この研究と 2010 年に報告された別の研究によると，虫垂炎の発症以前に虫垂切除術を行っても，潰瘍性大腸炎の発症を防ぐことはできなかった[1]。

文献
1. Frisch M, Pedersen BV, Andersson RE. Appendicitis, mesenteric lymphadenitis, and subsequent risk of ulcerative colitis: cohort studies in Sweden and Denmark. BMJ. 2009;338:b716. Doi. 10.1136/bmj.b716.

大腸癌の家族歴があるステージⅢの大腸癌患者は，再発や死亡のリスクが低いかもしれない。

384

　ボストンの Dana-Farber Cancer Institute の Chan らが，アジュバント化学療法を受けているステージⅢの大腸癌患者 1,087 人について癌の再発や死亡を前向きに調査したところ，大腸癌の家族歴がある群では，再発による死亡率は 29％，家族歴がない群では 38％であった。

> 第 1 度近親者に大腸癌の家族歴があると大腸癌の発症リスクが上がるにもかかわらず，ステージⅢの大腸癌患者にとっては家族歴があったほうが好ましい結果がでていたというのは逆説的に聞こえる。

文献
1. Chan JA, Meyerhardt JA, Niedzwiecki D, et al. Association of family history with cancer recurrence and survival among patients with Stage Ⅲ colon cancer. JAMA. 2008; 299:2515-2523.

大腸内視鏡検査によるスクリーニングは 385
大腸癌の有病率を減らすが，
減るのは主に左半結腸の大腸癌である。

　ドイツの Brenner らが，スクリーニングの大腸内視鏡検査を受けた 3,287 人について検討したところ，10 年以内に大腸内視鏡検査によるスクリーニングを受けた群では 6.1％に進行大腸癌を認めたのに比べ，これまでスクリーニングを受けたことのない群では 11.4％であった。議論の余地はあろうが，思いも及ばなかった結果として，以前に大腸内視鏡検査を行った群の大腸癌発症リスクの 67％の減少効果は左結腸に限られ，右結腸までは及んでいなかった[1]。

> 10 年以内の大腸内視鏡検査によるスクリーニングの大腸癌予防効果が，なぜ左結腸に限られるのだろうか。たぶん，ほとんどの大腸癌が左結腸に生じるからであろう。しかし，それが本当の答えなのだろうか。左結腸に比べて右結腸の検査は技術的に難しいからではないか。きっとそれが理由に違いない。

文 献
1. Brenner H, Hoffmeister M, Arndt V, Stegmaier C, Altenhofen L, Haug U. Protection from right- and left-sided colorectal neoplasms after colonoscopy: population-based study. J Natl Cancer Inst. 2010;102(2):89-95.

原因不明の腹痛患者に限っていえば， 386
栄えある直腸診が診断に有益か有害かは，
どっこいどっこいである。

　原因不明の腹痛の診断に際して，身体診察の一部として妥当とされている直腸診が有益かどうかを検討した Quess らの研究によると，893 人の原因不明の腹痛患者のうち，538 人（60％）に直腸診が行われた。そのうち鑑別診断に大きく影響すると考えて，医師が直腸診を行ったのはたったの 44 人だった。538 人中 17 人（3％）は診断に役に立ち，12 人（2％）では診断を間違えた。この研究に加わった統計学者は，追跡できなかった 11 人全員で診断に役立ったのでない限り，直腸診が有益か有害かは互角であると見積もっている[1]。

> かつて William J. Mayo（1861〜1939）は「指が便で汚くなるので，必要な直腸診をためらう医師が多い」[2] と書いた。今なお，入院患者のすべてに直腸診を行わない研修医がいるのは何と不幸なことだろう。直腸診はたいてい最も経験の浅い医師が行い，往々にして上級医が確かめることはない，という Yeung らの研究の結論を思い出す[3]。たぶんこうすればよいのだろう。上記の研究の著者がいうように「このような原因不明の腹痛の診療では，不快で最小の予測効果しかない直腸診は，患者を厳選して行うのが合理的だろう」[1]。

文 献

1. Quass J, Lanigan M, Newman D, McOsker J, Babayev R, Mason C. Utility of the digital rectal examination in the evolution of undifferentiated abdominal pain. Am J Emerg Med. 2009;27(9):1125-1129.
2. Mayo WJ. In: Journal-Lancet 1915;35:339. Quoted in: Strauss MB. Familiar medical quotations. Boston: Little, Brown; 1968. Pages 164-165.
3. Yeung JM, Yeeles H, Tang SW, Hong LL, Amin S. How good are newly qualified doctors at digital rectal examination? Colorectal Dis. DOI: 10.1111/j.1463-1318.2009.02116.x. Published online Nov. 6, 2009.

387
糖尿病の自己血糖測定は，血糖コントロールに役立たないばかりか，患者をうつ病のリスクにさらすかもしれない。

　北アイルランドのO'Kaneらが，新規に診断された2型糖尿病患者を対象にランダム化比較試験を行った。参加者は無作為に自己血糖測定群96人と対照群88人に割付けられた。毎月測定したHbA1c値は1年間をとおしてほとんど変わらなかったが，自己血糖測定群では，うつ評価尺度の点数が6％高かった[1]。

> すべての2型糖尿病患者は自己血糖測定の手技を知っておくべきか。私なら答えはイエスである。すべての2型糖尿病患者は1日に何回も，または1週間に何回も，定期的に自分の血糖値を測定すべきか。この研究によると，その答えはノーである。

文 献

1. O'Kane MJ, Bunting B, Copeland M, Coates VE: the ESMON Study Group. Efficacy of self-monitoring of blood glucose in patients with newly diagnosed type 2 diabetes (ESMON Study): randomized controlled trial. BMJ. 2008;336(7654):1174-1177.

388
減量手術は体重を減らすだけでなく，2型糖尿病の軽快にもつながる。

　フランスのとある外科研究所からの2002年の報告では，減量手術のグルコース代謝への影響に関する文献をレビューしたところ，「胃バイパス術と胆膵分流手術には，減量による二次効果としてではなく，独立した一次効果として糖尿病コントロールの改善効果があるようだ」と結論づけている[1]。

　2009年にDixonは，減量手術を受けた患者の50～85％で2型糖尿病が軽快したと報告した[2]。これに続き，2010年にはHauserらが，腹腔鏡下Roux-en-Y胃バイパス術を受けた70人の患者（平均52歳）のうち，2型糖尿病の35人（50％）について，91％はHbA1c値が正常化し，6％は値が改善したと報告した[3]。

もちろん，糖尿病に関しては「治癒」という言葉を使うべきではない[1]。それにしても減量手術を行うと軽快する，という確固たるエビデンスがあるようにみえる。コントロールの難しい糖尿病で，その患者がたまたま肥満であったら，もうすぐ私たちは糖尿病の管理目的で簡単に手術を勧めるようになるのだろうか。

文 献

1. Rubino F, Gagner M. Potential of surgery for curing type 2 diabetes mellitus. Ann Surg. 2002;236(5):554-559.
2. Dixon JB. Obesity and diabetes: the impact of bariatric surgery on type-2 diabetes. World J Surg. 2009;33(10):2014-2021.
3. Hauser DL, Titchner RL, Wilson MA, Eid GM. Long-term outcomes of laparoscopic Roux-en-Y gastric bypass in US veterans. Obes Surg. 2010;20(3):283-289.

389 関節リウマチ患者の糖尿病の発症リスクは，ヒドロキシクロロキンを内服していると低下するようだ。

　成人の関節リウマチ患者4,905人を対象に18カ月かけて行われた研究では，ヒドロキシクロロキンを内服していた1,808人は，内服したことのない3,097人と比べ，何と21.5年間の追跡中に糖尿病発病率が低く（1,000人年あたり5.2対8.9），内服期間が長いほどリスクも有意に低かった[1]。

　これは興味深い研究である。しかし，日常診療にどう生かすかはいまだ思案中である。

文 献

1. Wasko MCM, Hubert HB, Lingala VB. Hydroxychloroquine and risk of diabetes in patients with rheumatoid arthritis. JAMA. 2007; 298(2): 187-193.

390 心不全と糖尿病を合併している場合，死亡リスクを減らす「スイートスポット」は適度なHbA1c値である。

　Aguilarらは，心不全と糖尿病を合併している退役軍人5,815人のHbA1c値を5段階（五分位）に分け，2年間追跡を行った。その結果，最も死亡率が高かったのはHbA1c値の最も高い第1五分位と最も低い第5五分位であり，中等度レベルであるHbA1c 7.1〜7.8％の第3五分位がベストの健康状態であった[1]。

　この研究では，心不全による入院率に関しては，同じような「スイートスポット（そこにボー

ルが当たるといちばんよく飛ぶ箇所）」現象は認められなかった。研究者によると，統計学的に有意ではないが，HbA1c 値と心不全による入院率には直線関係がある（HbA1c 値が高いほど入院率が上がる）と報告している[1]。

文　献
1. Aguilar D, Bozkurt B, Ramasubbu K, Deswal A. Relationship of hemoglobin A1c and mortality in heart failure patients with diabetes. J Am Coll Cardiol. 2009;54:422-428.

391
心血管イベントのリスクが高い 2 型糖尿病患者に，厳格な血圧管理をしても有益ではないだろう。

うまくデザインされた研究によるパールである。2 型糖尿病患者 4,733 人を，収縮期血圧 120 mmHg を目標に厳格な降圧療法を行う群と，従来の治療を行う群に無作為に割付けてランダム化比較試験が行われた。患者は平均で 4.7 年追跡され，一次アウトカムは主要な心血管イベント（非致死的な心筋梗塞，非致死的な脳卒中，心血管疾患による死亡）とされた。追跡データからは「2 型糖尿病で心血管イベントのリスクが高い患者のうち，収縮期血圧 120 mmHg 未満を目標とした群では，140 mmHg 未満を目標とした群と比較して，致死的および非致死的な心血管イベントの発症率は減らなかった」ことが明らかになった[1]。

> 2 型糖尿病患者に対してとりわけ厳格な降圧療法を提唱していた人たちにとって，この報告は「診療を変えるもの」になるだろう。

文　献
1. ACCORD Study Group, Cushman WC, Evans GW, Byington RP, et al. Effects of intensive blood-pressure control in type 2 diabetes mellitus. N Engl J Med. 2010;362(17):1575-1585.

392
糖尿病性ニューロパチーの患者にビタミン B を大量投与すると，腎機能に悪影響を及ぼし，血管イベントのリスクを高める。

糖尿病性ニューロパチーを起こしている 1 型および 2 型糖尿病患者 238 人を対象に，多施設共同，プラセボ対照，ランダム化二重盲検比較試験が行われた。患者は，葉酸（2.5 mg），ビタミン B_6（25 mg），ビタミン B_{12}（1 mg）を含有するビタミン B 群の錠剤を 1 日 1 錠服用する群とプラセボを服用する対照群に割付けられた。36 カ月を経過した時点で，ビタミン B の大量摂取群は糸球体濾過量が大きく低下し，心筋梗塞と脳卒中の発症率も高かった[1]。

この研究の目的は「ビタミンB療法が，糖尿病性ニューロパチーの進行を遅らせ，血管イベントを防ぐことができるかどうかを決定する」ことだった。ビタミンB群の腎機能が低下し，心筋梗塞と脳卒中が増えたというのは，まったく思いがけない結果だったに違いない。

文献

1. House AA, Eliasziw M, Cattran DC, et al. Effect of B-vitamin therapy on progression of diabetic neuropathy: a randomized controlled trial. JAMA. 2010;303(16):1603-1609.

ある研究によると，プラセボ療法は 393
前立腺肥大症の患者を助けもすれば，傷つけもする。

抗アンドロゲン薬であるフィナステリド（プロペシア）の前立腺肥大症に対する効果の研究で，プラセボ群に割付けられた303人の患者に何が起きたのかを調べた。被検者のうちの「プラセボ群だけ」であることに注目してほしい。25カ月追跡したところ，前立腺体積が平均で8.4％増大したにもかかわらず，症状スコアと最大尿流率 maximum urinary flow rate（Qmax）が急速かつ有意に改善した。期待のもてるプラセボ療法だったが，一方で問題もあって，患者のなかには性欲が減退する人（6.3％），性的不能を訴える人（6.3％）もいた。有害な副作用のために13.2％の患者はプラセボ療法を続けられなかった[1]。

> プラセボ療法の力を示した驚くべき実例だと私は感じ入ってしまった。念のために言っておくと，Qmaxは客観的な尿流率の測定法である。またこの事実は，ほかの目的で集めたデータの山の中から臨床で価値ある金塊を手に入れたような，羨望に値する「データマイニング」の一例でもある。

文献

1. Nickel JC. Placebo therapy of benign prostatic hyperplasia: a 25-month study. Canadian PROSPECT Study Group. Br J Urol. 1998;81(3):383-387.

低侵襲根治的前立腺摘除術は， 394
開腹恥骨後式根治的前立腺摘除術と比べて
短期的には利点があるが，長期的な問題を起こすリスクが高い。

Huらは，前立腺癌でロボット支援による低侵襲根治的前立腺摘除術 minimally invasive radical prostatectomy（MIRP）を受けた患者1,938人と，開腹による恥骨後式根治的前立腺摘除術 retropubic radical prostatectomy（RRP）を受けた患者6,899人を調査した。MIRP群はRRP群と比較して，入院期間が短く（平均入院期間は2.0日対3.0日），術後の呼吸器系合併症も少なく（4.3％対6.6％），術後の外科的合併症も少なく

（4.3％対5.6％），輸液を行った率も低かった（2.7％対20.8％）。一方でMIRP群はRRP群と比較して，尿路性器の合併症が多く（4.7％対2.1％），失禁も多く（100人年あたり15.9対12.2），勃起不全も多かった（100人年あたり26.8対19.2）[1]。

> これを執筆している時点では，これまでに報告されたものとしては最新・最良の報告である。ロボット支援による根治的前立腺摘除術は，神経保存手技その他の進歩も含め，比較的新しくて急成長している技術で，将来的には今回比較したアウトカムも変わるかもしれない。この研究に関しては，MeyerとLandが言う「厄介な知識 troublesome knowledge」の一例のようにみえる[2]。私は著者らの以下の考えに感銘を受けた「MIRPに関するさまざまなアウトカムに目を向けると，「社会経済的な地位の高い男性は，そのほうが優れているというデータが不足しているにもかかわらず，確立されたゴールドスタンダードよりも，新しい高度な技術のほうを選ぶ」というわれわれの発見は，まだ広く実用化されていなかったり，採用当初に効果が有望視されたりはしているものの，直接間接に医療費を高騰させる新技術に，社会も保健医療システムも夢中になっていることの表れかもしれない」[1]。
>
> もちろん，ここでは前立腺癌の男性にいつ手術を行うかという論点は巧みに避けられている。それから，RRPでは20.8％に輸液を行ったという上記のデータは，私がもし患者だったら気になる数値である。

文 献

1. Hu JC, Xiangmei G, Lipsitz SR, et al. Comparative effectiveness of minimally invasive vs. open radical prostatectomy. JAMA. 2009;302(14);1557-1564.
2. Meyer JHF, Land R. Threshold concepts and troublesome knowledge: linkages to ways of thinking and practicing within disciplines. In: Improving student learning - ten years on. Rust C, editor. New York: Oxford University Press, 2003.

椎体形成術は，痛みのある骨粗鬆症性脊椎骨折の治療として「有益な効果はない」ようだ。

オーストラリアで行われた多施設共同，プラセボ対照，ランダム化二重盲検比較試験で，骨粗鬆症性脊椎骨折に対する椎体形成術の疼痛軽減効果が評価された。痛みのある骨粗鬆症性脊椎骨折の患者78人を，実際に椎体形成術を受ける群と擬似手術を受ける群に無作為に割付け，椎体形成術群38人中35人と擬似手術群40人中36人を6カ月追跡して比較した。両群とも，痛み，身体機能，QOLは徐々に改善を示し，研究者らは，椎体形成術には「どの時点でもどの項目でも重大な利点は認められなかった」と結論づけている[1]。

> 椎体形成術は，痛みのある骨粗鬆症性骨折の治療法としては比較的歴史が浅く，2002年の論文で「骨粗鬆症性圧迫骨折に対する新たな治療戦略」とされている[2]。その人気の高まりは，ロボット支援根治的前立腺摘除術と似ているかもしれない。私たちは，どうやら利益がないという論文を手にしている。もちろん，手術が必要かどうかにかかわらず，手術手技に関連するリスクや避けられない偶発事故というのはある。ここで私は，お気に入りの米国の生化

学者 Lawrence Henderson（1878〜1942）の言葉を思い起こす。「この国のどこかで，1910年から1912年の間に，何らかの疾患をもったとある患者が行き当たりばったりに医師にかかった場合に，人類史上で初めて五分五分以上の確率でよい結果が得られるようになった」[3]。〔たぶん Henderson は，当時の Paul Ehrlich による有機ヒ素化合物である arsphenamine（別名 Salvarsan，梅毒の治療薬）の発見のことをほのめかしているのだろう〕。現在評判のよい外科手技や推奨される薬物治療のいくつかを考えると，いま私たちは同じようなリスク/便益比に直面しているわけではない。

2005年の5件のランダム化比較試験に関するよくデザインされたシステマティック・レビューで，カルシトニンは246人の「有痛性の骨粗鬆症性圧迫骨折の患者の痛みを疼痛尺度のうえではかなり軽減し」，離床までの時間を短くすることが明らかになっている[4]。だとすれば，椎体形成術は手術のリスクもあるうえに，明らかに効果がないとは皮肉なことである。この研究では手術の合併症は1つも起こっていない。

文 献

1. Buchbinder R, Osborne RH, Ebeling PR, et al. A randomized trial of vertebroplasty for painful osteoporotic vertebral fractures. N Engl J Med. 2009;361(6):557-568.
2. Eck JC, Hodges SD, Humphrews SC. Vertebroplasty: a new treatment strategy for osteoporotic compression fractures. Am J Orthop. 2002;31(3):123-127.
3. Henderson LJ. Quoted in: Aring CD. A random patient consulting a physician at random. JAMA. 1974;229(7):785-786.
4. Knopp JA, Diner BM, Blitz M, Lytitis GP, Rowe BH. Calcitonin for treating acute pain of osteoporotic vertebral compression fractures: a systematic review of randomized, controlled trials. Osteoporosis Int. 2005;16(10):1281-1290.

396

膝軟骨に対して，COX-2阻害薬は薬効があるかもしれず，一方でNSAIDは悪影響があるかもしれない。

米国医師会誌 JAMA に掲載された，無作為に選ばれた51〜80歳の成人395人に試験開始時と2.9年後に膝の MRI を行った研究によると，質問紙法で確認した NSAID の使用歴と膝軟骨の状態に関連を認めた。ほとんどの人（$n=334$）は，NSAID をまったく使っていなかった。一般的な NSAID の使用群（$n=21$）は，シクロオキシゲナーゼ2（COX-2）阻害薬使用群（$n=40$）と比べて膝軟骨の障害を起こしやすく，軟骨体積が減少していた。COX-2阻害薬使用群は，NSAID 非使用群と比べても，膝軟骨の障害も軟骨体積の減少も少なかった[1]。

この研究は2つの群の被検者が相対的に少ないので限界がある。しかし，この発見が今後の調査で確定されたら，変形性膝関節症の管理を変える先駆けになるだろう。もちろん変化するとはいっても，COX-2阻害薬の使用によって思いがけず起きた心血管イベントの報告（2005年に New England Journal of Medicine に掲載された3つの研究など）によって抑制されるのであろうが[2〜4]。

文 献

1. Ding C, Cicuttini F, Jones G. Do NSAIDs affect longitudinal changes in knee cartilage volume and knee cartilage defects in older adult? JAMA. 2009;122(9):836-842.
2. Solomon SD, McMurray JJV, Pfeffer MA, et al. Cardiovascular risk associated with celecoxib in a clinical trial for colorectal adenoma prevention. N Engl J Med. 2005;352(11): 1071-1080.
3. Nussmeier NA, Whelton AA, Brown MT, et al. Complications of the COX-2 inhibitors parecoxib and valdecoxib after cardiac surgery. N Engl J Med. 2005;352(11):1081-1091.
4. Bresalier RS, Sandler RS, Quan H, et al. Cardiovascular events associated with rofecoxib in a colorectal adenoma chemoprevention trial. N Engl J Med. 2005;352:1092-1102.

397 むずむず脚症候群の男性は，勃起障害になるリスクが高い。

糖尿病や関節炎ではない 23,119 人の男性を対象に，むずむず脚発作の頻度も含め，むずむず脚症候群 restless leg syndrome（RLS）と勃起障害 erectile dysfunction（ED）の発生率を調べた研究がある。著者らは「RLS の男性は同時に ED も発症しやすく，RLS の発作の頻度が高いほど ED も重症であった」と報告している[1]。彼らは，中枢神経系のドパミン作動性ニューロンの著しい機能低下が共通の要因と考えている。

> RLS と ED はともにドパミンの機能不全が原因のようであり，また現在ではドパミン作動薬が RLS の治療にルーチンで用いられている[2]。では，ED に対するドパミン作動薬の効果はどうであろう。実はアポモルヒネを使用した複数の研究がある。Dula らによる研究もその1つで，アポモルヒネの舌下投与は「ED の効果的で安全な治療であり，2 mg と 4 mg が最も適した量であった」[3]。そのうち巨大な ED 治療市場に，新しいドパミン作動薬がホスホジエステラーゼ 5 阻害薬に取って代わる日が来るのだろうか。

文 献

1. Gao X, Schwarzschild MA, O'Reilly EJ, Wang H, Ascheroi A. Restless legs syndrome and erectile dysfunction. Sleep. 2010;33(1):75-79.
2. Ekbom K, Ulfberg J. Restless legs syndrome. J Int Med. 266(5):419-431.
3. Dula E, Keating W, Siami PF, Edmonds A, O'Neil J, Buttler S. Efficacy and safety of fixed-dose and dose-optimization regimens of sublingual apomorphine versus placebo in men with erectile dysfunction. The Apomorphine Study Group. Urology. 2000;56(1):130-135.

398 うつ病は一種の炎症状態であり，心疾患も引き起こす。

健康な人と比べて，うつ病患者が冠動脈疾患になる相対リスクは 1.5～2.0 であり，冠動脈疾患のあるうつ病患者の死亡の相対リスクは 1.5～2.5 である[1]。うつ病がある

と冠動脈性心疾患による死亡率も上昇する[2]。これら2つを結びつけるものとして最も可能性が高いのは，Dinanによれば，C反応性蛋白（CRP）の上昇や腫瘍壊死因子α（TNF-α）などのサイトカインの上昇として現れる炎症誘発性の反応である[3]。

2008年にTousoulisらは，炎症との因果関係を明らかにするため，250人の心不全患者（うち154人には大うつ病がある）を調査した。大うつ病患者のうち120人は選択的セロトニン再取り込み阻害薬（SSRI）を，34人は三環系抗うつ薬（TCA）やセロトニン/ノルアドレナリン再取り込み阻害薬（SNRI）を服用していた。著者らは「TNF-αとCRPの値は，SSRI治療群やうつ病のない患者と比べて，TCA/SNRI治療群のほうがかなり低値だった」と報告しており，心不全と大うつ病を合併した患者にTCA/SNRIによる治療を行うとTNF-αとCRPの値を低く押さえられ，さらに，抗うつ薬の選択が，基礎にある炎症過程に重大な影響を及ぼす可能性がある，と結論づけた[4]。

> うつ病と心疾患に関係があるとは思いもよらないことで，Tousoulisらが報告した抗うつ薬の種類による違いも私には予想外のことであった。「抗うつ薬の選択」が炎症過程に重大な影響を及ぼしているという彼らの見解は，心疾患を合併するか，またはその疑いがある場合には，SSRIよりもTCAやSNRIで治療したほうがよいといっているようである。

文 献

1. Lett HS, Blumenthal JA, Babyak MA, Sherwood A, Strauman T, Robins C, Newman MF. Depression as a risk factor for coronary artery disease: evidence, mechanisms, and treatment. Psychosom Med. 2004;66(3):305-315.
2. Barth J, Schumacher M, Herrmann-Lingen C. Depression as a risk factor for mortality in patients with coronary heart disease: a meta-analysis. Psychosom Med. 2004;66(6):820-823.
3. Dinan TG. Inflammatory markers in depression. Curr Opin Psychiatry. 2009;22(1):32-36.
4. Tousoulis D, Drolias A, Antoniades C, et al. Antidepressive treatment of inflammatory process in patients with heart failure: effects of proinflammatory cytokines and acute phase protein levels. Int J Cardiol. 2009;134(2):238-243.

399
太りすぎの年長児や青年は，健康体重の同年齢者に比べてカロリー摂取量が少ない。

この本で私は，査読や出版にはあまり縁のないポスターなどで発表された事実はほとんど紹介していないが，この予想外の事実は言及に値する。National Health and Nutrition Examination Study（NHANES）に登録された12,316人の子どもと青年の自己申告による食事内容について，North Carolina大学のSkinnerが検討を行ったところ，2歳以下の若年者では，太りすぎまたは肥満の子ども（以下，過量体重児）は，健康体重児に比べカロリー摂取量が多かった。しかし7歳頃から事態は変わり，9歳以上では健康体重児のほうが，過量体重児よりもカロリー摂取量が多かった。例えば，9〜11歳では過量体重児は1日あたり1,988 kcalを摂取していたが，健康体重児は2,069 kcalを摂取していた。男児は女児に比べカロリー摂取量が多かったが，この2群間の差は男

女両性で認められた[1]。

これは 2 群間の身体活動量の違いで説明できるだろう。そうは言うものの，特にこのごろの過量体重児（たまには健康体重児も）がマクドナルドで食べているものをよくみていると，健康体重群が過量体重群に比べてカロリー摂取量が多いというのは，私の直観に反している。

文　献
1. Skinner AC. Poster presentation 2863.511. Presented May 4, 2010 at the Pediatric Academic Societies 2010 Annual Meeting, Vancouver, BC.

400
閉経後に寝汗をかくようになった女性は，その後 20 年間の死亡リスクが低下する。

　閉経後女性 867 人を平均 11.5 年にわたり経過観察した Svartberg らの研究によると，顔面潮紅に加えて寝汗をかく女性は，症状がない女性に比べて総死亡がほぼ 30％低下していた。この効果はエストロゲン使用などの危険因子とは独立してみられた[1]。

　この研究を臨床にどう生かせばよいか思いつかないが，少なくとも顔面潮紅と寝汗で困っている目の前の更年期障害の患者を安心させることはできそうだ。

文　献
1. Svartberg J, von Mühlen D, Kritz-Silverstein D, Barrett-Connor E. Vasomotor symptoms and mortality. Menopause. 2009;16(5):888-891.

401
マリファナは，頭頸部の扁平上皮癌のリスクを低下させるかもしれない。

　患者 434 人に対照群 547 人をマッチさせ，生涯にわたるマリファナ使用について症例対照研究が行われた。タバコ，アルコールといった交絡因子で調整した結果，10〜20 年間のマリファナ使用歴があると，マリファナ未使用者に比べて頭頸部の扁平上皮癌のリスクが有意に低かった（オッズ比 0.38）[1]。

　勘の鋭い読者なら，私が現実に背を向けて，当面は臨床に適用できない，奇妙で思いもよらない事実に迷い込んだと思ったかもしれない。私だって，頭頸部の扁平上皮癌のリスクを減らすためにマリファナを吸うべきだとはまったく思っていない。しかし，この研究や他の知見から今後何が生まれてくるか誰にもわからないのだから，このような興味をそそる事実も知っておいたほうがいい。

文　献

1. Liang C, McClean MD, Marsit C, et al. A population-based case-control study of marijuana use and head and neck squamous cell cancer. Cancer Prev Res. 2009;2(8):759-768.

1日に4つ（2つでも）卵黄を食べると，乾燥型加齢黄斑変性のリスクが低下する。

402

　黄斑色素の吸光度低下（色素密度の低下）を認める患者37人にスタチンを投与し，1日2個または4個の卵黄を5週間にわたり摂取させたところ，黄斑色素の吸光度が上昇した。この現象の生化学的機序として卵黄に含まれる黄体とゼアキサンチンが考えられる。著者らは1日4つ，ないし2つでも卵黄を5週間摂食し続けると，高齢者の黄斑に有益である」と結論づけている[1]。

　被検者のHDLコレステロールが5％上昇し，LDLコレステロールは変化しなかったことが，この研究の興味深いところである。もし5週間以上続けると違う結果を期待できるのだろうか。たぶん，そんなことはないだろう。しかし，どのような結果であれ，さらなる研究を楽しみにしている。鶏卵の優れた栄養価の喧伝に熱心な全米鶏卵評議会American Egg Board以外のサポートを受けた研究でね。

文　献

1. Vishwanathan R, Goodrow-Kotyla EF, Wooten BR, Wilson TA, Nicolosi RJ. Consumption of 2 and 4 egg yolks/d for 5 wk increases macular pigment concentrations in older adults with low macular pigment taking cholesterol-lowering statins. Am J Clin Nutr. 2009;90(5):1271-1279.

メトホルミンは試験管内で，子宮内膜癌の増殖を抑制する。

403

　Cantrellらがメトホルミンの子宮内膜癌への影響を検討したところ，細胞増殖の抑制効果を認めた[1]。

　糖尿病や肥満があると子宮内膜癌のリスクが高まることを考えると，この事実は特に子宮内膜癌のリスクが高い人への薬物の選択に多少なりとも影響する。未来を見すえると，癌治療へのいくばくかの可能性を示すものではないだろうか。

文　献

1. Cantrell LA, Zhou C, Mendivil A, Malloy KM, Gehrig PA, Bae-Jump VL. Metformin is a potent inhibitor of endometrial cancer cell proliferation – implications for a novel treatment strategy. Gynecol Oncol. 2010;116(1):92-98.

臓器移植のドナーからレシピエントに 404
狂犬病ウイルスが感染した報告がある。

あるドナーから4人に臓器移植（腎臓，肝臓，動脈の一部）が行われたが，全員が30日以内に脳炎を発症し，神経症状の発症後13日以内に死亡した。4人全員が狂犬病と診断された。ドナーはくも膜下出血で死亡したが，コウモリに噛まれた病歴があった[1]。

> この不幸な出来事から，どんな臓器移植であってもドナーの病歴を完全に聴取することが重要であることがわかる。

文献
1. Kusne S, Smilack J. Transmission of rabies virus from an organ donor to four transplant recipients. Liver Transpl. 2005;11(10):1295-1297.

コーラの多飲は， 405
低カリウム性ミオパチーを起こすことがある。

Tsimihodimos らは文献を調査して，大量にコーラを飲み，低カリウム血症によって軽度の脱力から麻痺にまで至る筋障害を起こした6例の患者について報告している。機序としては，果糖による慢性の浸透圧性下痢によってカリウムの低下が起きたと考えられる。

> 私が訪れたことのある，とある地域では「水は洗うもの，コーラは飲むもの」とされている。このような風潮にあって「特大サイズ」のコーラさえある。というわけで，われわれは，カロリー過量摂取と肥満だけでなく，めったにないが低カリウム血症にも気をつけなくてはならない。

文献
1. Tsimihodimos V, Kakaidi V, Elisaf M. Cola-induced hypokalemia: pathophysiologic mechanisms and clinical implications. Int J Clin Pract. 2009;63(6):900-902.

通常のマウスでも， 406
Alzheimer 病様の認知機能低下を起こすようにした
トランスジェニックマウスでも，
電磁場への曝露は有益である。

この研究では，携帯電話で使われている高周波の電磁場への長期曝露の影響を調べた。

Alzheimer 病好発マウスに電磁場治療を行ったところ，アミロイドβ蛋白の脳への沈着が減少し，ニューロン活動と脳血流が増加した。そういうわけで，著者らは論文に「電磁場治療は Alzheimer 病マウスの認知機能低下を防ぎ回復させる」という表題をつけている[1]。

> 皆さんが思っているとおり，この研究の対象はマウスであり，ヒトではない。ヒトのボランティアを募って研究用に脳生検を行うことはできないのだ。しかし，電磁場への曝露に利益があるなんて，皮肉なことではないか。
> 　この研究は，物議を醸すとともに，電磁場がヒトの脳に与える影響に関する文献に加わるだろう。もう1つ最近の研究がある。こちらはヒトに関する研究で，13 カ国からの対象者に面接調査を行い，携帯電話の使用状況について 2,708 人の神経膠腫の患者と 2,409 人の髄膜腫の患者，対照群を比較検討している。「携帯電話を使用しても神経膠腫や髄膜腫のリスクの上昇は認めなかった」と結論づけているが，しかし，「バイアスや誤差によって因果関係の解釈は難しいが，最高度の曝露レベルでは神経膠腫のリスクが高まるかもしれない」と少々混乱している[2]。

文　献

1. Arendash GW, Sanchez-Ramos J, Mori T, et al. Electromagnetic field treatment protects against and reverses cognitive impairment in Alzheimer disease mice. J Alzheimer Dis. 2010;19(1):191-210.
2. The INTERPHONE Study Group. Brain tumor risk in relation to mobile telephone use: results of the INTERPHONE International case-control study. Int J Epidemiol. 2010;39(3):675-694.

研修医が疲労していると医療過誤が増える，ということを裏付ける証拠は見つからなかった。

407

　Mitchell らが，2004 年から 2008 年にかけてダラスで起きた重大な医療過誤とその原因を調べたところ，110 件の事故があり，「研修医の疲労が根本的な原因であるとする証拠は認められなかった」と報告している[1]。これは，1995 年から 2007 年に全米で起きた 4,817 件の重大な医療過誤（2003 年以前は週 80 時間を超える労働が許されていた点に注意）に関する Joint Commission のデータ分析とも一致しており，こちらでも「研修医の疲労に関する証拠は認められない」と結論づけている[1]。

> ここまで，直観とは相容れない，にわかには信じがたい事実をいくつか紹介してきたが，この外科雑誌に掲載された報告の紹介でこの章を終えたいと思う。睡眠不足を押して意志決定をどのように行うか悩んでいる者の1人として（すべての医師がそうだろうが），この結論は私の信条とは相容れないものである。また，第1次世界大戦中に最前線で長時間手術を行ったところ，技術面には影響はなかったが判断力は落ちた，という外科医の逸話とも矛盾する。戦場で手術し続けることを強いられながら，その外科医は，彼ほどは疲れていない同僚に患者を診てもらい，彼の考える診断と術式が正しいか判断してくれるよう頼んだそうだ[2]。それでも結論は結論である。しかし私は，この問題についてはまだまだ多くの研究が行われるだろうと思っている。

文 献

1. Mitchell CD, Mooty CR, Dunn EL, Ramberger KC, Mangram AJ. Resident fatigue: is there a patient safety issue? Am J Surg. 2009;198(6):811-816.
2. L'Etang HL. Ill health in senior officers, 1939-45: an unexplored influence on command decisions. In: The pathology of leadership. New York: Hawthorn Press; 1970. Chapter 9.

14章
医療に関する不朽の真実

> 真実は絶えず変化する。われわれは真実を探求し，発見し，新たな視点に立つ。
> すると真実はそれに合わせて，またも姿を変えるのだ。
>
> 米国の外科医 William J. Mayo（1861〜1939）[1]

> 患者のケアには，医学と医術の両方が必要である。
> 医学は，生物学的な実体としてのヒトに関する知識の集積である。
> 医術は，健康の維持や病気の治癒を求める人物にこの知識を生かす熟練の技からなる。
> このようにして，患者の中で医学と医術が出会うのである。
>
> 米国の医師 Hermann L. Blumgart（1895〜1977）[2]

　この最後の章を書いたのは，医学が単なる，疫学データ，臨床（疾病）相関，診断パール，身体所見，薬効，医学文献のなかの興味深い報告などだけではないことを思い起こしてほしいからだ。本章の目的は，患者の健康を改善しようとするときにこそ重要な医学的事実を知っていることが本当に重要であることを強調しつつ，ここまで272ページを費やして述べてきたことを全体的な視野の下で俯瞰することである。

　これらの重要な事実に導かれて，難しい診断にたどり着くこともあれば，治療について洞察に満ちた助言をできたりもする。またある時には，手持ちの情報をどうにかこうにか整理して，あとは蓄積された過去の教訓（大成功例，惜しかった例，できれば忘れてしまいたいがそれができない治療失敗例）に頼ったり，自らの臨床的直観にもとづいて（エビデンスにもとづいたとは厳密には言えないにしても）結果的に正しい臨床決断を行ったりもする。以下は，そんな事例の1つである[3]。

2001年に起きた炭疽菌郵送事件では，炭疽菌胞子を封入した手紙が米国上院議員2人とマスコミ数社に郵送された。炭疽菌胞子が入った封筒はすべて，米国郵政公社を通り抜けた。FBI（連邦捜査局）のファイル名でAmerithraxと呼ばれたこの事件（実際は連続的な犯行）では，少なくとも22人（たぶんもっと多い）が感染し，5人が死亡した。この実話のなかから，バイオテロで被害を受けた2人の犠牲者を取り上げる。

患者 A は郵便局員で，主治医に自分の職場で炭疽菌が見つかったことと，インフルエンザ様の漠然とした症状があることを訴えた。主治医が公衆衛生の専門家に意見を求めたところ，臨床的な事実からは炭疽の診断はありそうもないと助言された。彼らは抗菌薬は必要ないと助言したのだ。数日のうちに患者 A は炭疽により死亡した。
　患者 B（炭疽菌騒ぎのあった郵便局施設で働いていた）も同じような漠然とした症状であった。こちらのケースでは，医師は患者 A のことは知らなかったが，違う方針を採用した。「どこがというわけではないが，何だか調子が悪い」という患者の訴えを医師は注意深く聞いた。これを予感というのだろうが，医師はシプロフロキサシンで治療を開始し，患者 B を入院させた。まもなく炭疽の診断が確認され，経験的抗菌薬治療と入院処置が正しかったことが立証された。

　最初にこの医師にあたったおかげで，患者 B は死なずにすんだ。この医師は，患者の言葉に耳を傾け，病歴と炭疽菌に関する事実とを結びつけ（たぶん彼は「見逃しの許されない疾患」である炭疽の可能性に思い当たったのだろう），自らの臨床的直観に従って行動したのだ。

> 　私はこの医学の事実に関する本のなかで，直観や心の声に耳を傾けることがいかに価値あることか称賛してきた。しかし直観とはいっても，事実に反しているのではない。実際，ある意味では，直観とは知っている重要な事実の最高の適用法なのかもしれない。臨床で複雑な問題に直面し，ある地点まで到達したとき，はっきり意識してそう考えなくても，あなたの直観は正しい方向を指し示す。
> 　では，この章で述べるプロセス指向型の 9 つの医学的真実の 1 つ目から始めよう。

最良の医師は，事実にもとづきながら，直観に導かれて意思決定することが多い。

臨床の直観力について考えるとき，私は Sherlock Holmes（医師から作家へと転身した Arthur Conan Doyle 卿が創作した人物）のことを思い浮かべる。Holmes は依頼人にこう告げる。「どうぞ気になさらずに。ものを知るのが私の仕事ですから。人が見落とすようなところに気がつくよう，自らを躾けているといったところでしょうか。でなければ，あなたもここに相談においでにはならないでしょう」[4]。訓練は確かに必要だが，ただ訓練すればよいというわけではない。私たち医師は，医学の専門学校に行き，卒後教育も受けた。患者 A と患者 B の主治医たちも同じだが，ただ 1 つ，直観力の差から最終的に救命できるかどうかの違いが生じた。

たぶん秘訣は経験にある。残念なことによく勘違いされているが，経験を積めば見識が得られ，経験を積めば積むほど見識も高まる，と思われている。確かにこれはある程度までは本当で，最近の研修医をみると，遭遇する機会がさほど多くない症例を数多く経験できている（2～3 例を挙げれば，診断に苦慮することもあるが見逃しの許されない大動脈解離，脊椎の骨髄炎，髄膜炎菌血症など）。しかし，経験から学ぼうとしない医師もいれば，米国の外科医 J Chambers DaCosta（1863～1993）の格言を裏書きさえしそうな医師もいる。「経験とは，多くの場合，立て続けにぞっとするような誤りが起こることである」[5]。

経験と臨床的な直観力，さらに経験と実際のケアの質の関係を考えるうえで，また文献からのエビデンスを紹介するという意味でも Choudhry らの報告を見てみよう。彼らは 62 件の研究のシステマティック・レビューを行い，臨床の経験年数とさまざまなアウトカムの質との関係を調べた。その結果，調査した研究の 52％では，評価対象としたすべてのアウトカムに関して，診療経験を積み重ねていくほど成績が低下していた。つまり，「長らく臨床に携わっている医師ほど，ケアの質が下がっていくリスクがあるようだ」[6] というのだ。

経験を積み重ねることが直観力に優れた臨床能力の鍵でないとすれば，根拠にもとづく医療はどうか。Greenhalgh が論文「直観とエビデンス—その微妙な関係」でどう述べているか見てみよう [7]。1990 年代初期に出現して以来，根拠にもとづく医療 evidence based medicine（EBM）は，医学教育者にも研修医にも「至上原理」となった。ランダム化臨床試験にもとづく（いつもそうとは限らないが）プロトコルは経験の少ない医師の行動指針となる。プロトコルの多くはガイドラインにもとづいており，この上なく安全なものに思えるが，それもそのガイドラインを公表している組織のなかには特定の利益を守らねばならない団体もあると気づくまでのことである。例えば，米国泌尿器科学会 American Urologic Association は「10 年以上の平均余命のある 40 歳以上の男性には，よく説明して前立腺特異抗原（PSA）を測定すべきである」としている [8]。これは，例えば米国予防医学専門委員会 U. S. Preventive Service Task Force（USPSTF）など，前立腺癌の手術を自らは行わない他の有力組織の推薦と大きく違っている。

またガイドラインのなかには，エビデンスを考慮に入れつつも，実際に利用できるラ

ンダム化臨床試験の結果は使用せず，代わりに専門家の意見を組み入れたものも公表されている。このようなガイドラインは GOBSAT ガイドライン，つまり「good old boys sat around a table（老専門家がテーブルを囲んでつくった）」ガイドラインと呼ばれる。

　結論としては，ガイドラインに多少疑わしい点があるにしても，ランダム化臨床試験できちんと評価されたエビデンスであれば臨床で大いに役立つに違いない，ということになる。さらにまた，われわれは，思考力を固定させてしまうガイドラインベースのプロトコルにも慎重でなければならない。われわれは，エビデンスにもとづいて医療を行うべきであるが，「エビデンスに負担をかけられた evidence-burdened」医療であってはならない[7]。EBM は，私たちの考え方を激変させたというほどのものではないし（適切にデザインされた臨床試験の結果は，これまでわれわれの決断の一部分だったのだ），医療の本質も変えはしなかった。むしろ Djulbegovic が言うように「われわれは EBM を，医療を最適化するための絶えず発展していく発見的学習による構築物 heuristic structure とみなすべきだ」[9]。

　個人的な意見だが，まとめてみるとこうなる。自らの臨床経験から確実に学んだ医師は，プロトコル頼りの硬直した患者対応をする医師よりも，良好な臨床アウトカムを得ている[7]。失敗した経験から学んでいく医師もいれば，何度も同じ間違いを繰り返す医師もいるのはなぜだろうか。好奇心の感じ方，慎み深さの質，どうすればよくなるかを見抜く生来の能力に違いがあるのかもしれない。理由はともかく才能のある医師は，ある程度の経験を要するとしても，現在の事実と過去の経験を創造的に結びつけ，巧妙に文脈をとらえる意思決定の小径をたどり，良好なアウトカムを得ている。言い換えると，このような医師は進んで自らの予感や直観に耳を傾けている。もちろん，このような医師は，患者や家族の話を注意深く聞く技術を身につけている。

文　献

1. Mayo WJ. Writing the Annals of Surgery (1931;94:799). Quoted in Strauss MB. Familiar medical quotations. Boston: Little, Brown; 1968.
2. Blumgart HL. Caring for the patient. N Engl J Med. 1964;270(9):449-456.
3. Pink DH. A whole new mind: why right-brainers will rule the world. New York: Riverhead Books, 2005. Page 169.
4. Doyle AC. A case of identity. London: Strand (magazine), 1888.
5. DaCosta JC. The trials and triumphs of the surgeon. Philadelphia: Dorrance & Co, 1944.
6. Choudhry NK, Fletcher RH, Soumerai SB. Systematic review: the relationship between clinical experience and quality of health care. Ann Intern Med. 2005;141(4):260-273.
7. Greenhalgh T. Intuition and evidence - uneasy bedfellows. Br J Gen Pract. 2002; 52(478):395-400.
8. American Urological Association. AUA counters mainstream recommendations with the new best practice statement on prostate-specific antigen testing. Available at: http://www.auanet.org/content/press/press_releases/article.cfm?articleNo=129/ Accessed May 23, 2010.
9. Djulbegovic B, Guyatt GH, Ashcroft RE. Epistemologic inquiries in evidence-based medicine. Cancer Control. 2009;16(2):158-168.

罹患している病気は 1 つだけ， という患者は珍しい。　　　　　　　　　　　　　　　*409*

　患者を診察し，Crohn 病，反復性の群発頭痛，またはまれなリウマチ疾患群と診断する。さて，次は治療について考える番だ。まれな病気にそうそう毎日遭遇するというわけではないが（だから「まれな」病気と呼ぶ），慎重で良心的な医師であるあなたは，最新版の診療ガイドラインの数々に目を通すはずだ。ここで，多くの診療ガイドラインにちょっとした問題があることに気づく。各ガイドラインはその道の専門家がつくっている。彼らは患者がたった 1 つの病気にかかっていると仮定している。合併症のことは考慮に入れていない。

　成人患者が複数の健康問題を抱えている公算はどの程度だろうか。実際，特に年齢があがるにつれて，その確率はかなり高い。研修医なら知っている面白い格言がある。「患者が健康なのは，君の評価が不十分なせいだ」。以下のデータを頭に入れておこう。これらはすべて，米国に住んでいる成人のことなのだから。

- 反復性の緊張型頭痛の全体の有病率は，38.3%である[1]。率直に言って，この数値は低いと私は考える。もちろんデータは個人的経験にまさるが。
- 肥満の年齢補正有病率は，30.5%である[2]。
- 高血圧の有病率は，40～59 歳で 32.6%，60 歳以上で 66.3%である[3]。
- 糖尿病は，30 歳以上の男性の 13.7%，女性の 11.7%に生じる[4]。
- 米国心臓協会（AHA）は，米国人 17,600,000 人に何らかの虚血性心疾患があると推定している[5]。
- 心不全は 85 歳以上の高齢者の 17.4%で見つかる[6]。
- 男性の最大 4%，女性の最大 8%に，臨床的に明らかなうつ病性障害がある。「臨床的に明らかな」変調のない抑うつ気分は，精神疾患のなかでも心の風邪と呼ばれるくらい頻度が高い[7]。

　上記の可能性にさらに，食物アレルギー，薬物不耐性，慢性不安状態，過敏性腸症候群，背部痛，さまざまなタイプの慢性皮膚炎といった広範囲にわたる病態の有病率を加えると，成人患者なら誰でも相当長い健康問題のリストを抱えていることがわかるだろう。医学生が診療で出会った医学的問題を患者ごとにまとめた研究があり，平均的な患者には 2.4 件の健康問題があり，14 件もの問題を抱えた患者もいた[8]。これより長い問題リストを抱えた患者を私はみたことがある。

　さて，あなたの患者にはすでに 3～5 項目の問題リストがあり，さらに，例えば先に挙げた Crohn 病，反復性の群発頭痛，またはまれなリウマチ疾患群のうちの 1 つと診断したとしよう。遅かれ早かれガイドラインを見るだろうが，そこでは，NSAID，リチウム，サラゾスルファピリジン，メトトレキサート，ステロイドその他の，患者がほかに抱えているかもしれない疾患に影響を与える可能性のある薬物を処方するよう推奨しているかもしれない。では，どうすればよいのか。

Boydらは，心房細動，高コレステロール血症，変形性関節症，慢性閉塞性肺疾患など，最も頻度の高い15種類の慢性疾患に関して現在使われているガイドラインを調べた。彼らは，複数の併存疾患があり，嗜好も違い，余命もさまざまな高齢患者を想定して各ガイドラインを評価した。その結果，「ほとんどの診療ガイドラインは，その推奨事項を複数の併存疾患がある高齢患者に適用する際の変更事項や注意事項を欠いている」ことがわかった。Boydらは，現行の診療ガイドラインに従って治療を行うと，複数の併存疾患がある高齢患者では望ましくない効果を生じる場合がある，と結論づけている[9]。

　2009年にJAMAに掲載された論説で，ShaneyfeltとCentorは，診療ガイドラインに含まれるバイアスについて検討している。「最も広く認められるのは金銭上のバイアスである。ガイドラインは企業や製薬業界のマーケティングの道具として使われることも多い。……ガイドラインの編集メンバーと企業の間に金銭的な結びつきがあるのは珍しくない。ガイドラインの編集にかかわるいわゆる専門家は，調査費，顧問料，講演の「謝礼」の名目で研究費を受け取っていることが多い」[10]。買手危険負担（使用上のリスクは購入者もち）なのだ！

文　献

1. Schwartz BS, Stewart WF, Simon D, Lipton RB. Epidemiology of tension-type headache. JAMA. 1998;279(5):381-383.
2. Flegal KM, Carroll MD, Ogden CL, Johnson CL. Prevalence and trends in obesity among US adults, 1999-2000. JAMA. 2002;288(14):1723-1727.
3. Ong KL, Cheung BMY, Man YB, Lau CP, Lam KSL. Prevalence, awareness, treatment, and control of hypertension among United States adults 1999-2004. Hypertension. 2007;49(1):69-75.
4. Danaei G, Friedman AB, Oza S, Murray CJ, Ezzati M. Diabetes prevalence and diagnosis in the US states: analysis of health surveys. Popul Health Metr. 2009;25(9):7-16.
5. American Heart Association: Heart attack and angina statistics. Available at: http://www.americanheart.org/presenter.jhtml?identifier=4591/ Accessed May 24, 2010.
6. Bleumink GS, Knetsch AM, Sturkenboom MC, et al. Quantifying the heart failure epidemic: prevalence, incidence rate, lifetime risk and prognosis of heart failure: the Rotterdam Study. Eur Heart J. 2004;25(18):1614-1619.
7. Lehtinen V, Joukamaa M. Epidemiology of depression: prevalence, risk factors and treatment situation. Acta Psychiatr Scand. 2007;89(s377):7-10.
8. Sumner W 2nd. Student documentation of multiple diagnoses in family practice patients using a handheld student encounter log. Proc AMIA Symp. 2001:687-690.
9. Boyd CM, Darer J, Boult C, Fried LP, Boult L, Wu AW. Clinical practice guidelines and quality of care for older patients with multiple comorbid diseases: implications for pay for performance. JAMA. 2005;294(6):716-724.
10. Shaneyfelt TM, Centor RM. Reassessment of clinical practice guidelines: go gently into that good night. JAMA. 2009;301(8):868-869.

作用は1つだけ，という薬はない。　　　*410*

　たまには，たった1つの疾患にかかっている患者を診ることがあるかもしれない。しかし，たった1つの作用しかない治療薬にお目にかかったことはないだろう。ないはず

だ。プラセボにさえ強い副作用の可能性がある。13 章で述べたように，前立腺肥大症の患者にプラセボ治療を行うと最大尿流率（Qmax）が改善するが，それと引き換えに勃起障害の発生率も上昇する。

　私たちは薬を処方するときに，例えば関節炎の痛みの軽減といった望ましい作用を期待する。NSAID には，めまい，耳鳴，消化管出血や，心不全の増悪を生じる可能性がある。プロトンポンプ阻害薬であるオメプラゾールはさまざまな作用をもつ薬物である。医師の処方がなくても米国では入手できるので，胃食道逆流症（GERD）や消化性潰瘍の症状に広く使われている。しかし，（市販薬としては）有益で一見安全にみえるが，一定の問題はあるのだ。例えば直接的な副作用として，アナフィラキシー，蕁麻疹，膵炎，女性化乳房，筋肉痛，光線過敏症，めまいなど多彩な症状が起こる。薬物相互作用もあり，最も悪名高いのはクロピドグレルとの相互作用で，オメプラゾールはクロピドグレルの抗血小板作用を弱めてしまうようだ [1]。さらに，胃酸分泌を弱めるという本来の有害なアウトカムについても考慮しなければならず，Dail らによると，プロトンポンプ阻害薬を投与中の患者では *C. difficile* による市中感染症の発生率が高まる [2]。オメプラゾールはハーブとも相互作用し，Yin らは，イチョウ葉エキスと一緒に投与するとオメプラゾールの効果が減弱することを報告している [3]。

　望ましくない薬物の反応は，軽度の胸やけや一過性の発疹などだけではない。イングランドの成人入院患者 18,820 人を対象とした前向き観察研究では，1,225 人（6.5％）が薬物の副作用に関連した入院で，そのうち 80％では薬物有害反応が入院の直接の原因だった。著者らは，原因薬物はアスピリン（低用量），利尿薬，ワルファリン，NSAID が多かったと述べている [4]。米国の病院で行われた 39 件の前向き研究に関する調査では，全体で 6.7％の入院患者に深刻な薬物有害反応が生じ，0.32％の患者が死亡したと報告している [5]。

> 作用は 1 つだけという薬はない。だとすると，どうすればよいか。薬物有害反応とそれに関連するリスクについては本書でも何度か述べた。新薬が次々に開発され，新しい薬物相互作用が発見されていくのだから，私たちの記憶力やコンピュータがその薬物の作用に追いついていけるか試されていることになる。しかし，われわれにはよく処方する薬の危険を知っておく責任があるし，たまにしかお目にかからない薬にもそれ相応の疑いをもってかからねばならない。Groopman はこう述べている。「臨床で起こることはすべて，その核心には不確実性がある。完全に予測できる結果などないのである」[6]。患者に薬を処方する際に，これほどぴったり当てはまる考え方はない。

文献

1. Norgard NB, Mathews KD, Wall GC. Drug-drug interaction between clopidogrel and the proton pump inhibitors. Ann Pharmacother. 2009;43(7):1266-1274.
2. Dial S, Delaney JAC, Barkun AN, Suissa S. Use of gastric acid-suppressive agents and the risk of community-acquired Clostridium difficile-associated disease. JAMA. 2005;294(23):2989-2995.
3. Yin OQ, Tomlinson B, Waye MM, Chow AH, Chow MS. Pharmacogenetics and herb-drug interactions: experience with ginkgo biloba and omeprazole. Pharmacogenetics. 2004;14(12):841-850.
4. Pirmohamed M, James S, Meakin S, et al. Adverse drug reactions as a cause of admission to hospital: prospective analysis of 18,820 patients. BMJ. 2004;329:15-19.
5. Lazarou J, Pomeranz BH, Corey PN. Incidence of adverse drug reactions in hospitalized patients: a meta-analysis of prospective studies. JAMA. 1998;279(15):1200-1205.

6. Groopman J. How doctors think. Boston: Houghton Mifflin, 2007. Page 113.

医学雑誌に載ったからといって，真実とは限らない。

Mark Twain によれば，「知らないことが問題なのではなく，知っていると思い込んでいるのが問題なのだ」。そろそろこの本もお仕舞いに近づいてきた。本書で紹介している医学的事実のほとんどは，医学雑誌の記事から引いてきたものだ。そのうち最良のものはランダム化臨床試験の報告で，専門家の査読を経たうえで広く読まれている雑誌に掲載されたものである。多くのメタ分析（膨大な被検者に関するデータを蓄積する便利な方法）も収録した。また数は少ないが，総説，インターネットサイト，それに「逸話」をいくつ集めてもデータにはならないのを承知のうえで裏付けに乏しい症例報告さえ引用した。しかしそれでも，紹介した事実のほとんどは信頼できそうな研究の裏付けがある。では何が問題なのか。

問題は，医学雑誌に書かれていることをいつも批判的に読まれなければならないことだ。まぎらわしい情報がたくさん活字になっており，最も評価が高い学術誌でさえそうである。どうしてこんなことが起こるのか。それは，次のような要因があるからだ。科学的なでっちあげ，研究のスポンサーの影響，欠陥のある調査計画と分析上の統計的濃淡づけ，研究結果の全体が発表されないという出版バイアス，それから製薬会社の広告内容などである。

科学的なでっちあげには豊かな歴史がある。初期のほほえましい例を紹介しよう。それは陰茎捕獲 penis captivus（膣痙攣），つまり性交中の男女が結合したまま離れられなくなる状態に関するものである。この話はまず，1884 年に Theophilus Parvin が陰茎捕獲として Medical News 誌に発表した [1]。これは，学識をひけらかした概ね理論的な論文で，医師の日常診療には役立たない内容だった。それからまもなく同じ雑誌から，「膣痙のまれなタイプ」として生き生きとした症例報告が発表された。この論文は，数々の方法をためしたのち，女性にクロロホルムを投与すると男女を引き離すことができたと報告した [2]。著者は Dr. Egerton Yorrick Davis（ほかでもない William Osler 卿である）であった。その一節は，Parvin 先生の仰々しさをからかうために書かれたものだが，そこには Osler 先生のいたずら好きな一面が現れている。実際に Silverman らは Osler の次のようなエピソードを語っている。腎疝痛に苦しんだときに Osler が石英の結晶を自分の尿検体に混入したことや，かつて妻と旅行した際にホテルの宿帳に偽名（Dr. Egerton Yorrick Davis）でサインしたことなどである。Osler 夫人はこうした行為を快く思っていなかったに違いない [3]。

Davis（またの名は Osler）のこの論文は，人をかつぐいたずら目的に書かれたものだ。疑似報告のすべてが，同じようなお茶目な意図で発表されるわけではない。多少の作り話は，研究費を請求したり，専門家としての威信をつけるためや，大学での終身在職権を得るためにも行われるようである。例えば「塗装マウス painted mouse」事件という

今では有名なでっちあげがある。Sloan-Kettering Institute for Cancer Research に勤務し高い評価を得ていた研究者が，フェルトペンで 2 匹のマウスの皮膚に色を塗り，別種のマウス間で皮膚グラフトに成功したと発表した[4]。また，Harvard 大学で行われた病的肥満患者の睡眠時無呼吸に関する研究に参加していたある研究者は，発表される報告のデータを改竄するよう，米国保健社会福祉省（DHHS）によって訓練されていた[5]。

2005 年に，Sudbø と共著者 13 名による 9,241 人を対象とした研究が Lancet に掲載され「NSAID の長期使用は口腔癌を（喫煙者でも）減らすが，心血管疾患による死亡のリスクを高める」と報告した[6]。NSAID が口腔癌を（喫煙者でも）減らすという「事実」は，小さな問題を 1 つ除けば，本書の前のほうの章に収載してしかるべきかもしれない。この研究のデータそのものがいかさまであり，「何もないところ」からでっちあげられたという「小さな」問題を除けばだ[7]。いったい 13 人もの共著者は何をしていたのだろうか。

捏造研究を対象とした「最優秀加害賞 most-harm-caused award」は，Andrew J. Wakefield 博士に贈ろう。彼は 12 人の共著者とともに MMR（麻疹・ムンプス・風疹）ワクチン接種と自閉症を関連づけた報告を行った。「小児期のワクチン接種は自閉症の原因ではない」というパールは 2 章で述べた[8]。この論文とその研究方法が疑わしいのは，被検者が少ないこと（$n=12$），調査対象の選択方法（主張とは違い，選択に連続性がない），MMR ワクチンによって子どもが自閉症になったと信じ込んでいる家族を代表する弁護士がこの研究にかなりの寄附をしている点である。Lancet 誌は，いったん掲載したこの論文を全面的に撤回した[9]。

> 私は，治療に関する多くの推奨が「塗装マウス（Summerlin 事件）」のような捏造にもとづいているとは思わないが，病的肥満患者の睡眠時無呼吸に関する報告や，NSAID が口腔癌のリスクを低下させるという報告は，臨床決断に影響を与えかねない。喫煙者が口腔癌を予防するために NSAID を毎日内服し，やがて消化管出血を起こすことを考えてほしい。しかし受賞の栄誉は，まぎらわしい報告によって小児期の予防接種に対する国民の信頼を損ない，何万人もの小児への MMR ワクチン接種を思いとどまらせた Wakefield らに与えたい。

以下の数節にわたって，医学論文を読む際に気をつけなければならない理由についてもう少し述べる。

文献

1. An uncommon form of vaginismus (Editorial). Med News. 1884;45:602.
2. Davis EY. Vaginismus. Med News. 1884;45:673.
3. Silverman ME, Murray TJ, Bryan CS. The quotable Osler. Philadelphia: American College of Physicians; 2003. Page xxix.
4. Ariyan S. Of mice and men: honesty and integrity in medicine. Ann Surg. 1994;220(6):745-750.
5. Mirviss LG. Erstwhile medical school professor falsified sleep study data. The Harvard Crimson. Available at: http://www.thecrimson.com/article.aspx?ref=527563/ Accessed May 27, 2010.
6. Sudbø J, Lee JJ, Lippman SM, et al. Non-steroidal anti-inflammatory drugs and the risk of oral cancer: a nested case-control study. Lancet. 2005;366(9494):1359-1366.
7. Marris E. Doctor admits Lancet study is fiction. Nature. 2006;439(7074):248-249.
8. Wakefield AJ, Murch SH, Anthony A, et al. Ileal-lymphoid-nodular hyperplasia, non-specific colitis, and pervasive developmental disorder in children. Lancet. 1998;351(9103):637-641.
9. The editors of The Lancet. Retraction-Ileal-lymphoid-nodular hyperplasia, non-specific colitis, and pervasive developmental disorder in children. Lancet. 2010; 375(9713):445.

統計解析が人を惑わすこともある。

　1人1人の医師が科学的なでっちあげをいつも見つけられるとは限らない。しかし幸いなことに，私たちが読んでいることが真実かどうかについては，統計学と査読のお蔭で安心できる。でも本当に安心してよいのだろうか。われわれは医師だから，患者の病歴や身体診察，診断や治療への反応は気にかけるが，分散分析やCox回帰分析の計算法はずいぶん前に忘れてしまっている。統計学者が頼りなのだ。

　研究者仲間の1人があるとき「火事による損害の程度と現場に駆けつけた消防車の数には因果関係があることを証明できる」と冗談をいった。つまり，消防車が損害を引き起こしているというのだが，もちろんそんなことはない。この消防車の話は"How to Lie with Statistics（統計で嘘をつく方法）"という本の論旨に合致するようだ[1]。私は，Sudbøらによる捏造データの研究を読み返してみた[2]。彼らは標準偏差，ハザード比，信頼区間，p値など，統計データの細い点まで読者に提供していた。Wakefieldと12人の共著者でさえ，彼らが研究した12人の小児についてp値を報告している[3]。

　いかがわしいデータを「創造的」に統計解析したことだけが問題なのではない。最高の雑誌に受理されるのは投稿原稿のうちのごくわずかであることを考えれば，有名で影響力のある医学雑誌に論文を掲載されるには相当のプレッシャーがかかることを理解しなければならない。残念ながら，新規性のある内容で昇進に役立つ論文を投稿する研究者のなかには，データを操作する誘惑に勝てない者もいる[4]。

　掲載してもらうために，統計学的有意差がないにもかかわらず，実験的治療が有効であるかのような印象を与えるよう，論文に「スピンspin」をかける（煙に巻く）著者もいる。Boutronらは，明確な臨床アウトカムが特定された平行二群間ランダム化臨床試験で結果が統計学的に有意ではなかった（つまり$p \geq 0.5$の）72件の論文を対象に，研究結果と矛盾する報告や所見の解釈がないかを調べた。その結果，18％の論文でタイトルにスピンがかけられていた。40％以上の論文で，本文部分の結果，考察，結論の少なくとも2項目にスピンがかけられていた[5]。

　自分勝手な統計のごまかしと創意に富んだ報告が拡がるなかで，1人の批評家はこう述べている。「最近，発表される研究結果の多くが正しくないという懸念が高まっており……シミュレーションによると，大部分の研究デザインと研究条件に関して，研究で言わんとしていることが真実であるより虚偽である可能性が高い」[6]。私たちが読むものの多くが間違っているという見解は少し極端に思えるが，これは，スコットランドの人類学者Andrew Lang（1844～1912）がある不運な著者について述べた次の一節を思い起こさせる。「彼は統計データをまるで酔っぱらいが街灯の柱を使うようにしか扱えなかった。周囲を照らすためではなく，寄りかかるためのつっかえ棒として」。

> 　統計学的なペテンの特殊な形は，メタ分析を行う際の論文の選択で起こる。Clelandは，冠動脈疾患に対するアスピリン長期使用を例に挙げている。彼は，われわれが偏ったエビデンスを示されてだまされているとしたらどうだろう，と疑問を投げかけた。「最近のメタ分析によると，心血管リスクが低いか中程度の集団に対する血管イベントの一次予防として，アスピリン投与は効果がかなり不確実である，という結論であった。このメタ分析には，最近行

われた3件の一次予防に関する試験（完全に中立的な研究で，アスピリン投与が有害である証拠を示していた）は含まれていなかった」[7]。この3つの論文がこの不十分なシステマティック・レビューに加わったら，結果が違ってこないか。

文 献

1. Huff D, Geis I. How to lie with statistics, edition 12. New York: Norton, 1993.
2. Sudbø J, Lee JJ, Lippman SM, et al. Non-steroidal anti-inflammatory drugs and the risk of oral cancer: a nested case-control study. Lancet. 2005;366(9494):1359-1366.
3. Wakefield AJ, Murch SH, Anthony A, et al. Ileal-lymphoid-nodular hyperplasia, non-specific colitis, and pervasive developmental disorder in children. Lancet. 1998;351(9103):637-641.
4. Ncayiyana DJ. "Truth" in medical journal publishing. South African Med J. 2010; 100(2):71-72.
5. Boutron I, Dutton S, Ravaud P, Altman DG. Reporting and interpretation of randomized controlled trials with statistically nonsignificant results for primary outcomes. JAMA. 2010; 303(20):2058-2064.
6. Ioannidis JPA. Why most published research findings are false. PLoS Med. 2005;2(8):e124. Doi:10.1371/journal.pmed.0020124. Accessed May 28, 2010.
7. Cleland JGF. Long-term aspirin for coronary artery disease: are we being deceived by a biased presentation of the evidence? Future Cardiol. 2010;6(2):141-146.

出版バイアスは，われわれが読むものに影響を与える。

413

　出版バイアスには，多くのタイプがある。ある種のバイアスは，掲載用に提出された報告で起こる。譬え話だが，膨大な被検者集団からすばらしい統計解析結果を示して，新しい抗菌薬であるtigercillinという薬物がピーナッツバターよりも効果がないという研究結果がでても，それに心躍らされることはない。たいしてすばらしくない「特効薬」など誰も気にかけはしないと査読者は結論を下すだろう。Hopewellらは，発表された研究の多くのデータベースを検索し，そしてここがとても重要なのだが，関連するその他の研究を特定するために研究者に連絡して，出版バイアスについて研究した。彼らは，「否定的な」結果を出した研究よりも，「積極的な」結果を出した臨床試験は雑誌に掲載されやすく，掲載されるのも早いと結論している[1]。

　もちろん，tigercillinの効果のなさを述べた論文が，掲載目的で投稿されることはないだろう。特にその研究が製薬会社によって支援されていればそうだろう。tigercillinの効果を調べた10件の試験があり，それを製薬元の親会社が支援していたとする。10件のうち5件の研究で何らかの有効性を示し，残り5件はそうでなかったとする。「有効性が示せない」研究はたぶん発表されることはなく，誰かの机の引き出しに仕舞われたままとなるだろう。そんなことはないと思うかもしれないが，このようにして医師は薬の長所についてだけ読まされてしまうことになるのだ。

　そんなことが実際に起こるだろうか。例えばLurieとWolfeが報告している以下のようなケースがあり，事実を正しく伝えるために，私は著者の言葉をそのまま引用する。「新たに承認されたGlaxoSmithKlineの吸入用長時間作用型β作動薬であるサルメテ

ロールの使用と関係する逆説的な気管支攣縮の発症が報告されたこと，そして他の長時間作用型β作動薬を服用した患者の喘息関連死が多発したことから，GlaxoSmithKlineはサルメテロール（セレベント。フルチカゾンとの合剤がアドエア）とプラセボを比較したランダム化比較試験を1996年に開始した。その結果が発表されることはなかった。この重大な研究の詳しい結果を知っているのはわれわれだけである。なぜなら，米国食品医薬品局（FDA）のPulmonary-Allergy Drugs Advisory Committeeに届く前に，2005年7月13日にその薬が届いてしまったからだ。サルメテロールのリスクが低いことをFDAに確信させようという明らかな意図のもと，GlaxoSmithKlineはFDAに改竄したデータを提出した。これらの文書がデータ改竄の実体を明らかにしたのだ」[2]。

ここには2つの違反事項がある。1つ目は，喘息関連死に関する問題が発見されたあとでも査読と公表のためのデータを提供しなかったことだ。2つ目は，LurieとWolfeが指摘するような見かけ上の統計操作である[2]。結果はその数カ月後にでた。2005年11月にFDAは，長時間作用型β作動薬の使用は気管支痙攣を増悪させ，喘息関連死まで増えるという副作用報告をだした。

> 1997年にBritish Medical Journalと世界中の100誌以上の医学雑誌が，未発表の試験に対して「恩赦 amnesty」を与えるべく，読者には未発表の論文を登録して情報提供してくれるよう求めた[3]。私は，この誘いに大きな反応があったとは聞いていない。

文献

1. Hopewell S, Loudon K, Clarke MJ, Oxman AD, Dickerson K. Publication bias in clinical trials due to statistical significance or direction of trial results. Cochrane Database Sys Rev. 2009;(1):MR000006.
2. Lurie P, Wolfe SM, Misleading data analyses in salmeterol (SMART) study – GlaxoSmithKline's reply. Lancet. 2005;366(9493):1262-1265.
3. Smith R, Roberts I. An amnesty for unpublished trials. BMJ. 1997;315:622.

414 たとえ有名な医学雑誌に掲載されていても，薬の広告には細心の注意が必要である。

好むと好まざるとにかかわらず，私たちは薬の知識の一部を医薬品広告から得る。ここで，われわれが「事実」として受け止めるものに注意してほしい。2010年4月，この本を執筆していて関連する事実を捜すうちに，私は，米国の一流医学雑誌でナプロキセン系鎮痛薬であるAleveの広告を見かけた[1]。広告文の一節には「イブプロフェンはアスピリンの抗血小板作用を減弱させる可能性があります。Aleveは薬力学の研究によると，低用量アスピリンを服用中の患者さんの抗血小板作用には影響しません」とある。これが本当であれば，処方の選択に大きな影響が生じる。イブプロフェンに関する引用文献は，Wyeth Consumer Healthcare（2006年）によるAdvilラベル文書である。結構なことに，この主張はNew England Journal of Medicineに掲載された査読済の研究論文で支持されており，そこでは「心血管リスクが高い患者に対するイブプロフェンの投

与は，アスピリンの心保護作用を抑制する可能性がある」と結論づけられている[2]。この点については異存はない。

しかし私は，ナプロキセンはどういうわけか，アスピリンとのこの相互作用からは免れている，という主張に興味がわいた。この主張を補強するために，その広告は抄録ナンバー 858 という文献，Arthritis Rheum. 2007；56（9 suppl）：s359 を引用していた。私はこの雑誌を読もうと，よく利用する PubMed，Google Scholar，大学図書館のウェブサイトで調べた。しかし見つからないのだ。

だが私は，その筆頭著者が書いている COX 阻害薬についての論説を見つけ，そこでこの著者が Bayer，Merck，Novartis，Pfizer，Sanofi 各社の顧問をしていることを知った[3]。なるほど，そういうことか。

そこでひるまず，次に私は，広告にあった Naproxen Clinical Data Center のウェブサイトを閲覧した[4]。

そこでは，ナプロキセンに関連する 12 件の引用文献を見つけた。そのうちの Capone らの論文では，「ナプロキセンは，血小板の COX-1 の活性と機能を抑制するアスピリンの作用を阻害した。この薬力学的な相互作用は，アスピリンが心保護作用を発揮するのに必要な血小板の COX-1 阻害作用を減弱させる可能性がある」としている[5]。これは広告の主張と矛盾するのではなかろうか。

Gladding らが「イブプロフェン，インドメタシン，ナプロキセン，チアプロフェン酸のすべてが，アスピリンの抗血小板作用を抑制する」[6]と結論づけた 2008 年の論文は，Naproxen Clinical Data Center のサイトには掲載されていない。

ついに 12 件の文献リストの最後のほうで，ようやく私は「抄録ナンバー 858」を見つけた。何とそれは，2007 年の米国リウマチ学会 American College of Rheumatology で発表されたポスターであった[7]。ポスターの著者は，Bayer 社（どこの会社が Aleve をつくっているかご存知だろうか）その他から研究助成を受けていた。私はポスターを印刷してよく見た。そこには「本研究では，ナプロキセン 220 mg（市販薬の量）1 日 3 回はアセトアミノフェン 1,000 mg 1 日 4 回と同じく，アスピリン腸溶錠の抗血小板作用を抑制しない」と書かれていた。この研究の被検者はたった 37 人で，ナプロキセンは低用量のみを使用しており，これを広く一般化してよいのだろうか。この研究がポスターでなく，詳細な報告として発表されない理由が私にはわからなかった。Aleve は低用量アスピリンの抗血小板作用という利点に影響を与えない，という広告を本当に信じてよいのだろうか。

私は，われわれが日常使用する薬をつくっている会社の企業叩きに加わりたくない。しかし，「倫理的な」医薬品メーカーなら，すばやく文献をチェックして確かな広告を掲載すべきではなかろうか。

それから，こうした広告を掲載することで何らかの権威づけをすることになる医学雑誌の責任はどうなっているのだろう。

この話には後日談がある。2010 年 6 月に上記の研究がついに発表された[8]。著者は，サンプルサイズが小さく非盲検試験であるため，この研究には限界があることを認めている。このような適正な報告が行われるようになったにもかかわらず，私は，矛盾する結果を報告する似たような研究があるのに，主要な広告キャンペーンに限界のあるこの研究を使うという判断が理解できない[5,6]。

文 献

1. Pharmaceutical advertisement of Aleve. JAMA. 2010;303(14):1338.
2. Catella-Lawson F, Reilly MP, Kapoor SC, et al. Cyclooxygenase inhibitors and the antiplatelet effects of aspirin. N Engl J Med. 2001;345(25):1809-1817.
3. Brune K. Do case control studies on coxibs tell us anything new? Rheumatology 2007;46(3):435-438.
4. Naproxen Clinical Data Center. Available at: http://www.naproxenclinicals.com/ Accessed May 2, 2010.
5. Capone ML, Sciulli MG, Tacconelli S, et al. Pharmacodynamic interaction of naproxen with low-dose aspirin in healthy subjects. J Am Coll Cardiol. 2005;45(8):1295-1301.
6. Gladding PA, Webster MW, Farrell HB, Zent IS, Park R, Ruijne N. The antiplatelet effect of six non-steroidal anti-inflammatory drugs and their pharmacodynamic interaction with aspirin in healthy volunteers. Am J Cardiol. 2008;101(7):1060-1063.
7. Brune K, Hochberg MC, Schiff M, Oldenhof J, Zlotnick S. The platelet inhibitory effects of the combination of naproxen sodium or acetaminophen with low-dose aspirin. Poster 858. Presented at the American College of Rheumatology (ACR) 71st Annual Meeting, November 6-11, 2007. Boston, MA.
8. Oldenhof J, Hochberg M, Schiff M, Brune K. Effect of maximum OTC doses of naproxen sodium or acetaminophen on low-dose aspirin inhibition of serum thromboxane B2. Curr Med Res Opin. 2010;26(6):1497-1504.

この項目は，以前発表した論文を改変したものである（Taylor RB. Pharmaceutical advertisements, citations and trust. Fam Med. 2010;42(10):744-745.）。

今日のすばらしいアイデア，そしてわれわれが慈しむ「事実」のうちのいくつかは，間違っていたということになるのだろう。

415

　Richard Smith は，British Medical Journal（BMJ）の編集委員だが，「BMJ は"真実"を提供することを目的とはしていない」[1]と言ったことが引用されている。事実とは，現在私たちがそうだと信じていることを述べて，物事を判断する場合の基礎になるものである。真実は時代により変化し，今日は事実であったものが新たな発見によって脇に押しのけられていく。私たちが信じてきたものが，不正確なものだったり，見当違いや見せかけだったり，なかには統計的に操作されたものであったかもしれないことを，ここまでの各章で紹介してきた。

　もし医学的事実の運命について疑念をもつのなら，次のことを考えてほしい。フェナセチンは安全な鎮痛薬として知られており，アスピリンとカフェインとの合剤が市販の鎮痛薬 APC である。1953 年に，われわれはフェナセチンを大量に使用すると慢性腎臓病が起こることに気づき始め，フェナセチン腎という臨床的通称まで生まれた。サリドマイドはとても安全で穏やかな鎮静薬として 1956 年に市場に登場し，ヨーロッパでは処方箋なしで販売された。小児にも安全とされ，「西ドイツのベビーシッター」という別名までついた。サリドマイドは妊婦にも安全といわれていた。そして 1961 年，医師は生まれてくる子どもにアザラシ肢症が増えていることとサリドマイドとの関連を疑い始めた[2]。diethylstilbestrol は 1938 年に合成されたエストロゲン合成薬物で，早産

の安全かつ有効な救済策と考えられた。しかし1971年，これを服用していた妊婦で胎児異常が起こることが判明した[3]。

現在ではフェナセチンの大量使用や，サリドマイドやdiethylstilbestrolの妊婦への投与が危険であることはよく知られている。しかしこれらは，医学的事実が発展していくうえでの「映画の名場面highlight films」である。その他のいわゆる事実（多くの場合，致命的な腎炎や奇形児などではなく関連性にかかわる事実であったが）はもっと生き長らえてきた。2007年にTatsioniらは，観察研究にもとづく知見がランダム化比較試験（RCT）によって反証されたあとでも生き長らえる傾向に注目して，興味深い研究を報告した。そのなかの一例として，「癌に対するβカロチンの効能（1981年に発表され，かなりたってから1994〜96年のRCTで否定された）や，Alzheimer病に対するエストロゲンの効能（1996年に発表され，2004年のRCTで否定された）を推奨している論文を多く引用した論文が，2006年に発表されている」[4]。

医学の知識は移ろいやすいものだと感じるときはいつも，私は尊敬する米国の心臓専門医Paul Dudley Whiteのことを考える。彼は，もしかすると本態性高血圧症は必要なものかもしれず，高齢者の硬くなった血管に血液を流すには「必須」なのではないかと考えた。1931年に，彼は著書"Heart Disease"で，「高血圧は重要な代償機序かもしれないので，（薬で）血圧を下げてはならない」[5]と主張した。結局，最も賢明な者でさえときどきは間違える，ということで，私だって本書で紹介した事実が時の試練にさらされるのは覚悟している。新たな研究が公表されていくと，われわれが信じていることも変更を迫られる。もしあなたや私が，どの事実がやがて路傍にうち捨てられることになるかがわかりさえすれば，私たちの人生はもっと簡単だろう。しかしそうはいかない。だから当面は，本書で紹介した研究にもとづいて，ここであなたが出会う事実が，私がいま提供できる最良のものなのだ。

> 本章で伝えたかったのは以下のようなことだ。医学の真実はいつも少しだけ，私たちの手が届かない場所にある。たぶん真実というこの言葉は医学には不向きなのだろう。なぜなら知識は発展し，今日事実であったことも変化するからである。われわれ医師は読み続け，定説を疑い，確実性の神話を避けなければならない。

文　献

1. Ncayiyana DJ. "Truth" in medical journal publishing. South African Med J. 2010;100(2):71-72.
2. Cartwright FF. Disease and history: the influence of disease in shaping the great events of history. New York: Crowell; 1972. Page 215-216.
3. Taylor RB. White coat tales: medicine' heroes, heritage and misadventures. New York: Springer; 2008. Pages 209-210.
4. Tatsioni A, Bonitsis NG, Ioannidis JP. Persistence of contradicted claims in the literature. JAMA. 2007;298(21):2517-2526.
5. White PD. Heart disease. New York: Macmillan; 1931. Page 326.

結局のところ，
最良の医師は，最良の将軍のように，
最小限のミスしか起こさない。

　事実に関する知識を医療過誤の回避に役立てるのが本書の目的であるので，ここで臨床で起こる失敗について改めて考えてみるのもよいだろう。この「めったにミスを起こさない」という格言をたどってみたところ，英国の外科医で解剖医でもある Astley Paston Cooper 卿（1768〜1841）に行き着いた。彼は，ロンドンの Guy 病院の眼科医で，次のように述べている。「私はこれまで多くの失敗をした。眼の解剖を学んでいるときにとりわけミスが多かった。最良の外科医とは，最良の将軍のように，最小限のミスしか起こさない人物のことである」[1]。（ついでに言っておくと，引用句の「医師，将軍，最小限のミス」というのは William Osler 卿の言葉でもある [2]）。

　人の目を引きつける医療過誤は手術室で起こることが多く，大ニュースになる。例えば，偶発的な尿管の結紮，体内への手術器具の置き忘れなどは聞いたことがあるだろうし，膝手術目的で入院した 78 歳の女性が新しい人工（埋込型）肛門括約筋のレシピエントとなってしまったという報告さえある [3]。同じ病院で 3 度続けて，手術する患者の頭の左右を間違ったという報告もある [4]。大部分の医療過誤は手術室の外で生じ，幸いにも，例えば間違った側の眼球の摘出のようなひどい事例は少ない。

　手術以外の医療過誤は，診断ミスと治療ミスに大別される。治療に関する医療過誤は薬物に関するものが多かった。結審した医療過誤訴訟 307 件の後向き研究によると，181 件（59％）は診断ミスによって患者に害を生じていた。これらのミスの原因として，79％に判断ミス，59％に不用心や記憶違い，48％に知識不足があった [5]。ここでは特に半数近くに「知識」不足があることに注目したい。医師が右側の精索静脈瘤が何から生じるかを知らなければ，腹腔内腫瘍を見落とすかもしれない（6 章参照）。また，ほかに症状のない健康な患者が急に荒い促迫呼吸を起こしても，その意義を知らない医師は肺塞栓症の診断を見落すかもしれない（8 章参照）。薬の副作用を知らないために診断を誤ることもある。例えば，スマトリプタンは虚血性大腸炎を引き起こすことがあるし，メトクロプラミドは遅発性ジスキネジアなどの運動異常の最もよくある原因である。それを知らずに，その薬を投与されている患者が腹痛や神経症状を起こして受診したときに，医師が適切に対応できなければ，重大な結果が生じるかもしれない（10 章参照）。

　投薬過誤は，病院でも診療所でもよく起こる。Ridley らは，24 箇所の ICU で 4 週間に書かれた処方を調べた。すると，処方の 15％に 1 つ以上のミスがあり，おもな原因は，推奨される薬物処方の方法を守らなかったことと，医師の曖昧な処方指示であった [6]。プライマリ・ケア医が起こした投薬過誤に関する研究では，70％に処方ミスがあった [7]。とにかくどのケースでも，医師は薬物に関する重要な事実について知らなかったか，気づかなかった [7]。事実が重要なのだ。

> ポーカー・プレーヤーなら誰でも，ゲーム終了時に人より優位に立つ鍵は簡単なことだ，とあなたに言うだろう。とにかく負けないこと。賢くプレーし，大事な局面がくるまで待ち，

こなければいさぎよく負けを認めてゲームを降りる。そうすればよいプレーヤーになれる。大きな手（役）を失うのがいちばん損害が大きい。

　医療も同じで，Cooper先生がいうように，最良の医師は最小限のミスしか起こさないし，大きな失敗はなおさら起こさない。このことから私は，以下の重要なポイントに思い至った。最小限のミスしか起こさないし，大きな失敗はなおさら起こさないから優れた医師なのではない。優れた医師だからこそ，最小限のミスしか起こさないのだ。私は前著でこのような医師を「分別ある医師 wise physician」と呼んでいる[8]。思いやりがあり，几帳面で，用心深く，情報源に富む医師のことであり，重要な医学的事実を身につけているので，医療過誤を回避でき，説明と同意にもとづいた患者ケアを行うことができる。

文　献

1. Cooper Sir AP. Quoted in: Fraser's Magazine. 1862;66:574.
2. Osler Sir W. Valedictory address to graduates in Medicine and Surgery, McGill University. Can Med Surg J. 1875;3:433-442.
3. Pescovitz D. Surgeons perform erroneous anal surgery. Available at: http://boingboing.net/2008/03/21/surgeons-perform-err.html/ Accessed May 30, 2010.
4. Catalano K. Have you heard? The saga of wrong site surgery continues. Plas Surg Nurs. 2008;28(1):41-44.
5. Gandhi TK, Kachalia A, Thomas EJ, et al. Missed and delayed diagnosis in the ambulatory setting: a study of closed malpractice claims. Ann Intern Med. 2006;145(7):488-496.
6. Ridley SA, Booth SA, Thompson CM, et al. Prescription errors in UK critical care units. Anesthesia. 2004;59(12):1193-1200.
7. Kuo GM, Phillips RL, Graham D, Hickner JM. Medication errors by US family physicians and their office staff. Qual Saf Health Care. 2008;17(4):286-290.
8. Taylor RB. Medical wisdom and doctoring: the art of 21st century practice. New York: Springer, 2010.

医師のための統計用語集

この統計用語集は完全なものではなく簡略化しすぎた嫌いもあるが，医師の皆さんが雑誌に掲載された医学論文をいっそうよく理解するための手助けになると思う。

Cochrane 共同計画　Cochrane collaboration
ランダム化臨床試験などの臨床研究のシステマティック・レビューやメタ分析を行っている医師と研究者のネットワークの1つである。彼らの努力の成果は The Cochrane Database of Systematic Reviews でみることができる。Cochrane データベースは http//www.cochrane.org/ からアクセスできる。英国の医師であり疫学者である Archie Cochrane（1909〜1988）は，治療の有効性と効率を改善する目的で最良のエビデンスの体系的な要約をつくることを提唱したが，彼を記念して，この名がつけられている。

p 値　p-value
「統計学的有意性 statistical significance」を参照。

後ろ向きコホート研究　retrospective cohort study
ある種の曝露や介入を経験した患者群と，そうした曝露や介入を経験しなかったがそれ以外の条件は変わらない患者群とを比較して，すでに起きてしまった出来事を調べることである。例としては，すでに発症した子宮癌のリスクを，ホルモン補充療法を受けた群と受けていなかった同様の群とを比較して決定する診療録調査がある。一方，前向きコホート研究では，これから起こる子宮癌のリスクについて，ホルモン補充療法を受けた女性と受けなかった女性を今後追跡していって比較することになる。

思い出しバイアス　recall bias
臨床研究で，患者の記憶に頼ってエビデンスを収集する場合に発生する系統誤差のこと。新しいワクチンを使用し，2〜3週間後に副作用の聞き取りを行うという研究を考えてみるとわかるだろう。

感度　sensitivity
実在する事象を正しく検出できる割合のこと。通常は疾患を検出するための検査で問題となる。例えば結核に対する感度が100％（1.0とも表現する）の検査があったとすると，その検査は結核患者を全員検出するだろうし，感度0.5の検査では患者の半数を検出することになる。別項目に挙げておいた特異度との違いを確認しておいてほしい。感度が高い検査であれば，偽陰性は少ない。

検査後確率　post-test probability
調査対象の疾患に罹患している患者のうち，ある特定の検査結果がでる患者の割合。例えば

頭痛患者にMRIを行うといった，ある特定の検査をするかどうかを決めるとき，その検査結果によって患者の治療に差が生じるかどうかを判断するのに役立つであろう。

検査前確率　pre-test probability

ある検査結果が判明する前に予想される，検査結果が陽性になる尤度（可能性）の値のこと。例えば，50歳の症状のない女性の大集団では，そのうち9％の女性はビタミンDレベルが低いことが仮説上わかっているならば，次に検査をする無症状の50歳の女性のビタミンD血中レベルが低いという検査前確率は，この数字9％ということになる。

コホート　cohort

ある特性をもつ人々（対象者）の集団。介入群と対照群はそれぞれコホートと呼ぶことができる。研究対象のコホートはさまざまな属性を共有している。生まれた年，人種，ある疾患への曝露，ある疾患への罹患，薬物の使用などである。症例対照研究とは対照的に，コホート研究は何らかのリスクへの曝露からはじまり，アウトカムが明らかになるまで対象者を追跡していく。

コホート研究　cohort study

介入群（何らかの介入を受けたか，何らかのリスクに曝露された）と対照群の比較調査を行う研究。労働災害で偶然放射線に曝露した人々の群と曝露していない対照群を長期間追跡していくのはコホート研究である。

システマティック・レビュー　systematic review

ある1つのテーマについて的を絞った複数の疑問に答える試みとして，そのテーマについてすでに公表された複数の論文を再度検討することを指す一般用語。システマティック・レビューは，「私の引き出しの中身」からではなく，再現性のある文献データベースの検索と一定の基準（標本サイズ，ランダム化，研究デザインのその他の特徴）に適合するすべての論文を選ぶことが特徴である。

紹介バイアス　referral bias

介入群か対照群に割付ける際に生じる系統誤差の1つ。三次医療機関で行われる研究に地域から患者が紹介され，誰をどの群に入れるべきかを患者の特性にもとづいて割付ける場合に典型的にみられる。結果として非ランダム化試験となってしまう。

症例対照研究　case-control study

調査目的の疾患やアウトカムをもつ集団とそれがない集団を後ろ向きに比較し，その疾患やアウトカムを起こした原因を突き止めようとする研究方法。言い換えると，この研究方法ではまず疾患やアウトカムがあり，そこから過去を振り返って調べることで，それに先行して起きたイベント，曝露，危険因子を突き止める方法である。

信頼性　reliability

評価手段の一貫性のこと。私が実際は時速60マイルで車を走らせているのに速度計は時速50マイルを指すとしたら，速度は正確でないとしても，いつも同じ誤差で表示されるという信頼性はある。まあ，スピード違反のキップを切る警察官にとっては何の違いもないだろうが。

絶対リスク減少　absolute risk reduction（ARR）

一般に有害事象について述べるときに用いられる用語で，絶対リスクとは研究対象の集団のなかであるイベントの起こる確率を表しており，絶対リスク減少とは介入群と対照群のイベント発生率の差を計算上の差として表したものである。相対リスク減少 relative risk reduction（RRR）とは介入群と対照群のアウトカムの差を百分比で表したものである。例えば，抗血小

板薬の投与といった治療を行った場合に脳卒中のリスクが 2/1,000 から 1/1,000 に減少するとしたら，絶対リスク減少は 1/1,000 になる。そしてこの場合，相対リスク減少（別項参照）は 50％となる。

選択バイアス　selection bias

コホート研究や症例対照研究で，さまざまな理由から介入群と対照群が最初から違っていると選択バイアスが発生する。例えば，ある薬の高血圧の治療効果を調べるといったコホート研究で，対照群よりも治療群で糖尿病の患者が多いというような場合である。

相対リスク　relative risk（RR）

リスク比と呼ばれることもある。ある種のイベントに曝露された群が，曝露のない群と比較して，特定の期間内に有害事象を起こす可能性がどれだけ高いかを表したものである。例えば，高血圧がある群とない群の脳卒中の相対リスクは，われわれの関心事であろう。

相対リスク減少　relative risk reduction（RRR）

ある介入が，疾患や合併症その他の有害事象が起こる可能性をどの程度低下させているかを表している。9章で述べた例は，重大な心血管イベントに対するさまざまな降圧薬の予防効果について，年齢別の相対リスク減少をメタ分析したものである。

層別化　stratification

分析にあたって，研究対象を臨床的意義に従ってサブグループに分ける，という意味の多音節語。例えば，被験者をクレアチニン値の上昇があるかないかで別々に研究して，高血圧の治療に用いる薬物の解析を層別化することがある。これは交絡因子を減らすための1つの方法である。ほかに，単純にクレアチニン値が高い患者を研究対象から除外する方法も考えられる。

妥当性　validity

研究者のデザインどおりに正確に調査されているかどうかを表したものであり，さまざまなタイプがある。表面的妥当性は研究を「見かけ上確認すること sniff test」で，研究デザインと報告された結果に意味があるようにみえるか，を表す。内的妥当性は，研究デザインの整合性が保たれているかをみる。外的妥当性は，研究結果がほかの患者群にどこまで一般化できるかを表す。これらは，測定機器や手法の実際の再現性を意味する信頼性 reliability（別項目に挙げておいた）とは別の概念である。

治療必要数　number needed to treat（NNT）

1人の患者が利益を受けるために治療を受けなければならない人の数。これは絶対リスク減少の逆数（1÷ARR）で計算することができる。13章で紹介した報告では，急性乳突炎を1例予防するのに4,831人の急性中耳炎の子どもに抗菌薬治療を行う必要があると計算している。この反対語が有害必要数 number needed to harm（NNH）である。

統計学的有意性　statistical significance

この本でよく登場するが，ある結果が偶然起こる尤度（可能性）を示すもので，p 値で表すことが多い。p 値が小さければ，その報告された知見が偶然の結果である可能性はそれだけ低くなる。p 値が 0.05 だとすると，その知見が偶然の結果である可能性は 5％である。統計用語でいう，いわゆる帰無仮説がよく採用される研究場面では，p 値が小さければ帰無仮説が真である可能性もそれだけ低くなり，結果的に報告された知見は統計上有意であると考えられる。したがって，p 値 0.01 は p 値 0.05 よりも統計学的有意性が高いことを意味する。12章で p 値と統計学的有意性の例を述べておいた。スペインの男性 15,630 人と女性 25,808 人を中央値で 10 年間追跡したところ，調査者らは 29〜69 歳の男性では，アルコール摂取により冠

動脈疾患の発生率が30％以上低下すると結論づけた。しかし，女性ではあらゆる種類のアルコール摂取と冠動脈疾患の間に，p値は0.05以上だが，負の相関がみられることが示された。

特異度　specificity

実在しないものをないと正しく同定する割合。ある疾患にかかっていないと正確に判定される健常者の割合を百分比で表すことが多い。だから，例えば結核に対する特異度が100％（1.0とも表現する）の検査があったとすると，その検査では健常者が誤って有病者と判定されることは一切ないことになる。特異度が高い検査であれば，偽陽性は少ない。2章で，私は心臓由来の胸痛を鑑別する目的でニトログリセリンを使用する論文について述べた。その研究によるとニトログリセリンの舌下投与の診断感度は72％で特異度は37％だった。つまり胸痛が心臓由来であると診断するためにニトログリセリンを使うと，ある程度は冠動脈疾患が見つかるが，偽陽性も多くなるということになる。

バイアス　bias

バイアスとは研究の妥当性を損なわせるもののことで，系統誤差 systematic error とも呼ばれる。選択バイアス，思い出しバイアス，紹介バイアスなどがある（それぞれ別項参照）。

ハザード比　hazard ratio (HR)

国立癌研究所 National Cancer Institute によれば，ハザード比は，ある一定の期間に，ある出来事がある集団で起こる頻度とそれが別の集団で起こる頻度との比を表したものである。癌研究ではハザード比は，臨床研究において，特定の治療を受けた患者群のある時点での生存率を，その他の治療やプラセボによる治療を受けた対照群と比較して測定するために用いられることが多い。これによっておなじみの「生存曲線」が出来上がる。この場合，ハザード比が1であれば，2群間に差がないということである。ハザード比が1より大きい，もしくは小さければ，どちらかの群がより長生きするということである。

発生率　incidence

それ以前には何もなかった（健康であった）が，ある特定の期間内（例えば1年とか5年とか，一生の間）にある状態になった（疾患にかかった）人の数についての計測値。ある疾患の発生率を知ることで，ある一定の期間内にある人がその疾患にかかる，そのかかりやすさ（尤度）を判断する手助けになる。例えば1,000人の乗客を乗せ，1週間の航海にでるクルーズ船のことを考えてみよう。航海中に95人の乗客が急性胃腸炎を発症するとすれば，1,000人の乗客の7日間の急性胃腸炎発生率は95/1,000，つまり9.5％となる。

前向き研究　prospective study

アウトカム事象（結果）がまだ起きておらず，これから起こる「前（将来）向き」の研究のこと。例えば，新しい食欲抑制薬を服用する肥満者の集団と，薬を服用しない肥満者の集団にこれから何が起こるかを調べる研究。ランダム化臨床試験はすべて前向き研究であり，コホート研究の一部もそうである。

メタ分析　meta-analysis

システマティック・レビュー（別項参照）の一種。定量的な方法および該当する臨床研究から厳しい基準で集めたデータの蓄積を用いる。たぶん最もよく知られているメタ分析はCochrane共同計画からの報告である。

尤度比　likelihood ratio (LR)

ある検査結果が，ある疾患に罹患している患者で認められる尤度（可能性）とその疾患に罹患していない患者で認められる尤度の比である。尤度比は，ある診断的検査が有効であるかどうかを見極める助けになる。尤度比は，その検査の感度と特異度を組み入れることで，検

査結果によりその疾患に罹患している尤度がどの程度変動するかを直接予想できるからである。検査結果が陽性であった場合の陽性尤度比は感度/(1−特異度)で，検査結果が陰性であった場合の陰性尤度比は（1−感度）/特異度で求められる。1より小さければその疾患の可能性が低いことを意味し，1より大きければその疾患の可能性が高いことを意味する。尤度比が0.2未満か5.0より大きいと，その検査が臨床上きわめて有用であることを意味する。

有病率　prevalence

ある集団内で，ある時点で，ある疾患に罹患している患者数の割合のこと。集団内の総患者数（分子）÷集団の人数（分母）で求められ，百分比で表される。例えば，米国人全体の高血圧の有病率は28〜30%であるとよくいわれる。有病率からはその疾患がどれだけ一般的であるかがわかる。対照的に，発生率は，一定期間にどれだけ新しい患者が発生するかを示す。

予測値　predictive value

ある疾患に対する検査結果が陽性だった患者のうち，実際にその疾患に罹患している患者の割合のこと。百分比で表される。7章では，58人の寝たきり患者の肺炎を診断するための胸部X線検査に関する報告について述べた。この研究では，胸部X線検査の感度は65%，特異度は93%，そして陽性，陰性それぞれの予測値は83%と65%であった。たとえ検査の感度と特異度が一定であっても，予測値は有病率に大きな影響を受ける。

ランダム化比較試験　randomized controlled trial (RCT)

治療効果を調べる場合のゴールドスタンダード。調査対象者と治療を無作為に割付けする研究デザインを用いる。対象者のランダム化がうまく行われると，介入群と対照群は同等の特性をもち（その特性が何であるかわかっていない場合でさえ），選択バイアスがなくなる。

索引

数詞・欧文索引

1度房室ブロック　116
2型糖尿病
　　喫煙　237
　　減量手術　259
　　コーヒー　246
　　歯周病　154
　　治療薬　152

α アドレナリン受容体拮抗薬　135
β 作動薬，長時間作用型──　173
β 遮断薬
　　アナフィラキシー　67
　　乾癬　185
　　貧血　163
ω-3 脂肪酸，精神疾患　159

● A
absolute risk reduction（ARR）　292
Alzheimer 病
　　アンジオテンシン受容体拮抗薬　187
　　血清 TNF-α　112
　　抗精神病薬　158
　　睡眠　79
　　譫妄　99
　　レプチン　79
attention deficit hyperactivity disorder
　　（ADHD）　202, 234

● B
Behçet 症候群　88
Bell 麻痺，抗ウイルス薬　171
bias　294

● C
C 反応性蛋白　110, 177

Caffey 病　133
carisoprodol　213
case-control study　292
Cimex lectularius　131
Clostridium difficile，院内感染　40
Cochrane 共同計画　291
cohort　292
cohort study　292
Crohn 病，脳血栓塞栓症　73
CT
　　急性虫垂炎　120
　　頭部外傷　119
　　発癌リスク　117

● D
D ダイマー，肺塞栓症　115
diethylstilbestrol　286
Down 症，甲状腺機能亢進症　73

● E
electronic fetal monitor　11
erectile dysfunction　265
essential tremor　249

● F
floppy iris syndrome　135

● G
GI カクテル　13
Guillain-Barré 症候群　22, 142

● H
Hansen 病　129
hazard ratio（HR）　294
HbA1c　108, 109, 260
HDL コレステロール　109
hemolytic uremic syndrome（HUS）　130
Henoch-Schönlein 紫斑病　132

297

HIV 感染　42
　　肺炎球菌ワクチン　254
HIV 治療薬，皮膚反応　203
hot tub lung　89
HPV　63
HSV-2　63
Hutchinson 徴候　134

● I

idiopathic intracranial hypertension　203
incidence　294
infant colic　18
isotretinoin，催奇形性　51

● L

Lactobacillus　222
LDL コレステロール　109
Levine 徴候　12
likelihood ratio（LR）　294
lysergic acid diethylamide（LSD）　99

● M

mescaline　99
meta-analysis　294
MMR ワクチン，自閉症　28, 281
MRI，経皮製剤　123
MRSA　40, 103
Mycobacterium avium complex　89

● N

nephrogenic systemic fibrosis　204
NSAID　188, 210
number needed to harm（NNH）　293
number needed to treat（NNT）　293

● P

p 値　291
Parkinson 症候群　98
Parkinson 病
　　癌　76
　　喫煙　239
　　ギャンブル依存症　201
　　小字症　97
　　特発性——　98
patent foramen ovale　74
peek sign　86
phencyclidine　99, 241

Pickwick 症候群　140
Plasmodium falciparum　126
post-test probability　291
post-traumatic stress disorder（PTSD）
　　41, 143
practice changer　6
pre-test probability　292
predictive value　295
Prehn 徴候　16
prevalence　295
prospective study　294
prostatic specific antigen（PSA）　59, 114
proton pump inhibitor（PPI）　212
purple glove syndrome　195

● R

randomized controlled trial（RCT）　295
red cell distribution width（RDW）　107
relative risk reduction（RRR）　293
relative risk（RR）　293
reliability　292
restless leg syndrome　265
retrospective cohort study　291
rosiglitazone　153
runner's anemia　87

● S

Saccharomyces boulardii　222
sensitivity　291
Sjögren 症候群，齲歯　88
specificity　294
statistical significance　293
Stevens-Johnson 症候群　145
stratification　293
ST 合剤　216
sudden infant death syndrome（SIDS）　39
Summerlin 事件　281
systematic review　292

● T

threshold concept　248
toxic megacolon　140
troublesome knowledge　248

● V・W

validity　293
Wilms 腫瘍　131

和文索引

●あ行

アキレス腱断裂，キノロン系抗菌薬　190
握手　85
悪性黒色腫
　　子宮内膜症　78
　　醜いアヒルの子徴候　102
アシクロビル
　　Bell 麻痺　171
　　帯状疱疹後神経痛　170
アスピリン
　　NSAID　210
　　クロピドグレル　211
　　心血管イベント　54
　　大腸癌　54
　　乳癌　69
　　脳卒中　57
　　片頭痛　249
　　類骨骨腫　96
アセタゾラミド　185
アセトアミノフェン，喘息　68
アタザナビル血中濃度，マリファナ　238
アデロール，アルコール　214
アドレナリン，院外心停止　20
アナフィラキシー，β遮断薬　67
アフタ性口内炎
　　Behçet 症候群　88
　　再発性――　181
アモキシシリン，急性中耳炎　251
アルコール　225
　　アデロール　214
　　冠動脈疾患　232
　　自動車事故　227
　　性的暴行　228
　　前立腺肥大症　231
　　創傷治癒　227
　　胆石　230
　　乳癌　227
　　本態性振戦　231
アルコール関連高血圧症　228, 229
アンジオテンシン受容体拮抗薬
　　Alzheimer 病　187
　　ST 合剤　216
　　アンジオテンシン変換酵素阻害薬　215
　　糖尿病　186

認知症　187
アンジオテンシン変換酵素阻害薬
　　ST 合剤　216
　　アンジオテンシン受容体拮抗薬　215
　　糖尿病　186
安静臥床，急性腰痛　17

イチョウ葉エキス　24
遺伝性疾患スクリーニング　63
イブプロフェン　284
医療過誤　4, 33, 270, 288
入れ歯安定剤，銅欠乏症　247
院外心停止，アドレナリン　20
インスリン，死亡リスク　151
陰性適中率　295
咽頭炎，急性――　172
インフルエンザ
　　Guillain-Barré 症候群　22
　　サージカルマスク　56
　　小児　52
　　ビタミン D 補充　52
インフルエンザワクチン　22

齲歯，Sjögren 症候群　88
後ろ向きコホート研究　291
うつ病
　　冠動脈疾患　265
　　抗うつ薬　20
　　自殺傾向　156
　　死亡リスク　81
　　頭痛　75
　　セルトラリン　154
　　大――　80
　　テストステロン補充療法　157
運動　77, 180

エキセナチド　152
嚥下障害　127

黄視，ジギタリス　197
横紋筋融解症　216
オキシコドン，carisoprodol　213
オメプラゾール，クロピドグレル　211
思い出しバイアス　291
オランザピン，体重増加　158
音感変化，カルバマゼピン　195
オンダンセトロン　179

●か行

介護施設入所者，誤嚥性肺炎　139
外的妥当性　293
ガイドライン，バイアス　278
潰瘍性大腸炎　257
下気道感染症　177
ガス壊疽　130
画像検査
　　頭痛　137
　　てんかん　120
　　腰痛　118
喀血　127
褐色細胞腫　137
　　三環系抗うつ薬　113
活動性結核，喫煙　238
ガドリニウム造影剤　204
カフェイン　225
　　運動能力強化　244
　　気分転換薬　242
　　認知機能　242〜244
　　流産　43
下部尿路感染症　176
下部尿路症状，ホスホジエステラーゼ5阻害薬　174
カルチノイド症候群　91
カルバマゼピン，音感変化　195
加齢黄斑変性　70, 268
川崎病　129
癌
　　Parkinson病　76
　　結婚と生存率　77
　　死亡原因　36
　　スタチン　165
　　手がかり　147
　　発生率　35
眼瞼下垂　86
関節炎　34
関節リウマチ，糖尿病　260
乾癬，β遮断薬　185
感度　291
冠動脈疾患
　　アルコール　232
　　うつ病　80, 265
　　降圧薬　159
眼部帯状疱疹　134
感冒薬　38
漢方薬　207, 221

寒冷曝露，上気道感染症　23
記憶障害　180
偽性脳腫瘍，リチウム　203
喫煙
　　2型糖尿病　237
　　Parkinson病　239
　　活動性結核　238
　　死因　32
　　大腸癌　235
　　妊娠　233, 234
　　腹部大動脈瘤　61
基底細胞癌　101
キニーネ誘発性血小板減少症　199
キノロン系抗菌薬，アキレス腱断裂　190
虐待，性的──　41
ギャンブル依存症，Parkinson病　201
求心性発疹，ロッキー山紅斑熱　127
急性胃腸炎，小児　179
急性咽頭炎　172
急性間欠性ポルフィリン症　145
急性細気管支炎　21
急性中耳炎　251, 252
急性虫垂炎　90, 120
急性乳突炎，急性中耳炎　252
急性副鼻腔炎　172
急性閉塞隅角緑内障　134
急性薬物中毒　34
急性腰痛，安静臥床　17
狂犬病，臓器移植　269
胸痛
　　Levine徴候　12
　　死亡リスク　138
　　心膜炎　89
　　大動脈解離　138
　　ニトログリセリン舌下投与　9
胸部X線検査
　　胸腹部石灰化　118
　　寝たきり患者　117
虚血性大腸炎，トリプタン製剤　196
巨細胞（側頭）動脈炎　106
禁煙　49
　　クロザピン　219
　　肺癌　102
　　バレニクリン　169
禁煙カウンセリング　236
銀皮症　100

空腹時血糖値，糖尿病　108
くも膜下出血，誤診　87
クラリスロマイシン，ジギタリス　217
グルコース-6-リン酸デヒドロゲナーゼ欠損症　178
クループ　136
グレープフルーツ　223
クロザピン，禁煙　219
クロピドグレル　211
群発頭痛，酸素投与　168

経口血糖降下薬　152
憩室性疾患　14
経皮製剤，MRI　123
結核　45
血小板減少症，キニーネ　199
血清 TNF-α，Alzheimer 病　112
血清尿酸値，死亡リスク　111
結腸癌，メトホルミン　65
血糖コントロール，ICU　151
血尿　127
ケトコナゾール，メフロキン　217
解熱薬，熱性痙攣　25
下痢，抗菌薬　222
腱炎，キノロン系抗菌薬　190
幻嗅　99
検査後確率　291
幻視　99
　　メチルフェニデート　202
検査前確率　292
幻聴　99
犬吠様咳嗽　136
原発性乳癌　252

降圧薬
　　冠動脈疾患　159
　　サイアザイド　160
　　脳卒中　159
抗アルドステロン薬　149
抗ウイルス薬
　　Bell 麻痺　171
　　帯状疱疹後神経痛　170
抗うつ薬　20
　　自殺傾向　156
　　処方　219
高カリウム血症　216
睾丸痛　93

抗凝固療法
　　心原性脳梗塞　164
　　ビタミン K　26
抗菌薬
　　ICU 患者　39
　　Stevens-Johnson 症候群　145
　　急性中耳炎　252
　　下痢　222
　　神経毒性症状　189
　　肺炎　27
高血圧症　160～162
　　アルコール関連──　228, 229
高血糖，フルオロキノロン　191
虹彩緊張低下症候群　135
抗酸化ビタミン，心血管イベント　182
甲状腺機能亢進症
　　Down 症　73
　　心房細動　89
抗精神病薬
　　Alzheimer 病　158
　　体重増加　158
　　糖尿病　157
抗てんかん薬
　　自殺念慮　193
　　妊娠　170
喉頭気管炎　136
口内炎，アフタ性──　88
高ビリルビン血症，新生児──　11
高齢者
　　記憶障害　180
　　脊柱管狭窄症　94
　　帯状疱疹　49
　　難聴　62
　　背部痛　94
　　白内障手術　135
　　本態性振戦　232, 249
抗レトロウイルス薬，皮膚反応　203
誤嚥性肺炎，介護施設入所者　139
股関節置換術，静脈血栓塞栓症　69
呼吸促迫，肺塞栓症　139
骨過形成，乳児　133
骨形成不全症，多発骨折　132
骨減少，慢性閉塞性肺疾患　77
骨折
　　児童虐待　133
　　小児　133
　　肘外傷　95

ビタミンD　53
骨粗鬆症　123
　　　慢性閉塞性肺疾患　77
骨粗鬆症性脊椎骨折, 椎体形成術　263
骨密度, 閉経後女性　123
骨量, ビール　230
コーヒー, 2型糖尿病　246
コホート　292
コホート研究　292
コーラ多飲　269

●さ行

サイアザイド, 高血圧治療　160
催奇形性, 薬物　51
再発性アフタ性口内炎, ビタミンB_{12}　181
催眠鎮静薬, 睡眠関連行動障害　193
サプリメント　221
サリチル酸, 毒性　188
サリドマイド　286
サルコイドーシス, 小児　92
サルファ薬, 皮膚反応　203
サルメテロール　284
三環系抗うつ薬, 褐色細胞腫　113
産褥敗血症　47

死因　31
　　　医療過誤　33
　　　喫煙　32
　　　乳児　39
視覚異常, ジギタリス　197
色素沈着症, 糖尿病　146
ジギタリス
　　　黄視　197
　　　クラリスロマイシン　217
子宮外妊娠　143
子宮内膜癌, メトホルミン　268
子宮内膜症　78
シクロオキシゲナーゼ2阻害薬
　　　膝軟骨障害　264
　　　リチウム　210
自己血糖測定　259
自殺念慮　67, 156, 193
四肢筋力低下, Guillain-Barré症候群　142
脂質検査, 絶食　110
歯周病, 2型糖尿病　154
ジスキネジア, 遅発性──　198
システマティック・レビュー　292

持続勃起, トラゾドン　192
市中肺炎
　　　スタチン　76
　　　制酸薬　197
膝関節置換術, 静脈血栓塞栓症　69
疾患予防　47
膝軟骨障害, シクロオキシゲナーゼ2阻害薬　264
疾病相関　65
児童虐待
　　　骨折　133
　　　打撲傷　100
自動車事故, アルコール　227
自閉症　28, 281
死亡リスク
　　　インスリン　151
　　　うつ病　81
　　　胸痛　138
　　　血清尿酸値　111
　　　赤血球容積粒度分布幅　107
　　　臨床所見　81
射精遅延, 選択的セロトニン再取り込み阻害薬　192
ジャンプ試験, 虫垂炎　90
充血眼, 急性閉塞隅角緑内障　134
重症筋無力症, 眼瞼下垂　86
出版バイアス　280, 283
紹介バイアス　292
上気道感染症, 寒冷曝露　23
小字症, Parkinson病　97
上肢脱力, 脊髄中心症候群　142
小児
　　　Stevens-Johnson症候群　145
　　　インフルエンザ　52
　　　カロリー摂取量　266
　　　関節症状　132
　　　急性胃腸炎　179
　　　急性細気管支炎　21
　　　急性中耳炎　251
　　　クループ　136
　　　抗精神病薬　158
　　　骨折　133
　　　サルコイドーシス　92
　　　紫斑　132
　　　多発骨折　132
　　　てんかん　120
　　　頭部外傷　119

発熱　129
肥満　68
肥満予防　50
腹痛　132
腹部腫瘤　131
ワクチン接種　28
静脈血栓塞栓症，外科手術後　69
症例対照研究　292
女性化乳房　144, 185
処方薬
　アスリート　175
　催奇形性　51
　処方頻度　37
　不適切な処方　209
　有効期限　18
　ランキング　38
シルデナフィル
　運動能力　174
　下部尿路症状　174
　感音性難聴　202
　女性の性交障害　218
腎機能，スタチン　256
心筋梗塞
　チョコレート　71
　ビタミン D　70
心血管イベント
　アスピリン　54
　抗酸化ビタミン　182
　スタチン　165
　バルサルタン　186
　ビタミン C　25
　ビタミン E　25
　肥満　50
心血管疾患，大腿骨近位部骨折　80
心原性脳梗塞，抗凝固療法　164
浸潤性乳管癌，ビスホスホネート　201
新生児高ビリルビン血症　11
新生児発作，分娩監視装置　11
腎性全身性線維症，ガドリニウム造影剤　204
振戦，Parkinson 症候群　98, 99
心的外傷後ストレス障害　41, 143
心電図　105
　スクリーニング　60
　電極のつけ間違い　116
心不全
　HbA1c　260

心拍数コントロール　163
　スタチン　256
心房細動
　甲状腺機能亢進症　89
　心拍数コントロール　163, 164
心膜炎，胸痛　89
信頼性　292
髄液鼻漏，ブドウ糖テスト　114
膵癌
　糖尿病　140
　メトホルミン　65
水痘ワクチン　55
水分摂取　26
睡眠，Alzheimer 病　79
睡眠関連行動障害，催眠鎮静薬　193
睡眠時呼吸障害，肥満　140
スクリーニング　47
スタチン
　癌　165
　催奇形性　51
　市中肺炎　76
　腎機能　256
　心血管イベント　165
　心不全　256
　胆石　165
　脳卒中　165
　フィブラート　216
　副作用　166
　慢性閉塞性肺疾患　255
頭痛
　うつ病　75
　画像検査　137
　褐色細胞腫　137
　労働時間損失　35
　ロッキー山紅斑熱　127
ステロイド，喘息　22
スピロノラクトン，女性化乳房　185
スマトリプタン　249
　虚血性大腸炎　196
　スルフヘモグロビン血症　196
　片頭痛　167
スルフヘモグロビン血症，スマトリプタン　196
スルホニル尿素薬　152

精索上体炎，Prehn 徴候　16

303

精索静脈瘤　93
精索捻転，Prehn 徴候　16
制酸薬，市中肺炎　197
精子バンク　45
精巣癌，女性化乳房　144
精巣捻転　93
性的虐待　41
性的暴行
　　アルコール　228
　　心的外傷後ストレス障害　41
　　内診時の痛み　143
セイヨウオトギリソウ　222
咳，肺癌　37
脊髄中心症候群　142
脊柱管狭窄症，背部痛　94
脊椎骨折　141
脊椎マニピュレーション　18
赤血球容積粒度分布幅，死亡リスク　107
絶食，脂質検査　110
絶対リスク減少　292
セファロスポリン，ペニシリンアレルギー　19
セルトラリン，大うつ病　154
セレン，前立腺癌　71
セロトニン症候群　205
喘息
　　アセトアミノフェン　68
　　ステロイド　22
　　長時間作用型β作動薬　173
　　プレドニゾロン　22
選択的セロトニン再取り込み阻害薬
　　上部消化管出血　155
　　早産　155
　　脳卒中　156
選択的セロトニン再取り込み阻害薬
　　射精遅延　173, 192
　　上部消化管出血　155
選択バイアス　293
穿通性外傷，ガス壊疽　130
セント・ジョーンズ・ワート　222
譫妄　99
前立腺癌　57
　　セレン　71
　　総合ビタミン薬　72
前立腺癌スクリーニング　59
前立腺摘除術　262
前立腺特異抗原　59

直腸診　114
前立腺肥大症
　　アルコール　231
　　プラセボ療法　262

臓器移植，狂犬病　269
総合ビタミン薬，前立腺癌　72
早産
　　選択的セロトニン再取り込み阻害薬　155
　　妊婦健診　43
走者の貧血　87
創傷治癒，アルコール　227
相対リスク　293
　　——減少　293
層別化　293
足底筋膜炎　96
側頭動脈炎　106
足背動脈　97

●た行
体重超過，自殺企図　67
帯状疱疹
　　眼部——　134
　　高齢者　49
帯状疱疹後神経痛　49
　　アシクロビル　170
　　抗ウイルス薬　170
大腿骨近位部骨折　80, 180
大腸癌
　　アスピリン　54
　　運動　77
　　家族歴　257
　　喫煙　235
　　大腸内視鏡検査　258
　　ビタミン D　53
大腸腺腫，ビタミン D　53
大動脈解離　138
多剤併用　205
たそがれ泣き　18
妥当性　293
多発骨折，骨形成不全症　132
多発性硬化症，肥満　70
打撲傷，児童虐待　100
タモキシフェン
　　原発性乳癌　252
　　パロキセチン　213
単純ヘルペスウイルス 2 型（HSV-2），割礼

304

63
男性乳癌　253
胆石
　　アルコール　230
　　スタチン　165
　　無痛性黄疸　91
炭疽菌郵送事件　273

膣痙攣　280
遅発性ジスキネジア，メトクロプラミド　198
注意欠陥・多動性障害　234
　　幻視　202
　　ニコチン　240
虫垂炎
　　CT　120
　　潰瘍性大腸炎　257
　　急性——　90
　　ジャンプ試験　90
　　妊娠　121
中毒性巨大結腸症　140
腸間膜リンパ節炎，潰瘍性大腸炎　257
長時間作用型β作動薬，喘息　173
聴診器　103
聴力検査　62
直腸出血　127
直腸診
　　前立腺特異抗原　114
　　腹痛　258
チョコレート，心血管疾患　71
治療域，薬物相互作用　207
治療必要数　293
鎮痛薬，難聴　187

椎体形成術，骨粗鬆症性脊椎骨折　263

低カリウム性ミオパチー　269
低血糖，フルオロキノロン　191
低銅血症，入れ歯安定剤　247
低用量ピル　208
デキサメタゾン，急性細気管支炎　21
適中率　295
テストステロン補充療法　157
データ操作，統計解析　282
テトラサイクリン，色素沈着　190
てんかん，小児　120
電子タバコ　236

電磁場への曝露　269

頭蓋底骨折　115
統計学的有意性　293
糖尿病
　　C反応性蛋白　110
　　HbA1c　108, 260
　　アンジオテンシン受容体拮抗薬　186
　　アンジオテンシン変換酵素阻害薬　186
　　空腹時血糖値　108
　　血糖コントロール　151
　　抗精神病薬　157
　　色素沈着症　146
　　自己血糖測定　259
　　膵癌　140
　　ヒドロキシクロロキン　260
　　肥満　61
　　ブドウ糖負荷試験　108
　　ブロンズ——　146
　　末梢神経障害　17, 94
糖尿病性ニューロパチー　261
糖尿病性網膜症，HbA1c　109
頭部外傷　119
特異度　294
特発性Parkinson病，振戦　98
特発性頭蓋内圧亢進，リチウム　203
トコジラミ　131
トピラマート，認知機能障害　194
ドーピング検査　176
トラゾドン，持続勃起　192
トリプタン，片頭痛　167
トリプタン製剤，虚血性大腸炎　196

●な行
内診時の痛み，性的暴行　143
内的妥当性　293
ナプロキセン　284
難聴
　　感音性——　202
　　高齢者　62
　　鎮痛薬　187

ニコチン　225
　　注意欠陥・多動性障害　240
　　認知機能　241
ニコチンガム，妊娠　234
ニコチン離脱症候群，新生児　233

ニトログリセリン舌下投与　9
ニトロ製剤，ホスホジエステラーゼ5阻害薬
　218
乳癌　57
　　アスピリン　69
　　アルコール　227
　　タモキシフェン　252
　　男性　253
　　ビスホスホネート　201
　　片頭痛　251
　　マンモグラフィ　58
乳酸アシドーシス，メトホルミン　15
乳酸桿菌　222
乳児
　　易刺激性　133
　　骨過形成　133
　　死因　39
　　乳幼児突然死症候群　39
　　発熱　133
　　ビタミンD欠乏　52
　　夕暮れ泣き　18
　　ワクチン接種　178
乳児性骨皮質過形成　133
乳幼児突然死症候群　39
妊娠
　　遺伝性疾患スクリーニング　63
　　喫煙　233, 234
　　虐待　146
　　抗てんかん薬　170
　　出血　43
　　選択的セロトニン再取り込み阻害薬　155
　　虫垂炎　121
　　ニコチンガム　234
　　バルプロ酸　170
　　葉酸　51
認知症
　　アンジオテンシン受容体拮抗薬　187
　　譫妄　99
妊婦健診　42, 146

寝汗，閉経後女性　267
寝たきり患者，肺炎　117
熱性痙攣，解熱薬　25

脳血栓塞栓症，Crohn病　73
脳卒中
　　アスピリン　57

降圧薬　159
スタチン　165
選択的セロトニン再取り込み阻害薬　156
チョコレート　71
ブドウ糖試験　85
片頭痛　75
ワルファリン　57
脳底動脈性片頭痛　167
囊胞性線維症　83
のぞき見徴候　86
乗物酔い，片頭痛　86

●は行
バイアス　294
　　思い出し――　291
　　ガイドライン　278
　　紹介――　292
　　選択――　293
肺炎，経口抗菌薬　27
肺炎球菌ワクチン　253, 254
肺癌
　　禁煙　102
　　死亡原因　36
　　咳　37
　　低線量CT　117
　　頻度　35
　　ホルモン補充療法　198
敗血症　128
肺塞栓症
　　Dダイマー　115
　　外科手術後　69
　　呼吸促迫　139
背部痛　94, 95
白内障手術，高齢者　135
ハザード比　294
発生率　294
馬尾症候群　141
ハーブ　207, 221
バルサルタン，心血管イベント　186
バルプロ酸，妊娠　170
バレニクリン，精神症状　169
パロキセチン，タモキシフェン　213

肘の外傷，骨折　95
脾腫　92
ビスホスホネート
　　骨粗鬆症　123

浸潤性乳管癌　201
　　大腿骨骨折　180
鼻尖部皮疹，眼部帯状疱疹　134
ビタミン B_{12}
　　筋注　27
　　再発性アフタ性口内炎　181
　　メトホルミン　199
　　若白髪　101
ビタミンC
　　心血管イベント　25
　　尿検査　113
ビタミンD
　　インフルエンザ　52
　　骨折　53
　　心筋梗塞　70
　　大腸癌　53
　　大腸腺腫　53
　　乳児　52
　　慢性緊張性頭痛　181
ビタミンE，心血管イベント　25
ビタミンK，抗凝固療法　26
ヒトパピローマウイルス（HPV），割礼　63
ヒト免疫不全ウイルス感染，感染率　42
ヒドロキシクロロキン，糖尿病　260
鼻副鼻腔炎
　　C反応性蛋白　177
　　囊胞性線維症　83
皮膚色の異常，敗血症　128
飛蚊症，網膜剝離　135
鼻ポリープ，囊胞性線維症　83
肥満　49
　　小児　50, 68
　　心血管イベント　50
　　睡眠時呼吸障害　140
　　多発性硬化症　70
　　糖尿病　61
　　肥満率　44
肥満低換気症候群　140
美容形成　44
表面的妥当性　293
ビール，骨量　230
疲労，医療過誤　270
貧血
　　β遮断薬　163
　　アスリート　87
　　手掌皮線　12

フィブラート，スタチン　216
フェナセチン　286
フェニトイン　175, 195
複視，フルオロキノロン　191
腹痛
　　急性間欠性ポルフィリン症　145
　　小児　132
　　大動脈解離　138
　　直腸診　258
　　麻薬性鎮痛薬　14
　　溶血性尿毒症症候群　130
副鼻腔炎，急性——　172
腹部腫瘤，小児　131
腹部大動脈瘤，喫煙　61
ブドウ糖テスト，髄液鼻漏　114
ブドウ糖負荷試験，糖尿病　108
プラセボ療法，前立腺肥大症　262
プリマキン　178
フルオロキノロン　191
　　アキレス腱断裂　190
　　尿中オピオイド検査　112
　　複視　191
プレドニゾロン，喘息　22
プロカルシトニン，下気道感染症　177
プロトンポンプ阻害薬
　　クロピドグレル　212
　　市中肺炎　197
プロバイオティクス　222
ブロンズ糖尿病　146
分娩監視装置　11
　　新生児発作　11

平均余命　31
閉経後女性
　　骨粗鬆症　123
　　選択的セロトニン再取り込み阻害薬　156
　　寝汗　267
　　ビスホスホネート　123
　　ホルモン補充療法　198
閉塞性睡眠時無呼吸　140
ベッドからの転落　133
ペニシリンアレルギー　19
ヘモクロマトーシス　146
片頭痛
　　アスピリン　249
　　外科的不活化術　250
　　スマトリプタン　167

トリプタン　167
乳癌　251
脳卒中　75
乗物酔い　86
無症候性脳梗塞　121
卵円孔開存　74
扁平上皮癌, マリファナ　267
片麻痺性片頭痛　167

ホスホジエステラーゼ5阻害薬
　　下部尿路症状　174
　　感音性難聴　202
　　ニトロ製剤　218
勃起障害, むずむず脚症候群　265
ホットタブ肺　89
母乳, 肥満予防　50
ポリオワクチン　55
ホルモン補充療法　198
本態性振戦　249
　　アルコール　231
　　高齢者　232

●ま行
前向き研究　294
末梢神経障害　17, 94
マラリア　125
マリファナ
　　アタザナビル血中濃度　238
　　扁平上皮癌　267
慢性緊張性頭痛, ビタミンD欠乏　181
慢性閉塞性肺疾患
　　骨減少　77
　　骨粗鬆症　77
　　スタチン　255
マンモグラフィ　3, 58

無煙タバコ　235
無症候性脳梗塞, 片頭痛　121
むずむず脚症候群, 勃起障害　265
無痛性黄疸, 胆石　91

メタ分析　294
メチシリン耐性黄色ブドウ球菌　40
メチルフェニデート, 幻視　202
メトクロプラミド, 遅発性ジスキネジア　198
メトトレキサート, 催奇形性　51
メトホルミン　152

結腸癌　65
子宮内膜癌　268
膵癌　65
乳酸アシドーシス　15
ビタミンB_{12}欠乏症　199
メフロキン
　　急性精神病　200
　　ケトコナゾール　217
免疫不全　55, 56

網膜剥離, 飛蚊症　135

●や行
薬物性Parkinson症候群　98
薬物相互作用　205, 207
薬物有害反応　279
薬物誘発性運動異常症, メトクロプラミド　198

有害必要数　293
夕暮れ泣き, 乳児　18
遊走性紅斑, ライム病　128
尤度比　294
有病率　295

溶血性尿毒症症候群　130
葉酸, 妊娠　51
陽性適中率　295
腰痛
　　画像検査　118
　　急性──　17
　　骨折　141
　　馬尾症候群　141
　　夜間の痛み　16
予測値　295

●ら行
ライム病, 遊走性紅斑　128
卵円孔開存, 片頭痛　74
卵巣癌
　　自覚症状　13
　　子宮内膜症　78
ランダム化比較試験　295

リチウム
　　NSAID　210
　　シクロオキシゲナーゼ2阻害薬　210

特発性頭蓋内圧亢進　203
リファンピシン　183, 208
流産
　　　カフェイン摂取　43
　　　出血　43
　　　妊婦健診　43
臨床所見，死亡リスク　81
臨床相関　66

類骨骨腫，アスピリン　96

レプチン，Alzheimer病　79

ロッキー山紅斑熱　127

●わ行

若白髪　101
ワクチン
　　　インフルエンザ──　22
　　　自閉症　28
　　　小児　28
　　　水痘──　55
　　　乳児　178
　　　ポリオ──　55
　　　免疫不全　56
ワルファリン
　　　血中濃度　220
　　　催奇形性　51
　　　脳卒中　57

テイラー先生のクリニカル・パール 2
医師ならば知っておくべき意外な事実　　定価：本体 4,000 円＋税

2015 年 12 月 1 日発行　第 1 版第 1 刷Ⓒ

著　者　ロバート B. テイラー

監訳者　小泉　俊三
　　　　吉村　学

発行者　株式会社　メディカル・サイエンス・インターナショナル
　　　　代表取締役　若松　博
　　　　東京都文京区本郷 1-28-36
　　　　郵便番号 113-0033　電話(03)5804-6050

印刷：三美印刷／本文デザイン・表紙装丁：GRiD CO., LTD.

ISBN 978-4-89592-832-8　C 3047

本書の複製権・翻訳権・上映権・譲渡権・公衆送信権（送信可能化権を含む）
は㈱メディカル・サイエンス・インターナショナルが保有します。
本書を無断で複製する行為（複写，スキャン，デジタルデータ化など）は，「私
的使用のための複製」など著作権法上の限られた例外を除き禁じられています．大学，病院，診療所，企業などにおいて，業務上使用する目的（診療，研究活動を含む）で上記の行為を行うことは，その使用範囲が内部的であっても，私的使用には該当せず，違法です．また私的使用に該当する場合であっても，代行業者等の第三者に依頼して上記の行為を行うことは違法となります．

JCOPY 〈㈳出版者著作権管理機構 委託出版物〉
本書の無断複写は著作権法上での例外を除き禁じられています．
複写される場合は，そのつど事前に，㈳出版者著作権管理機構
（電話 03-3513-6969，FAX 03-3513-6979，info@jcopy.or.jp）
の許諾を得てください．